精神疾病病例解析

主　编　王晓慧　张尚荣
副主编　张　鹏　郑永军
编　者　（以姓氏笔画为序）
马光威　王　峰　王　瑛　王晓慧
王海鹏　平　凡　冯程程　师秀芳
纪会芳　李清亚　张　路　张　鹏
张进岭　张尚荣　尚士渲　尚金丽
易晓宏　郑永军　赵青川　胡　婷
胡万晖　程　俊　甄　真　蔡红霞

科学出版社
北　京

内 容 简 介

本书精选精神疾病典型病例33例，包括痴呆、精神障碍、抑郁症、神经性厌食、酒精依赖、药物依赖、双相情感障碍、强迫症、精神分裂症等。每个病例分两部分阐述。第一部分详述其现病史、既往史、个人史、体格检查、精神检查、诊断及治疗；第二部分结合病例的具体特点以及编者长期从事精神疾病诊治的临床经验，详述该类疾病的临床表现、体征、辅助检查、诊断标准、鉴别诊断、常见误诊原因、护理及管理等内容。

本书资料翔实、内容丰富，适合于精神科医师、研究人员以及患者家属参考阅读。

图书在版编目（CIP）数据

精神疾病病例解析 / 王晓慧，张尚荣主编．—北京：科学出版社，2019.10
ISBN 978-7-03-062469-7

Ⅰ．①精…　Ⅱ．①王…　②张…　Ⅲ．①精神病—病案—分析　Ⅳ．① R749

中国版本图书馆 CIP 数据核字（2019）第 218262 号

责任编辑：于　哲 / 责任校对：张林红
责任印制：赵　博 / 封面设计：龙　岩

科学出版社 出版
北京东黄城根北街 16 号
邮政编码：100717
http://www.sciencep.com

三河市春园印刷有限公司印刷

科学出版社发行　各地新华书店经销

*

2019 年 10 月第 一 版　开本：787 × 1092　1/16
2025 年 1 月第七次印刷　印张：13 1/4
字数：315 000

定价：98.00 元

（如有印装质量问题，我社负责调换）

前 言

蓦然回首，我从事精神科工作已经30余年，犹记得在我初涉此行业时，很多人都认为精神科工作好做，病种单一，治疗简单。与社会上所有人的认识一样，我也是带着这个思想踏入这个行业的。但是一旦接触这个行业，我发现恰恰相反，精神科患者虽然也是大脑的问题，却比神经科疾病的病灶更为微观，所以在某种程度上常常分不清是器质性的疾病还是功能性的疾病，因此诊断与治疗非常困难。此外，还由于精神科患者常常没有自知力，往往不承认自己有病，这就增加了诊断和治疗的难度。细细想来，在进入精神科之前，我曾经有神经内科的从医经历，同时还学习了“CT”相关知识，所以我把自己的专业定位为器质性精神疾病，而这些疾病恰恰是精神科治疗的难点。在漫长的从医过程中，我体会到了诊断、治疗的困难，所以我们科常常请河北医科大学第三医院神经科王汝圭教授会诊。

王汝圭教授是我非常敬重的一位老师，他从医以来一直刻苦钻研、兢兢业业，具有很高的学识、较深的理论功底及实践经验，正是这样一位“大家”，发表个案报道300余例。其实，在临床工作中，许多医生都喜欢写专著，认为唯有专著方能体现医生的学术水平，甚至在临床上没有人看得起个案报道，但是王汝圭教授却非常重视个案报道，他的一个个案例分享，多是疑难病例和罕见病例，每个病人他都仔细思索，认真分析，付出了心血，给临床医生带来新的诊断思路，拓宽了临床视野。受到他的影响，我在临床中也发现很多疑难病例，这些病例往往诊断、治疗困难，需要多学科的知识和技能才能解决，这对于我们来说都是挑战，但是当患者经过我们精心的诊治获得了痊愈后，那种感觉是无法用语言形容的欣喜。

这个案例集经过3年的撰写，终于完稿，共收集33例病例，都是我们自己参与诊断、治疗和护理过的，每个患者的诊治我们的医生和护士都付出了心血，也积累了大量的临床经验，现整理出版与大家共同分享。由于我们的水平有限，书中难免存在不妥之处，敬请读者批评指正。

这本书也是我向王汝圭教授交的一份答卷，感谢王汝圭教授多年来对我的谆谆教导。

王晓慧

2019年6月于北京

目 录

病例 1　以兴奋话多为首发症状的麻痹性痴呆

赵某，男，39岁。未婚，汉族，大专文化。因“肌张力增高、生活能力进行性下降4年”于2012年5月25日第5次入院治疗。病史由父母代诉。

【现病史】患者缘于2006年5月做生意失败，赔钱后情绪高涨、易激惹与情绪低落、悲观厌世交替出现。2007年7月在北京某院以“双相情感障碍”住院治疗，住院期间在患者家属同意的情况下医院试用帕利哌酮新药治疗，用药1个月左右，于2007年8月16日患者出现腰痛，医院要求家属陪住，家属陪住时发现患者不能直腰甚至都不能上床睡觉，有时小便在床上，并出现大汗、高热、肌张力增高等症状；8月17日全院专家会诊，诊断为恶性综合征，之后患者病情逐渐加重，出现语言障碍，总是不说话或偶尔说几个字但不能成句，不能与人正常交流，逐渐不认识自己的亲人，生活不能自理，需要专人照顾，有时吵闹、骂人，有时不说话、流泪，情绪时高时低。曾给予9次电休克治疗，效果不佳。2009年频繁出现癫痫发作，“服用德巴金1.5g/d，地西泮5mg/d，托吡酯100mg/d”维持治疗。患者不能自主行走，言语功能受损严重，大小便不能自理，家中护理困难。2011年2月在家属陪同下入院治疗，以“双相情感障碍；癫痫”收入我科。

【既往史】无特殊病史。

【个人史】适龄上学，大专文化，病前性格内向，从事空调装修工作，否认冶游史。

【体格检查】两侧瞳孔不等大，对光反射迟钝，双眼不同轴，双侧上睑下垂，左眼睑明显，伸舌检查不配合。四肢关节无红肿，活动受限，不能自主行走，四肢肌张力高，尤以左侧明显，左侧肌肉萎缩明显，肌力无法测定。

【精神检查】患者长时间保持一个姿势不动，久卧或呆立不动，被动体位，被置于不舒适姿势没有抵抗。表情呆板，无表情变化，对外界事物反应迟钝。无主动动作，无伤人毁物、戏谑或攻击行为，无刻板动作或模仿动作。多卧床不动，能自行进食。无自发言语或说话意图。对问话没有任何反应，无法了解其思维内容。试探与患者接触时其有躲闪动作，对中肯诚挚的言谈无反应；对亲友或同事来访和谈话无反应，在旁谈论与患者密切相关的事情时，观察患者无相关情感反应。睁眼，眼球运动灵活；对检查者或置于其眼前的移动物体有注视或躲避反应；对周围环境中事物的变迁或他人的谈笑基本无反应；令其张口、伸舌、握拳、举手不能配合，定向力检查不配合。

【辅助检查】头颅CT结果：脑积水；化验梅毒结果阳性；余无特殊。简易智力状态检查量表总分为5分。

【初步诊断】①梅毒所致精神障碍；②麻痹性痴呆；③继发癫痫；④正常压力的脑积水。

【治疗】给予正规苄星青霉素驱梅治疗，并联合情感稳定药、抗癫痫治疗。未再出现癫痫发作，但患者言语及肢体功能未见明显改善，预后较差。给予手术治疗正常压力的脑积水，术后尿失禁和肌张力增高有所控制，但因为后期出现足部感染，禁止患者下地，又导致了肢体的失用性萎缩和强直。

病例解析

该病例是一例梅毒所致精神障碍误诊为双相情感障碍的病例，在其诊断过程中，就该病例而言，误诊原因包括：①忽视了患者的神经系统症状和体征，如肌张力增高、小便失禁、言语障碍、不认识家人。②未行脑CT检查，否则，可发现患者正常压力的脑积水及脑萎缩的表现。③未行智力检测，否则很容易发现患者认知功能的改变。④未重视患者对药物敏感性增加，常规剂量下，同时入组试验的志愿者并未出现严重的药物副作用，患者在同等剂量下出现了恶性综合征。这说明其患有脑器质性疾病，因此对精神药物格外敏感。⑤未关注到该患者对抗精神病药物治疗效果不佳。一般来说，梅毒所致的精神障碍的抗精神病药物治疗效果不佳，患者对抗精神病药物敏感，且很容易产生药物副作用。因此，在临床上一旦发现抗精神病药物疗效不佳，且对药物敏感，一定要再次考虑对患者疾病的诊断，确认是否有器质性的精神障碍。

一、梅毒所致精神障碍容易误诊

梅毒所致精神障碍又称为麻痹性痴呆或神经梅毒，是梅毒螺旋体侵犯大脑引起的慢性脑膜炎，功能逐渐衰退，最终导致麻痹及日益加重的智力减退与个性改变。一些患者往往继发癫痫，甚至由于炎症反应，易导致脑脊液循环障碍，引发正常压力的脑积水。梅毒所致精神障碍起病隐匿，病情发展缓慢，从感染到起病潜伏期长。一般多在初次感染梅毒后5～25年发病，约占神经梅毒的5%。以往认为梅毒出现精神和神经症状往往是在梅毒的晚期，也就是在Ⅲ期梅毒出现，但随着医学界对梅毒认识的逐渐提高，发现在梅毒的各个时期均可出现神经和精神症状，主要表现为进行性的智力损害，人格改变，神经系统损伤，尤其是认知功能损害。患者往往合并一些精神症状，如精神病性症状、抑郁症状、焦虑症状和某些躯体不适的症状。但这些精神症状往往不典型。

梅毒所致精神障碍误诊率较高，发病年龄大多在40～60岁，平均45岁，男性比女性多见，为女性的5倍之多。因此，由于梅毒所致的神经精神症状的患者，大部分是以精神症状为首发而到精神科就诊，因此其就诊人数有所上升。由于其症状多样化，缺乏特异性，因此干扰了精神科医生的诊断思维，只依据其外在的精神症状群而诊断成相应的功能性精神疾病；精神科医生对梅毒的认识不足，在患者就诊过程中忽视了对不洁性生活史和皮肤性病感染病史的询问，且容易忽视患者的神经系统症状和体征，尤其是在首诊过程中，时间仓促，忽略了对本病的考虑，所以误诊率极高。有学者发现梅毒所致精神障碍，尤其是以精神症状为首发的患者，误诊率高达 92.31% ～ 100%。有研究表明，梅毒所致精神障碍一般分为三期，即早期、发展期和晚期。早期以部分精神症状和人格改变为主要表现，如神经衰弱，记忆力减退，情绪不稳定，易激惹，焦虑抑郁和人格改变（孤僻少语、脾气暴躁）。发展期主要是进行性加重的智力减退，精神症状进一步发展，并出现部分的神经系统症状和体征，如记忆力、定向力、计算力、自知力和理解判断力进一步下降，出现欣快、类躁狂、类精神分裂症等不典型的精神症状群，此时患者的个人生活自理能力有所减退。晚期则以严重的痴呆和神经系统症状与体征为主，痴呆持续加重，有时患者甚至失去语言表达的能力，个人生活自理能力完全丧失，出现神经系统的损害，如痉挛性瘫痪、构音障碍、共济失调、癫痫、肢体瘫痪、大小便失禁；甚至出现病理反射改变，常出现眼部症状，如视力下降和阿－罗瞳孔。在梅毒所致精神障碍误诊的病例中，最多见的为精神分裂症、情感性精神障碍、焦虑症、痴呆、脑炎、酒精中毒等。

二、梅毒所致精神障碍临床表现多样且特异性差

1. 以非典型精神分裂症为首发，主要表现为幻觉、妄想，如夸大、被害、疑病、罪恶妄想，不协调性的精神运动性兴奋（如兴奋、易激惹等），有的患者出现情感淡漠，行为退缩。王海华等研究认为，误诊为精神分裂症是最常见的，占 47.3%。梅毒所致精神障碍虽然也有妄想，但通过仔细检查可发现其与典型的精神分裂症区别明显，如患者的妄想内容贫乏，思维缺乏连贯性和系统性，内容凌乱且容易有变化、不固定，容易受到暗示的影响而改变。而精神分裂症偏执型患者其妄想内容丰富，具有连贯性和系统性，妄想固定而坚信不疑。

2. 以情感障碍为首发，主要表现为情绪高涨、欣快、夸大、易激惹，被误诊为躁狂症和躁狂状态，占 31.6%；还有的患者则出现情绪低落、情感脆弱、兴趣减退、精力不足，被误诊为抑郁症，占 10.5%。但梅毒所致夸大症状与情感障碍所致夸大症状有明显区别，妄想的内容与行为多不协调，思维内容较为贫乏，缺乏连贯性和系统性，内容荒诞离奇而不稳定，易受暗示的影响而改变，给人一种幼稚、愚蠢和呆傻的印象。梅毒所致精神症状以情感性症状为首发的患者，有与情感障碍一样的欣快症状，但在本质上与其有明显的不同。情感障碍的欣快主要是指向外界，患者的行为很多，并不断在自己的行为中获得新的满足，伴有思维联想的速度加快，内容丰富，言语增加，智力增强，患者感到自己的脑子比以前好使。而梅毒所致精神障碍患者的欣快是指向内的，主要表现为全身极度的舒适感

和高度的心满意足，有被动和无所作为的体验，对外界事物的兴趣减退，智力下降，反应速度减慢，甚至给人幼稚、愚蠢的感觉。另外，梅毒所致精神障碍患者可出现反应速度变慢，记忆力、注意力减退，意志活动减退，因此很容易被误认为抑郁症的精神运动性抑制，在鉴别诊断时要注意因为抑郁症患者虽然也有思维的迟缓，但并没有思维内容的空泛和贫乏，主要以情绪低落为主，不伴有智力下降等痴呆症状。

3. 以焦虑为首发，主要表现为焦虑、头痛、失眠、疲劳和入睡困难，被误诊为焦虑症，占 5.26%。

4. 以痴呆综合征为首发，这是梅毒所致精神障碍的核心症状，主要表现为进行性的智力障碍，记忆力减退，工作能力下降，认知功能减退，人格改变和生活自理能力下降，往往被误诊为阿尔茨海默病（占 14.3%）和血管性痴呆（占 7.1%）。梅毒所致精神障碍（麻痹性痴呆）的痴呆可伴有多种症状，如欣快、幼稚的自夸、夸大妄想、记忆障碍等。本例患者表现为痴呆症状，记忆力下降，智力受损，日常生活能力下降，易误诊为阿尔茨海默病。

5. 正常压力的脑积水常见于某些颅内感染性疾病；神经梅毒的并发症常见到交通性的脑积水，也就是病灶侵犯弥散性的脑膜炎，导致脑室系统和脑脊液循环系统炎性病变，进而引起脑脊液在脑内的循环受阻，而产生正常压力的脑积水，主要表现为痴呆、步态异常、肌张力增高和大小便失禁。患者的步态异常往往有着特殊的表现，不是运动功能的减弱和步履蹒跚，而是在步态开始时踌躇不定，像是“离合器滑牙”，或是“脚钉在地板上”一样，然后开始迈步。对于正常压力的脑积水的早期诊断和早期治疗，尤其是从扩张的脑室分流脑脊液，可使步态异常和尿便失禁情况得到改善。越是晚期诊断，时间越长，分流术的治疗效果越差。正常压力的脑积水的诊断主要依据脑 CT 和脑 MRI 或腰椎穿刺。在脑 CT 和脑 MRI 上显示脑室扩大。行腰椎穿刺脑脊液检查，脑脊液压力正常；抽取 50ml 脑脊液后如果有短暂的好转，说明有分流，预后良好。

三、梅毒所致精神障碍的患者多有神经系统症状和体征

1. 约有 57.1% 的患者没有神经系统阳性体征。

2. 约有 42.9% 的患者出现不同的神经系统症状，如双下肢麻木、放电感；进行性肌无力、走路不稳；面肌抽搐、言语含混不清。

3. 有的患者可出现病理征和特异性的阿 – 罗瞳孔。

四、梅毒所致精神障碍的患者常有辅助检查的阳性发现

1. 脑电图检查　常有阳性发现。梅毒所致精神障碍患者行脑电图检查，轻、中度异常较常见，中、重度异常少见。少部分患者脑电图未出现异常。脑电图的变化对定性诊断意义不大，仅是作为脑损害程度的辅助性参考。有研究显示，约有 32% 的患者有轻到中度的

脑电图异常。

2. 头颅 CT 和 MRI 检查　也有一些非特异性的改变，可见到额颞叶多发性梗死，左侧或右侧局限性脑梗死，顶部硬膜下少量积液，脑室扩大等。少部分患者颅脑 CT 或 MRI 没有阳性发现。有些患者的颅脑 CT 或 MRI 呈现不同程度的脑萎缩，尤其是在早期，表现为局限性的如额颞叶的脑萎缩。

五、梅毒血清学检查——诊断的金标准

在各种临床实验室检查中，血清学检查是首要的和最便捷的检查方法。脑脊液检查的阳性结果有助于梅毒所致精神障碍（麻痹性痴呆）的诊断。目前较常用的是血清和脑脊液甲苯胺红不加热血清试验（TRUST）和梅毒螺旋体明胶颗粒凝集试验（TPPA）。TRUST 价格低廉，操作简便，但特异性和敏感性较低；而 TPPA 是检测梅毒的特异性抗体，具有较高的特异性和敏感性，如果这两个实验一起进行，检测梅毒的准确率可以达到 99.15%。

六、梅毒所致精神障碍的治疗

在本病例中我们已经发现，单纯的抗精神病药物治疗效果不佳，有时甚至由于患者的躯体状况对抗精神病药物非常敏感，容易出现一些副作用，甚至是严重的副作用。因此，在治疗精神障碍时也要注意梅毒的治疗。在一个荟萃分析的研究中发现，80% 的患者在进行系统的驱梅治疗后其精神症状可有改善或好转。因此，驱梅药物和小剂量的抗精神病药物要一起使用。在抗精神病药物的使用过程中，应从小剂量开始，缓慢滴定，并注意评估患者的药物副作用。此外，如果患者不能控制情绪和存在焦虑抑郁情绪，也可使用小剂量的心境稳定药和抗抑郁药物。

七、避免误诊的方法

1. 对起病年龄小，否认冶游史及输血史，神经系统未发现阳性体征，表现为痴呆症状，病情进展快，进行性加重者，应考虑梅毒所致精神障碍的可能。

2. 梅毒所致精神障碍首诊误诊率高，达 93.33%，首诊到确诊的时间长。对年龄较大首诊的精神障碍患者，尤其是男性患者，当出现脑膜刺激征、感觉障碍、运动障碍（偏瘫、吐字不清等）、脑神经的损害（面瘫、听力下降）、痴呆、智力和记忆力减退、性格改变、不明原因的颅内压增高表现（头痛、头晕、呕吐、视物模糊）、行为异常等表现时，应详细询问病史，如有无冶游史、梅毒接触史及吸毒史。仔细查体，如有无阿－罗瞳孔；进行相关的实验室检查，如梅毒螺旋体血凝试验（TPHA）及快速血浆反应素试验（RPR）筛查等；慎重作出诊断；具有上述症状的精神障碍患者在精神药物治疗过程中疗效不明显时，也应进行相应的检查，排除梅毒所致精神障碍。

3. 精神科医生应正确掌握梅毒所致精神障碍的有关知识和技术，尽量减少误诊、漏诊，以免患者不能在发病早期得到有效诊治，病情迁延，使大脑皮质发生不可逆损害，甚至导致终身残疾。

八、梅毒的检测方法

梅毒检测方法常见有 3 种：①酶联免疫吸附试验（ELISA）；②甲苯胺红不加热血清试验（TRUST）；③梅毒螺旋体明胶颗粒凝集试验（TPPA）。

TRUST 法一般被用作非特异性抗体的检验。单项 TRUST 法检验结果可出现假阴性或假阳性过高情况，无法依据其检验结果确诊梅毒。但其仍具有较高的检验价值，通过 TRUST 检验，可了解反应素的产生量，进而了解组织的损伤程度，可为治疗方法的选择提供一定的参考。同时，在治疗过程中，可通过反应素的产生量了解目前的治疗进展，为治疗方法的有效性提供一定的判定指标。

ELISA 法为基因工程方法，其主要检验机制为在体外表达得到梅毒螺旋体的相应特异基因工程抗原。相关报道指出，通过 TP-ELISA 法检验梅毒，其特异度与敏感度均在 99% 以上。ELISA 法主要通过检验梅毒特异性 IgM 及 IgG 的混合抗体来确定是否存在梅毒感染。但对于治愈后的梅毒患者，其 IgG 抗体仍可能在较长时间甚至终身均为阳性，因此，ELISA 检测的假阳性率较高，不能作为是否需要终止监测或治疗的参考指标。

TPPA 法作为梅毒检测的“金标准”，其检测的特异性与敏感性均受到广泛的认可。但 TPPA 法的检测机制与 TP-ELISA 法相同，因此，TPPA 法同样不能作为是否需要终止监测或治疗的参考指标。TPPA 法检测费用昂贵，患者难以接受，且整个操作过程较为烦琐，当标本量较大时基本不适用。因此，虽然 TPPA 法作为梅毒检测的“金标准”，其所存在的弊端也应忽略。

因此，ELISA 法与 TRUST 法因可互补、操作简单、性价比高等特点，可在临床上联合使用。

大范围的筛查用梅毒血清学检查（STS）和梅毒实验室血清试验（VDRL），但脑脊液螺旋体荧光抗体吸收试验（FTA-ABS）更敏感。

九、神经梅毒的治疗方案

2001 年美国 CDC 推荐的神经梅毒的治疗方案：水剂青霉素 1920 万～ 2400 万 U，分 4 次给药，疗程 14 天。继续使用肌内注射苄星青霉素 240 万 U，1 次 / 周，疗程 14 天。此外，还可用头孢曲松代替青霉素，2g/d，疗程 14 天。如果患者对青霉素过敏，可替换为四环素。为预防吉海反应，可应用泼尼松 20mg，1 次 / 日，连服 3 天。

十、梅毒所致精神障碍患者的护理和管理

梅毒是一种传染性疾病，在患者住院过程中，应注意隔离和防护。

1. 隔离　梅毒所致精神障碍的患者应住单间，并将同一疾病的患者放在同一病房中集中管理。向患者和家属进行有关梅毒知识的宣教，告知患者梅毒是一种传染性疾病，其主要传播途径是性接触，也可通过患者污染的器械、衣服和分泌物传播。所以在日常生活中，在与患者接触过程中要多加注意，如患者使用过的棉签、卫生纸要用双层黄色垃圾袋盛放，再用一次性的尼龙扣扣死，做好隔离标记后给予特殊处理。住院期间，患者专用的便器，尿、便、痰液等要用含氯的消毒液浸泡后再处理。一般情况下，未经治疗的患者在其患病的头一年内传染性最强，随着时间的延长，传染性逐渐减低，而经过系统的驱梅治疗后，其传染性也明显下降或消失。

2. 个人防护　工作人员在对患者进行操作时要注意做好自我防护，接触患者的血液和体液时要戴手套，病室和房间的地面及用物每天要用含氯的消毒液擦拭。

3. 驱梅治疗与使用精神药物治疗副作用的观察　驱梅治疗过程中的吉海反应的观察和预防：吉海反应通常发生在患者首次进行驱梅治疗时，主要表现为在使用抗生素后的 3 ～ 12 小时患者出现流感样症状，这时梅毒的损害进一步加重，内脏和神经系统梅毒的症状进一步恶化，患者出现全身乏力、头痛、恶心、心慌等症状。这是由于在驱梅治疗后梅毒螺旋体被大量杀灭后释放内毒素和代谢产物引起的超敏反应。所以在用药初期，应严密观察上述症状，一旦出现，应立即报告医生，给予泼尼松治疗。为了预防吉海反应，也可在治疗前给予泼尼松 20mg/d，或地塞米松 5mg/d，疗程 3 天。

（984 医院　易晓宏　王海鹏）

参考文献

[1] 王海华，姚琳，潘丽红 . 梅毒所致精神障碍患者 26 例临床分析［J］. 临床精神医学，2015，25（6）：414.

[2] 翁赛峥，郑华胜，林峰. 梅毒性精神病患者认知功能障碍与其脑电图异常关系［J］. 齐齐哈尔医学院学报，2008，29（7）：799-800.

[3] Sanchez FM，Ziselman MH. Treatment of psychiatric symptoms associated with neurosyphilis［J］. *Psychosomatics*，2007，48（5）：440-450.

[4] 张校明，钟晓波，黄亚琳，等 . 麻痹性痴呆误诊原因分析［J］. 神经疾病与精神卫生杂志，2009，9（2）：131-133.

[5] Andrade MR. Dementia paralytic as presenting form of syphilis［J］. *Revista de Neurologia*，2001，32（6）：598-600.

[6] 胡满基，陈圣祺，伍毅，等 . 对国内 394 例麻痹性痴呆病例的荟萃分析［J］. 四川精神卫生，2012，25（1）：14-16.

[7] Kayal AK，Coswami M，Das M，et al. Clinical spectrum of neurosyphilis in North East india［J］. *Neurol*

India，2001，59（3）：344-345.
[8] 余宝珠 . TPPA 联合 TRUST 法在检测梅毒中的临床对比研究分析［J］. 国际医学检验杂志，2012，33（15）：1882-1883.
[9] 陶百平，徐哲，陈小郎 . 梅毒所致精神障碍误诊为阿尔茨海默病一例［J］. 中华精神科杂志，2013，46（6）：333.
[10] 雷永良，纪勇平，张晓红，等. EusA 双抗原夹心法与 TRUST 法检测梅毒抗体的比较及血清学分析［J］. 中国输血杂志，2002，15（3）：186.
[11] 刘静，刘婕，巩瑜，等. 5 种血清学方法检测梅毒螺旋体抗体的评价［J］. 现代检验医学杂志，2014，29（4）：103-105.
[12] 丁丽，孙志宏 . ELISA 法和 TRUST 法联合使用在梅毒检测中的应用价值［J］. 中外医学研究，2015，13（34）：86-88.

病例 2 阿尔茨海默病痴呆

王某，女，81 岁。大学学历，退休大学教师。因“进行性记忆力下降 7 年，乱语、眠差、易发脾气 1 年”就诊。

【现病史】患者于 2007 年开始出现记忆力下降，近期记忆力下降明显，常找不到东西，能记得前几年的事情，有时找不到家。病情逐渐加重。到当地医院就诊，诊断为“痴呆”。2013 年 7 月与家人争吵后突然不能走路，未到医院就诊，之后一直卧床。同年 10 月中旬，患者约 1 周晚间入睡困难，经常发脾气，心情差，不能配合管理，日间自言自语，经常说一些无头无尾的话，如“我的粮票给我，我要上班”等。家人带其到医院就诊，住院期间患者治疗护理不合作，认为他们要害自己。故家人把她接回家，在家行为怪异，一会儿做这个一会儿做那个，诉上班、干活累；易发脾气，骂人。饮食差，体形消瘦。因长期卧床，臀部及髋关节处有 3 处压疮，最大一处约 1.5cm × 4cm。

【精神检查】意识清，自诉不能走路，在他人搀扶下能站立一会儿，生活不能自理。吃饭需他人喂，能回答简单问话。能正确说出自己的姓名及出生地。注意力尚集中。言语尚流利，但交谈中会停顿，然后有时不能持续之前话题。记忆力下降，近期记忆力下降明显，如不记得自己病房在哪里、昨天吃的什么饭菜等。计算力下降，“100–7”不能计算。因有些问题无法回答，思维内容无法查及。生气时皱眉、发脾气，开心时笑得略显呆板。情感反应尚协调。定向力差，不知道自己在几楼，不能准确说出年月。无自知力。

【家族史】两系三代无精神疾病史和其他疾病史。

【体格检查】四肢肌张力增高，颈部肌张力增高。四肢肌力 4 级。双下肢因膝关节炎无法伸直。伸舌右偏。

【辅助检查】脑部 CT：皮质下动脉硬化性脑病，脑萎缩。

【入院诊断】①阿尔茨海默病痴呆；②脑器质性精神障碍；③压疮。

【治疗经过】2014 年 1 月 20 日至 2015 年 9 月给予富马酸喹硫平片最大剂量 0.4g，1 次 / 晚；其常发脾气，情绪激动，给予稳定情绪治疗，丙戊酸镁缓释片 0.5g，1 次 / 晚。考虑痴呆患者抗抑郁药物治疗有利于其预后，故给予米氮平片 15mg，1 次 / 晚。病情反复发作，同时并发帕金森综合征，肌张力增高，富马酸喹硫平片治疗效果欠佳，仍时常发脾气，夜间烦躁。2015 年 10 月换用奥氮平片最大量至 7.5mg，1 次 / 晚，治疗效果差，仍是夜间不睡，自言自语，伴有摸索症状。再次调整药物，给予氯氮平片最大量至 12.5mg，1 次 / 晚，之后因流涎、肌张力高等副作用大，逐渐减量至1.5625mg，1次/晚。压疮给予换药和清创处理，1个月后愈合。

病例解析

一、阿尔茨海默病的概述

阿尔茨海默病是一种中枢神经系统原发性退行性变性疾病，主要表现为痴呆综合征，是痴呆最常见的类型。1896年Binswanger最早提出了早老性痴呆的概念，以后被Kraepelin放在精神疾病的诊断系统中，并把痴呆分成老年前期、老年期和血管硬化三大类。1906年由德国医生Alzheimer首先报道了一例51岁女性进行性痴呆患者，该患者死亡后，行病理检查发现有脑萎缩和神经原纤维改变和老年斑。因此，后来对于这样一组疾病则命名为阿尔茨海默病（Alzheimer病）。在20世纪70年代，有学者发现老年前期和老年期患者有着共同的病理基础，因此把这两个时期发生的痴呆统称为阿尔茨海默病痴呆，现在在ICD和DSM系统中都将其归为原发性退行性痴呆AD型，老年期起病者为Ⅰ型，老年前期起病者为Ⅱ型。阿尔茨海默病发病率随着年龄增长而增加，65岁以上人群发病率为5%，而85岁以上人群发病率为20%。在临床上，阿尔茨海默病以渐进性记忆障碍、认知功能障碍、人格改变和语言障碍等为主要表现，是一种严重影响老年人社交、工作和生活，给家庭和社会带来沉重负担的疾病。目前，我国处于老龄化社会，痴呆老人增多，家庭负担重，痴呆患者家属负担更重。

二、阿尔茨海默病痴呆的临床表现

1. *皮质性痴呆*　阿尔茨海默病主要累及大脑皮质，因此有皮质性痴呆的表现，如抽象思维能力、概括能力、综合分析能力、判断力、计算力障碍；既往已经获得的知识不能再组织和利用；不能正确判断安危；严重时运用不能（失用），如患者表现为不会穿衣服，把裤子套在头上，不会使用筷子和剪子、钥匙；也可以出现认知不能（失认），如不能认识镜子中的自己。

2. *记忆障碍*　在疾病早期，阿尔茨海默病患者就可出现记忆力减退，主要表现为短期的记忆障碍和记忆保持障碍，所以患者不能学习新的知识和好忘事。健忘和遗忘，做事丢三落四，随做随忘，有时刚刚吃完饭又张罗着吃饭。随着病程的进展，记忆力损害逐渐加重，远期记忆也逐渐受累，记不清以往发生的重大事件，也不能说清自己的经历和出生日期，严重时把亲人的名字和年龄忘得一干二净；有时患者为了弥补记忆的缺失则出现虚构。

3. *智力障碍*　不能进行复杂的运算，甚至不能进行两位数以内的加减运算；随后理解力、判断力、概括能力受损，出现看不懂小说和文章，听不懂别人的说话，看不明白电影和电视的情节；逻辑和推理能力也受损。

4. 日常和社会功能受损　患者既不能适应新的环境，也不能从事复杂的脑力劳动，变得糊里糊涂，甚至连简单的做饭也不行，经常出错，如忘了关门和关煤气；不能维持正常的人际关系；不能完成和胜任以往非常熟悉的工作和技巧，最后完全丧失生活技能。

5. 情感症状　阿尔茨海默病患者出现情绪障碍多见，主要表现为情感淡漠、呆滞少语，抑郁或焦虑，有时容易激惹和欣快。

6. 人格及行为的改变　患者的人格不同于以往，发生了较大变化，如变得自私、孤僻，行为不检点且与自己的身份和素质不相符，如与孙子争抢吃的，在门前或公共场所大小便，不知羞耻。有时患者则表现为固执己见，墨守成规，偏激。也可能变得不讲卫生、不修边幅。患者常有自发行为减少，动作单调刻板，有时也可出现离奇和怪异的行为。

7. 视空间功能障碍　视空间功能障碍是前额叶皮质损害的特征性症状，如患者在自己熟悉的环境中迷路，找不到自己的家门，甚至在自己的家中也找不到厕所，走错方向，走错房间。在进行智力测验时，不能精确地描画立体图，甚至不能描画简单的图形。在韦氏成人智力测验中，患者的视空间能力得分最低，如方块积木造型困难。

8. 言语障碍　言语改变是皮质功能障碍最为敏感的指标之一，最早的语言改变有：①自发语言，用词困难，赘述，不能列出同类物品的名称；②命名不能，对于少见物品的命名首先丧失，随后出现对常见物品的命名也困难，同时可出现言语障碍和理解困难；③感觉性失语，不能进行交谈；④有重复言语、模仿言语和刻板言语；⑤缄默不语或发出不可理解的声音，多在疾病的最后阶段出现。

9. 睡眠障碍　阿尔茨海默病患者睡眠障碍最常见的是正常睡眠觉醒节律发生紊乱或睡眠颠倒，表现为晚上不睡觉，到处走动，翻东西，喊叫，影响家人的休息，而白天则表现为精神萎靡不振，瞌睡。这种症状也被称为“落日征”。

10. 颞叶功能障碍　部分患者可出现颞叶功能障碍，表现为视觉认识不能，不能识别亲属的面貌或镜中的自己。可出现口探索症，如用口探索物体，视觉刺激过度反应，抚弄触摸眼前的物体。贪食，随便乱吃。

11. 意识障碍及抽搐　部分患者在其病程中可出现一过性的意识障碍，如意识模糊或谵妄；个别患者在疾病的晚期可以出现抽搐，多为躯体疾病所诱发。

三、阿尔茨海默病痴呆的病程

阿尔茨海默病病程大致分为 3 个阶段：随着阿尔茨海默病的发展，经过这 3 个阶段，痴呆会逐渐加重。之所以进行分期，是因为在不同的时期有不同的护理和干预措施，如果阿尔茨海默病痴呆干预的时间早或有效，患者的第三个阶段也就是我们所说的无用期可以尽量缩短，这样就可以减轻家属的负担和改善患者的生活质量。

第一阶段：遗忘期，持续 2 ～ 3 年。患者表现为记忆力减退，判断力下降，理解分析能力差，对工作和家务劳动漫不经心，时间定向力障碍。虽然患者还能做一些日常熟悉的工作和劳动，但对新的事物不能理解，语言能力下降，有时找不到合适的词来表达，情感淡漠，迷惘，有时有激越、不安宁和活动过多。有的患者则易起疑心，对人缺乏热情，但此时精神症状少见。

第二阶段：混乱期，通常持续 3 ～ 8 年。此期患者的病情迅速发展，智力衰退明显和人格改变，可有神经系统损害症状，如失语、失用、失认及其他认知功能损害症状。定向力丧失，经常迷路找不到家。人格改变表现为兴趣变得狭窄，对人冷漠，甚至对亲人漠不关心，言语粗俗，有时有冲动行为，缺乏羞耻感和伦理道德，行为不遵守社会规范。在此时患者出现了较多的精神症状，如烦躁不安，走个不停，常出现幻觉和妄想等精神症状，通常是被窃妄想、嫉妒妄想和被害妄想。偶尔见患者尿失禁。

第三阶段：极度痴呆期。此时患者进入晚期，呈全面的痴呆，有运动系统的症状，包括肌肉强直和躯体屈曲，患者多卧床，大小便失禁，生活完全不能自理，需要生活上全面照顾，常因进食困难或呛咳和误吸入而改为鼻饲饮食。尽管如此，患者常因误吸入导致吸入性肺炎，导致肺部感染而死亡。有时可见强握、吸吮和摸索反射，癫痫大发作常见。

四、如何对待阿尔茨海默病痴呆患者

有研究显示，阿尔茨海默病患者在认知功能衰退的前期，往往不被家人和社会所理解，因此他们常被忽视。虽然有时家属给予了较多物质上的关心，但其精神方面更应当关注。对于这些患者，首先要给予尊重和理解，理解他们的处境和困难，在生活上多关心和帮助，尽可能进行相关的语言和行为训练，要求他们做力所能及的事情。如果患者已出现了语言沟通障碍，则应用非语言的方式进行沟通，如肢体语言、微笑、触摸和握手等。在与患者沟通时语言要清晰、缓慢，吐字清楚，使用简单和形象的语言，不要嘲笑，尽量满足患者要求，如果满足不了则应当耐心解释。这种精神上的呵护和关怀比物质的给予更为重要。

（984 医院　冯程程　王　瑛）

参考文献

[1] Behl C. The search for novel avenues for therapy and prevention of Alzheimer's disease [J]. *Drug News Perspect*, 2006, 19 (1): 5-12.

[2] 李俊明. 基于 Bayesian 层次时空模型的我国老龄化分析与预测 [J]. 统计研究, 2016, 33 (8): 89-94.

[3] 王慧文，薛慧英，朱启文，等.老年痴呆病人照料者负担及相关因素分析[J].中国卫生统计，2015，32（4）：627-628.
[4] Braak E, Griffing K, Arai K, et al. Neuropathology of Alzheimer's disease: what is new since A.Alzheimer[J]. *Eur Arch Psychiatry Clin Neurosci*, 1999, 249 suppl 3: 14-33.
[5] Chung JA, Cummings JL. Neurobehavioral and neuropsychiatric symptoms in Alzheimer's disease: characteristics and treatment[J]. *Neurol Clin*, 2000, 48（4）: 829-846.
[6] 黄惠，姜帆，傅琳洁，等.对痴呆老人生活空间照护需求的调查研究[J].护士进修杂志，2016，31（21）：2008-2011.

病例 3 帕金森病痴呆

赵某，女，77 岁。已婚，汉族。因“动作迟缓、四肢僵硬伴记忆力减退 7 年余，加重伴乱语、凭空视物 1 个月”于 2016 年 6 月 13 日入院。

【现病史】缘于 2008 年家人发现其在走路时左上臂僵硬，摆动减少，曾于 2008 年去某省医院就诊，诊断为帕金森病，给予多巴丝肼 62.5mg，3 次 / 日，之后逐渐加量为 250mg 口服，3 次 / 日，病情有所改善，但生活需要他人照顾。2010 年逐渐出现走路前倾、迈步困难、动作迟缓，同时伴有记忆力减退，自知记忆力差，经常在黑板上写下自己将要做的事情。2013 年开始出现脾气变化，经常与老伴发脾气，看老伴做什么都不对。2016 年 1 月记忆力减退加重，经常放下东西便找不到，并出现胡言乱语，半夜诉对面楼上的窗户那有人。夜间睡眠差，反复起床如厕，平均 3 ～ 6 次 / 晚。情绪不稳，常与老伴争吵。曾于 2 月 9 日到省医院就诊，诊断为慢性脑血管病；帕金森病。给予盐酸普拉克索片 0.125mg 口服，3 次 / 日，多巴丝肼片 0.25g 口服，3 次 / 日，奥氮平片 2.5mg 口服，1 次 / 晚。病情无明显改善，近 1 周更加严重，表现为夜间间断睡眠 3 ～ 4 小时，醒后凭空看到家中有很多人围在她身边，反复诉要抓鬼，并用拐杖到处敲打，影响周围人休息。日间诉看到地面上有网状物，桌子上有虫子在爬，空气中有毛毛。认为家人给其饭中下毒。诉沙发垫上有嘴。往脸上抹东西，做鬼脸，诉要打鬼去，并要打 110 报警。因女儿阻拦其找警察而动手打了女儿。家人管理困难，为求进一步治疗来我院，门诊以“脑器质性精神病、帕金森病”收入我科。

【入院查体】体温 36.6℃，脉搏 72 次 / 分，呼吸 20 次 / 分，血压 120/80mmHg，体重 56kg。发育正常，体形瘦长，心肺腹未见明显异常。双下肢轻度凹陷性水肿。四肢肌张力齿轮样增高。行动缓慢，动作僵硬。神经系统检查：双侧巴氏征（+）。

【既往史】2010 年曾在北京某医院行胸腺瘤手术；2016 年脑 CT：腔隙性脑梗死。慢性支气管炎 17 年，否认“糖尿病、心脏病”等疾病史。否认“肝炎、结核、伤寒”等传染病病史。无农药及一氧化碳中毒史，否认药物、食物过敏史。

【个人史】出生原籍，足月顺产，幼时发育正常，适龄上学，学习成绩一般，小学文化。适龄工作，工作表现积极，能胜任本职工作。适龄退休。性格特点：内向，人际关系一般，无特殊兴趣爱好及不良嗜好。未到过自然疫源地和地方流行病区。

婚姻史：适龄结婚，生育 3 女，夫妻感情和睦，丈夫体健。

【家族史】同胞 5 人，排行三，三女体健，两系三代非近亲婚配。家族成员中无类似病史，无癫痫病史，无痴呆病史，无遗传病史。

【精神检查】意识清楚，接触一般，注意力不集中，检查尚合作。查及大量丰富的幻觉，自诉在家中能看到周围有很多的人，有的拿器械喷水，然后便闻到空气中有难闻的气味。能看到空气中有很多毛毛，一会自己端的白开水中便有了异常的味道。能看到桌子上有虫子在爬，诉看到沙发垫上有嘴，地上有网状物。言语清晰，语速慢，语量少。查及被害妄想，认为女儿在自己的饭中下毒。那些小人都是来害自己的。病情时有波动，常下午或晚上表现异常，认为别人偷他的钱。夜间不眠，要抓鬼，要打110报警。时间、地点、人物定向力好。记忆力减退明显，远记忆力减退，对自己的出生日期回答错误，提醒后能更正。近记忆力减退明显，不记得中午吃的饭菜，不知道具体的年月日。计算力差，不能完成“100–7”运算。表情呆板，呈面具脸，情感反应与内心体验不协调。曾有过自杀念头，要求家人带其去医院安乐死，以减少家人负担，目前未查及悲观自杀念头。意志行为病理性增强，关注周围安全，精神运动性兴奋，夜间不眠要抓鬼。对病情无正确认识能力，无自知力。

【入院诊断】①脑器质性精神病；②混合性痴呆；③帕金森病；④腔隙性脑梗死。

【诊断分析】患者先出现帕金森病的典型临床症状（2006年）：运动缓慢或减少，走路前倾，迈步困难，肌肉僵直和肢体静止性震颤。服用多巴丝肼及多巴胺受体激动剂普拉克索后有效，故诊断原发性帕金森病明确。2年后（2008年）患者出现记忆力减退，主要表现为近记忆力差。2016年患者出现脑血管病，腔隙性脑梗死。记忆力减退发展迅速，且累及远期记忆力，计算能力明显下降，故考虑为血管性痴呆的表现。纵观病程诊断为混合性痴呆。

如果智力减退在1年内发生，那么可诊断为路易体痴呆。路易体痴呆的特点是：①丰富的幻觉。②对抗精神病药物敏感。用药时尤其要注意选择合适的抗精神病药，锥体外系副作用少的药物可选奥氮平、喹硫平、氯氮平，应用最小有效量。③病情具有波动性。病情波动与大脑内多巴胺（DA）耗竭有关，而智力低下与乙酰胆碱（Ach）减少有关，出现抑郁情绪与5–羟色胺（5–HT）变化有关。患者痴呆为皮质下萎缩，主要表现为执行功能损害。智力减退可应用美金刚。营养支持要跟上，因为帕金森患者吞咽肌群麻痹，易引起呛咳、误吸，故可长期应用胃管，鼻饲饮食。

【入院后实验室及物理检查】

颅脑MRI：老年性脑改变、白质疏松，缺血性脑改变。

生化检查：总蛋白57.4g/L，白蛋白38.2g/L，肌酸激酶311U/L，尿素氮8.7mmol/L。D–二聚体3.01μg/ml，复查最高9.16μg/ml。给予低分子肝素钙注射液1mg皮下注射8天，依诺肝素钠0.6ml，2次/日，皮下注射3天，D–二聚体降为正常水平。

心电图：窦性心律、心电轴左偏、房性期前收缩、左前分支传导阻滞。

胸部 X 线片：左肺上叶片状高密度影，考虑慢性支气管炎；主动脉硬化。

脑 CT：轻度皮质下动脉硬化性脑病。

给予心肾科及呼吸科会诊并对症处理。

【治疗经过】奥氮平 2.5mg，1 次 / 晚，第 3 天加量为 3.75mg，口服后肌张力增高，精神症状无改善。遂给予换药为氯氮平 12.5mg，1 次 / 晚，2 天后因体温增高，37.9℃，减量为 6.25mg。查肺 CT：①慢性支气管炎伴肺气肿；②双肺感染；③胸腔积液。给予抗生素对症治疗。因患者吞咽困难，给予插胃管，鼻饲饮食。同时为缓解其肌张力障碍给予多巴丝肼 250mg 口服，3 次 / 日。改善情绪治疗：草酸艾司西酞普兰 5mg，1 次 / 早。稳定情绪治疗：丙戊酸镁缓释片 0.25g 口服，1 次 / 晚。

住院 50 天，患者病情明显改善，未再出现幻觉及关系妄想、被害妄想等，时间、地点、人物定向力好。能正确回答自己的出生年月日。计算力、记忆力较前明显好转，能正确计算 100–7 连续递减。表情仍呆板，情感反应欠协调。自知力部分恢复。

病例解析

帕金森病（PD）又称震颤麻痹，是仅次于阿尔茨海默病（AD）的一种常见的神经系统变性疾病，以运动症状和非运动症状为主要临床特征，是发生于中老年人黑质和黑质纹状体通路的变性疾病。此病由 James Parkinson 首先报道，主要临床特征为运动迟缓、肌张力增高、静止性震颤等核心运动症状，以及嗅觉减退、编码、抑郁症状、快速眼动睡眠期行为障碍（RBD）和认知功能障碍等非运动症状（NMS）。其主要病理特征是黑质多巴胺能神经元变性死亡和残存神经元内路易小体形成。部分 PD 患者在疾病晚期会出现痴呆的表现。帕金森病痴呆（PDD）是一种严重致残性非运动症状，给患者及其家庭和社会带来严重的经济和心理负担，显著增加患者的病死率。

一、帕金森病的鉴别诊断

帕金森病痴呆（PDD）首先需与路易体痴呆（DLB）相鉴别，两者既有共同点，也存在许多差异，是否为一个疾病实体尚存在争议。DLB 较 PDD 更为常见，有研究表明，痴呆患者中 DLB 占 20%，PDD 占 5.6%。两者都可以有痴呆、帕金森综合征、精神症状、自主神经异常、快速动眼期睡眠行为异常、对抗精神病药物敏感等临床表现。但两者仍有不同的临床特征，其中最重要的是 PDD 先出现明显的锥体外系症状，而 DLB 早期认知功能损害突出。与 PDD 相比，DLB 锥体外系症状相对较轻，不对称性不明显，静止性震颤少见，对左旋多巴反应较差。DLB 有更严重的概念及注意障碍，明显的波动性，精神症状尤其是视幻觉更为明显，对抗精神病药物更为敏感。

二、帕金森病的流行病学特征

帕金森病的发病率随着年龄的增长而增加，50 岁以上的发病率为 500/10 万人口，60 岁或 60 岁以上为 1000/10 万，男性略多于女性。Aarsland 等的流行病学调查显示，24% ～ 31% 的帕金森病患者发生帕金森病痴呆；在所有类型痴呆中，帕金森病痴呆占 3% ～ 4%；65 岁及以上人群中帕金森病痴呆患病率为 0.2% ～ 0.5%。一项来自澳大利亚悉尼的多中心前瞻性临床研究结果显示，136 例最终经病理明确诊断的帕金森病患者随访 5 年后约有 28%、随访 15 年后约 48%、随访 20 年后约 83% 最终进展为帕金森病痴呆。另一项前瞻性临床研究也得出类似结论：帕金森病发病 10 年后约 28% 进展为帕金森病痴呆，发病 17 年后约 78% 进展为帕金森病痴呆；帕金森病患者发病 4 年后进展为痴呆的风险较性别和年龄相匹配的非帕金森病人群增加 3 倍。此外，Reid 等的研究显示，帕金森病患者进展为帕金森痴呆的时间约为 70 岁，而与帕金森病发病时间无关。此外，非运动症状如视幻觉、快动眼睡眠异常及嗅觉功能障碍会促使痴呆更早发生。教育程度及病程与痴呆发生也有一定相关。血液中同型半胱氨酸升高与多种认知障碍疾病密切相关，且呈剂量依赖性。

三、帕金森病患者的运动症状和认知功能障碍

（一）运动症状

帕金森病患者的运动症状主要表现为：

1. *震颤*　表现为静止性震颤，活动时减轻，睡眠时消失，在兴奋、焦虑和疲乏时加重，多起病于上肢，随着病情的发展而加重，可累及下颌、唇、舌和头部。

2. *肌强直*　主要表现为肌张力增高，屈肌和伸肌均受累，见于躯干、肢体和颈部。由于肌肉强直，患者走路时可见小碎步，走路刚开始启动慢，一旦启动则为慌张步态，体位不稳，严重时可出现动作的冻结。查体时可发现患者肢体有铅管样感觉，如果有震颤，还可有齿轮样感觉。患者入睡后仍有强直症状，不受情绪影响。

3. *运动减少*　患者动作迟缓，协同动作减少。由于面肌活动减少，表现为“面具脸”，面部没有表情，双眼凝视，眨眼少，手指的精细动作笨拙，写字偏斜，起步困难，转弯不便，平衡失调。患者的运动减少，可呈发作性的动作僵化和动作不能，有时其行动则受精神因素的影响，在恐惧、兴奋和其他特殊环境刺激下运动减少可改善。影响患者口部和舌咽部肌群，出现语音单调，吞咽困难，咀嚼缓慢，呛咳和误吸入。

4. *姿势的异常*　由于患者的肌张力增高，常表现为特殊的姿势，其特征为颈部和躯干佝偻，下颌触胸，上臂内收，肘腕和手指屈曲，加上患者重心难以控制，行动协调能力差，形成典型的慌张步态。

5. 其他症状　容易出现动眼危象，即双眼上吊，瞳孔调节和集合运动麻痹。此外，还有自主神经功能障碍，如表现为流涎过多、脂溢性皮炎、排尿困难和便秘。

（二）认知障碍

帕金森病患者普遍存在认知功能障碍，甚至见于临床新诊断的帕金森病患者。有些轻度认知损害（MCI）不能被临床常用的简易智力状态检查量表测出。Aarsland 等以临床新诊断的不伴认知功能障碍的帕金森病患者作为对象，进行神经心理学测验，结果显示，18.9% 符合轻度认知功能损害的诊断标准。其中 2/3 为非遗忘型轻度认知功能损害，1/3 为遗忘型轻度认知功能损害。甚至有学者认为帕金森病患者中有 1/3 的患者有痴呆表现。帕金森病患者执行功能、视空间能力和记忆力等认知功能减退。在数字符号转换测验、数字广度测验、威斯康辛卡片分类测验、伦敦塔测验、韦氏成人智力量表相似性测验、听觉词语学习测验、韦氏记忆量表等评分减少。帕金森病评价量表 – 认知分量表用于全面评价帕金森病患者认知功能，可反映额叶 – 纹状体环路和大脑后部皮质功能状态。帕金森病轻度认知功能损害进展为帕金森病痴呆的过程可能是在逐渐加重的额叶 – 纹状体环路功能障碍的基础上再出现大脑后部皮质功能障碍的过程。

帕金森病患者的认知功能损害存在一定的异质性，有学者提出双重综合征假说，将帕金森认知功能障碍分为两大类：一类以计划、工作记忆和执行功能障碍为主，另一类以注意力、语义性词语流畅性和视空间能力障碍为主。前者与额叶 – 纹状体环路功能障碍有关，且多巴胺水平下降；后者与颞叶和大脑后部皮质功能障碍有关，且胆碱能水平下降。研究显示，早期（帕金森病发病后 5 ～ 10 年）发生帕金森病痴呆和晚期（帕金森病发病 10 年后）发生帕金森病痴呆的认知损害模式相似，但痴呆出现前，前者较后者言语功能障碍更严重。研究表明，帕金森病痴呆较阿尔茨海默病痴呆患者更易出现执行功能和视空间能力障碍，而两者记忆力无明显差异。此外，帕金森病痴呆患者精神症状更常见且严重。

帕金森病痴呆的特点主要有以下几点：

1. 智力障碍　抽象思维能力下降，思维迟缓，洞察力和判断力差，理解和概括能力障碍，对事物异同的比较能力下降，学习和综合能力下降，始动性差。言语障碍主要表现为自发性言语减少，语速缓慢，信息量减少，声音低微。言语中发生停顿和犹豫的次数增加，构音障碍，随着病情的发展，最终言语含糊不清，不能理解。没有阿尔茨海默病患者皮质损害的表现，如命名、理解、复述阅读和书写能力损害。

2. 记忆障碍　患者记忆力减退较常见，短时记忆受损，随着病情的发展，长时记忆也有损害，瞬时记忆和铭记过程受损，由于注意力不集中，记忆力的减退导致计算力减退。

3. 视空间功能障碍　由于患者的视觉记忆下降，视觉运动的速度受损变慢，视觉分析综合能力和视觉运动协调能力与抽象空间结合技能减退。

四、帕金森病的预测因素

帕金森病患者不仅认知功能障碍存在异质性，而且认知功能下降速度也存在较大差异。准确预测帕金森病患者认知功能下降速度和帕金森病痴呆发生风险，有助于临床诊断和评价预后。帕金森病痴呆的预测因素主要包括临床特征、脑脊液标志物和基因检测。

（一）临床特征

帕金森病痴呆与年龄高度相关，年龄越大，越易发生痴呆。研究显示，75 岁后诊断为帕金森病的患者更易进展为帕金森病痴呆，其风险较 75 岁前诊断为帕金森病的患者约增加 4.8 倍。受教育程度是帕金森病患者认知功能下降的保护因素，受教育程度越低，帕金森病进展为帕金森病痴呆的风险越高。与震颤为主型帕金森病相比，非震颤为主型帕金森病患者认知功能下降速度快，进展为帕金森病痴呆的风险更高。帕金森病患者快速眼动睡眠期行为障碍主要表现为快速眼动睡眠期骨骼肌失迟缓状态的缺失、患者可以将生动的梦境表现出来。一项前瞻性临床研究结果显示，伴症状性快速眼动睡眠期行为障碍的帕金森病患者进展为帕金森病痴呆的风险增加：发病后 2 年进展为痴呆的风险为 15%，发病后 4 年为 45%，而不伴快速眼动睡眠期行为障碍的帕金森病患者无一例进展为帕金森病痴呆。另一项前瞻性临床研究显示，伴症状性快速眼动睡眠行为障碍帕金森病患者进展至帕金森病痴呆的风险较高，其风险比为 14：100。多项研究显示，帕金森病轻度认知损害患者发病后 2 ～ 5 年进展为帕金森病痴呆的风险为 19% ～ 62%，不伴轻度认知损害的帕金森病患者为 0 ～ 20%。一项为期 16 年的前瞻性随访研究显示，约 91% 的帕金森病轻度认识损害患者最终进展为帕金森病痴呆。

（二）生物学标志研究

帕金森病痴呆的生物学标志研究主要涉及脑脊液、影像学、基因学等领域。良好的生物学标志对鉴别诊断应具有高度特异性和准确性。但目前对于帕金森病痴呆生物学标志的研究结果却处于百家争鸣的状态。

1. 脑脊液生物学标志　脑组织广泛分布 α – 突触核蛋白（α –Syn）相关病理改变是帕金森病痴呆的神经病理学基础。此外，约 50% 的帕金森病痴呆患者脑组织中含有大量 β – 淀粉样蛋白（Aβ）沉积和 tau 蛋白相关神经原纤维缠结（NFTs）。①研究显示，帕金森病和路易体患者脑脊液 α –Syn 水平降低。一项前瞻性临床研究显示，帕金森病进程中 α –Syn 水平呈现动态演变过程，其中总 α –Syn 和 α –Syn 寡聚体水平逐渐升高，磷酸化 α –Syn 水平逐渐降低，提示脑脊液 α –Syn 表达变化可以反映帕金森病进程。另一项临床研究显示，低水平 α –Syn 预示帕金森病患者认知功能保留。然而，脑脊液 α –Syn 水平变化对帕金森病痴呆的预测作用尚待进一步的前瞻性研究。② Aβ 和 tau 蛋白：一项为期 1 年的随访研究显示，帕金森病患者脑脊液 Aβ 水平下降预示更迅速的认知功能降低，脑脊液总 tau 蛋白或磷酸化 tau 蛋白水平与认知损害速度无显著关联性。在另一项为期 18 个月的前瞻性临床研究中，将脑脊液 Aβ 表达变化、神经心理学测验和大脑皮质厚度 3 项指标结合，可以准确预测认知功能降低和痴呆风险。

2. 基因检测　载脂蛋白 E（ApoE）是阿尔茨海默病的易感基因。而帕金森病痴呆患者脑组织存在阿尔茨海默病样病理改变包括神经原纤维缠结和神经炎性斑（亦称老年斑，SPs）。一项前瞻性临床研究显示，携带 ApoE4 等位基因的帕金森病患者随访 5 年后痴呆发病率并未增加。ApoE 等位基因对帕金森病痴呆的预测作用尚待更大规模的前瞻性临床研究。

五、帕金森病和帕金森病痴呆的诊断

（一）帕金森病的诊断

英国帕金森病协会脑库（UKPDBB）诊断标准及中国帕金森病诊断标准均依据中老年发病，缓慢进展性病程，必备运动迟缓及至少具备静止性震颤、肌强直或姿势步态障碍中的一项，结合对左旋多巴治疗敏感即可作出临床诊断。联合嗅觉、经颅多普勒超声及功能影像检查有助于早期发现临床前期帕金森病。帕金森病的临床与病理诊断符合率约为 80%。

包括标准：运动迟缓（随意运动启动缓慢、伴随重复动作的速度和幅度进行性减少）并至少具备以下中的一项，即肌强直；4 ～ 6Hz 静止性震颤；不是由于视力、前庭或本体感觉障碍导致的姿势不稳。

排除标准：

- 反复卒中病史、伴随阶梯形进展的 PD 症状
- 反复脑创伤病史
- 明确的脑炎病史
- 动眼危象
- 在服用抗精神病药物过程中出现症状
- 一个以上的亲属发病
- 病情持续好转
- 起病 3 年后仍仅表现单纯症状
- 核上性凝视麻痹
- 小脑病变体征
- 疾病早期严重的自主神经功能紊乱
- 早期严重的记忆、语言和行为习惯紊乱的痴呆
- Babinski 征阳性

- CT 显示脑肿瘤或交通性脑积水
- 大剂量左旋多巴治疗无效（排除吸收不良导致的无效）
- MPTP 接触史（合成麻醉药，1- 甲基 -4- 苯基 -1，2，3，6- 四氢吡啶）

支持标准：确诊 PD 需具备以下 3 个或 3 个以上的条件。

- 单侧起病
- 静止性震颤
- 疾病逐渐进展
- 持久性的症状不对称，以患侧受累更重
- 左旋多巴治疗有明显疗效（70% ～ 100%）
- 严重的左旋多巴诱导的舞蹈症
- 左旋多巴疗效持续 5 年或更长时间
- 临床病程 10 年或更长时间

（二）帕金森病痴呆的诊断

ICD-10 诊断标准：在已患有充分发展的通常为严重的帕金森病的患者所出现的痴呆。

2007 年国际运动障碍协会（MDS）综述了 PDD 的临床特征并定义了 PDD 临床诊断标准，标准侧重注意力、执行力及视空间功能障碍等认知领域，而记忆力和语言障碍的重要性相对减弱。标准用于 PDD 诊断时较《美国精神疾病诊断手册（第四版）》（DSM- Ⅳ）显示出更好的敏感性。年龄大、精神症状缺失、严重的运动障碍会妨碍 DSM- Ⅳ用于 PDD 的诊断。2011 年中华医学会神经病学分会帕金森病与运动障碍学组参考 MDS 版本制定了中国版 PDD 的诊断和治疗指南。

六、帕金森病与路易体痴呆的鉴别诊断

痴呆为中老年人常见的症状，但有多种疾病可引起痴呆症状，除了 PDD，还有 AD、路易体痴呆（DLB）、皮质基底节变性（CBD）、进行性核上性麻痹（PSP）、额颞叶痴呆（FTD）等，因此需与上述疾病进行鉴别。其中 DLB 在病理生理学改变及临床特征方面有很大的相似之处，晚期 PDD 表现为类似于 AD 的全面认知功能减退。

路易体痴呆是一组在临床和病理表现上侧重于 PD 与 AD 的神经变性痴呆，约占 30%，发病率明显高于 PDD。PDD 与路易体痴呆均以路易小体为病理基础，临床表现也相似。两者的共性明显多于差异，临床上较难鉴别。临床上仍然采用“1 年原则”作为 PDD 与路易体痴呆的鉴别：痴呆先于帕金森综合征出现，或痴呆在帕金森综合征出现后 1 年内发生，则支持诊断为路易体痴呆；痴呆在运动障碍出现后 1 年以上才发生，支持诊断为 PDD；若两者时间界限难以区分，可将路易体病作为诊断。视幻觉丰富是路易体痴呆的核心特征。而治疗 PD 的药物常可引起视幻觉，因而需要与路易体痴呆本身产生的视幻觉进行辨别。

七、帕金森病与帕金森综合征的鉴别诊断

帕金森综合征：继发性疾病累及纹状体，造成纹状体损伤和功能障碍，出现与帕金森病相似的症状。该综合征见于多种疾病，如感染性脑炎后帕金森综合征，药物诱发和中毒性帕金森综合征，其他中枢神经系统变性累及纹状体，如进行性核上性麻痹、皮质基底节变性病、多系统萎缩和多发性腔隙性梗死等。

1. 脑炎后帕金森综合征　本综合征发生于任何年龄，先有脑炎病史，后有运动障碍－强直综合征。运动笨拙、肌强直，但静止性震颤少见。主要病变以脑干、中脑黑质损害为主，神经细胞坏死、胶质细胞增生和胶质结节。临床表现为帕金森综合征伴阵发性动眼危象。对症治疗可用金刚烷胺或盐酸苯海索等。多巴胺制剂疗效欠佳。

2. 关岛帕金森－痴呆综合征　本病发现于20世纪40年代，是存在于太平洋关岛地区的一种疾病，多在中年人中缓慢发病。临床表现为：先出现帕金森综合征，之后出现肌萎缩侧索硬化。病理所见普遍性脑萎缩，黑质和蓝斑色泽变浅，神经原纤维缠结见于黑质、海马、杏仁核和新皮质神经元。流行病学研究提示其为外源性环境因素致病，近来认为与地区水土化学元素有关，有待进一步研究。

3. 药物诱发帕金森综合征　主要见于抗精神病药物，尤其是典型抗精神病药物，如氯丙嗪、奋乃静、氟哌啶醇等。降压药利血平和钙离子拮抗剂氟桂利嗪等长期服用也可诱发本综合征。临床表现多与运动较少、行动缓慢、肌强直为主要症状。病因明确，停止服药后多能自行缓解，恢复正常。

4. 血管帕金森综合征　多见于中老年人患有高血压动脉硬化和糖尿病等脑血管病危险因素者。主要病理特点为基底节纹状体区、内囊、丘脑和脑桥等腔隙性梗死或小梗死病灶。多数患者有短暂性脑缺血发作或小卒中发作病史，锥体束和锥体外束症状并发或先后发生，肢体乏力，运动减少，肌强直，多以下肢为重。呈小步态，伴有下肢无力，双侧或单侧锥体束征，病理反射阳性。有的患者会出现假性延髓性麻痹、吞咽困难，最终出现人格改变、强制性哭笑、认知障碍、痴呆等。病程呈阶梯式进展。脑CT、MRI可见基底节、纹状体、内囊等多发性腔隙性梗死或小梗死。治疗以加强护理和对症治疗为主。活血化瘀、神经细胞活化剂及左旋多巴制剂无肯定疗效。

5. 进行性核上性麻痹　这是中老年中枢神经系统变性病变。发病年龄在55～70岁（平均64岁）。病变部位主要在黑质和蓝斑、中脑神经核、齿状核和苍白球等。起病缓慢，早期出现锥体外束症状，如运动减少、行动缓慢、肌僵直明显，姿势平衡障碍为临床表现之一，即颈背肌、躯干肌强直、呈直立后伸位，易向后倾倒。另一临床特征是核上性眼肌麻痹，使眼球向上、向下注视不能。病情缓慢进展，相继出现认知功能障碍和视空间技能损害，晚期发展为痴呆。病程3～12年，多死于肺部感染。早期用左旋多巴制剂有一定疗效，久用则疗效不显，且易发生直立性低血压。

6. *多系统萎缩*　是发生在 40 ～ 60 岁中老年人的一组中枢神经系统变性疾病。起病隐袭、缓慢，临床特点有：①锥体外束征。运动减少，肌肉强直综合征。②直立性低血压伴有脊髓、自主神经功能障碍、阳痿、膀胱障碍等。③橄榄 – 脑桥 – 小脑萎缩。临床表现为锥体外束征、锥体束征和小脑共济失调。④帕金森综合征症状并发脊髓前角病变、手部肌肉萎缩、肌萎缩侧索硬化症状等。临床上具有上述两组即可诊断多系统萎缩。实验室检查有助于临床诊断：①立卧位血压差 40mmHg 即可诊断直立性低血压。②存在纹状体黑质变性，脑 MRI 可见侧裂增宽、壳核萎缩和侧脑室扩大等脑萎缩表现。③脑 MRI 矢状位可清楚地显示桥池增宽、脑桥和橄榄体及小脑萎缩。④帕金森综合征并发肌萎缩侧索硬化，可得到肌电图证实。

八、帕金森病痴呆的精神症状

帕金森病痴呆患者常有较多的精神症状，大多数需要精神科的处理，最常见的症状是抑郁。40% ～ 60% 的患者可出现抑郁症状，甚至有学者认为帕金森病患者 90% 有抑郁情绪，2/3 的患者可诊断为情感性精神障碍。由于帕金森病患者言语迟缓，反应慢，且言语表达能力受损，所以抑郁症状往往会被忽视。一些患者常有消极悲观的念头和自杀的想法与行为。还有的患者表现为心情不佳，并不是抑郁的主诉，而是情绪容易激惹。由于帕金森病与抑郁症有很多共同的症状，因此很容易忽略抑郁障碍的诊断，如帕金森病和抑郁症都有以下症状：①运动障碍：表现为运动的迟缓，精神运动性抑制；面具脸，情感反应少；驼背的姿势。②认知功能障碍：主要表现为记忆力减退，注意力损害，犹豫不决。③营养问题：能量不足，疲劳，食欲缺乏。④睡眠障碍和身体的不适：表现为睡眠紊乱及身体各部位的不适。根据世界卫生组织的研究表明，由于两种疾病有很多的重叠症状，所以帕金森病早期容易误诊为抑郁症，而帕金森合并的抑郁，只有 1% 的抑郁患者被医生识别。

有些患者由于疾病的因素和抗帕金森药物的使用，可出现精神病性症状，如幻觉和妄想，有的患者甚至出现错觉和谵妄。帕金森病患者出现精神症状的发生率为 20% ～ 30%，这是由于皮质下多巴胺传递的改变和弥散性路易小体病变所致，因此，精神症状被认为是帕金森病的自然进程。

此外，帕金森病在治疗过程中也容易出现精神症状，主要由以下药物导致。

1. *抗胆碱药物*　帕金森病患者在服用抗胆碱药物后可出现急性的脑器质性反应，表现为兴奋、躁动、精神错乱，有的患者还可以出现幻觉、妄想和自杀的企图。尤其是 60 岁以上、伴有脑动脉硬化的患者更易发生。毒扁豆碱可改善患者使用盐酸苯海索和阿托品所导致的急性脑器质性精神症状。

2. *左旋多巴*　服用左旋多巴可引起两方面的精神症状：其一是意识及精神改变，主要是急性脑器质性脑病综合征表现，重度情感性精神障碍，包括精神错乱、谵妄、躁动不安、激动、妄想和轻躁狂状态、性欲亢进、冲动、嗜睡、焦虑、失眠、多梦，有的患者则在用药的早期就出现紧张及烦躁不安。其二是有意义的精神反应，主要表现为健康感的增强，抑郁、淡漠改善，恢复了对家庭和环境的兴趣，思维变得敏锐而清晰，听知觉和学习语言的能力有明显提高。

3. 金刚烷胺　应用大剂量的金刚烷胺可引起患者急性脑器质性脑病综合征表现，有时还可引起癫痫样发作。

九、治疗进展

（一）帕金森病的治疗

本病早期应用药物治疗有效，可改善患者的症状，但不能阻止疾病的进展。随着疾病的进展，许多患者会出现与左旋多巴相关的运动并发症，进而出现跌倒、自主神经功能失调甚至认知功能障碍等症状，因而导致治疗上的困难。常用药物如下：

1. 抗胆碱能类药物　轻型患者，早期可用苯海索 2 ～ 4mg，3 次 / 日；或用金刚烷胺 100mg，3 次 / 日。东莨菪碱 0.2 ～ 0.4mg，3 次 / 日。

2. 多巴胺替代治疗　可改善患者的生活质量和延缓病情，但长期服用会出现多种运动异常，表现为“开 – 关现象”和“晨僵”等。治疗应从小剂量开始，逐渐达到最适宜的有效剂量。

（1）左旋多巴：多巴丝肼（美多芭）0.125 ～ 0.25g，2 ～ 3 次 / 日。

（2）多巴胺受体激动剂：本药有导致幻觉的倾向，需密切观察。

①溴隐亭：多与左旋多巴合用，开始剂量 0.625mg，逐渐增加剂量，维持剂量为 10 ～ 30mg/d。培高利特开始剂量 0.05mg，逐渐增加剂量为 0.25mg，2 ～ 3 次 / 日，维持剂量为 0.75 ～ 5mg/d。

②普拉克索：可单用或与左旋多巴合用。其不良反应与其他多巴胺受体激动剂相似，包括恶心、头晕、嗜睡和失眠；有幻觉、运动障碍、口干、便秘等。治疗初期常见直立性低血压。开始剂量 0.125mg，3 次 / 日，第 2 周 0.25mg，3 次 / 日，最高可达每天 4.5mg。

③罗匹尼罗：为多巴胺受体激动剂，有增强多巴胺的作用。1997 年首次被批准用于治疗帕金森病，后被批准用于治疗中度到重度的下肢不宁综合征。开始 3 次 / 日，0.25mg，每周增加 0.75mg 至每日 3mg。

（二）帕金森病痴呆的治疗

帕金森病患者出现认知行为改变后，临床医师应首先根据临床病史、体格检查、实验室检查、神经心理学测验和必要的神经影像学检查综合判断是帕金森病自然病程进展还是其他因素所致，如药物不良反应、水电解质紊乱、感染和抑郁症状等。存在认识损害潜在风险的药物如抗胆碱能药物、多巴胺能受体激动剂、苯二氮䓬类药物等。目前，帕金森病痴呆主要的治疗药物有胆碱酯酶抑制剂（卡巴拉汀和多奈哌齐）和美金刚。帕金森病患者大脑皮质胆碱能水平下降，甚至比阿尔茨海默病患者更显著，这可能是胆碱酯酶抑制剂治疗有效的生物化学基础。目前帕金森病痴呆的治疗药物十分有限，虽然胆碱酯酶抑制剂和美金刚在临床试验中证实有效，但其疗效远不能达到患者、家属和临床医师的预期。

1. 帕金森病合并抑郁障碍的治疗　在抗抑郁药物使用过程中要注意药物与机体胆碱能神经元和多巴胺神经元中错综复杂的关系，因此在药物的选择上尽量选择受体作用少的药物，如可以使用草酸艾司西肽普兰或氢溴酸西肽普兰，因这些药物是纯的5-羟色胺（5-HT）再摄取抑制剂，很少有药物的相互作用，用于帕金森病痴呆的患者安全性强。如果患者伴有睡眠障碍，可以使用米氮平或米安色林，这些药物应当从小剂量开始。有研究表明，应用多巴胺受体激动剂可使伴有抑郁症状的患者获益。患者使用多巴胺受体2（D2）和多巴胺受体3（D3）激动剂“普拉克索”作为辅助用药，具有显著的抗抑郁作用。司来吉兰是选择性的B型单胺氧化酶抑制剂（MAOI），最先作为抗抑郁药来开发的，现用于延缓帕金森病的运动障碍。

2. 帕金森伴发精神障碍的治疗　首先要在患者出现精神病性症状后进行阶梯式的优化管理：①对帕金森病精神症状产生的病因进行分析，确认是否是由一般药物所致，如抗组胺药物、抗胆碱药物、苯二氮䓬类药物、抗癫痫药物、麻醉剂和糖皮质激素所引起。一般来说，药物引起的精神症状往往是在用药初期和用药最大剂量时出现，减少剂量或停用后减轻或消失，因此要考虑在这些药物使用时与精神症状的出现具有时间上的因果关系。②当排除了一般药物所导致的精神症状后，就可考虑是否为抗帕金森药物所导致，如是则需要减少抗帕金森病药物，此时要按照顺序进行减量和停用。第一步：减少或停止使用抗胆碱能药物、金刚烷胺、单胺氧化酶抑制剂；第二步：减少或停止使用多巴胺受体激动剂；第三步：减少左旋多巴。在上述减停药物过程中，在任何一步如果精神症状减轻明显，或消失，就可以停止下面的步骤。③精神病药物的使用：在抗精神病药物的使用过程中，因帕金森患者对精神药物较为敏感，可在小剂量时就出现锥体外系反应，因此在选择药物时要选择多巴胺作用小的药物，并且在治疗时要从小剂量开始进行滴定。首选药物氯氮平，其是一种几乎不引起锥体外系反应（EPS）的非典型抗精神病药物。但由于帕金森患者对药物敏感也有引起锥体外系反应的可能，并导致运动症状的恶化，尽管如此该药物在所有的抗精神病药物中导致锥体外系反应的副作用最轻，因此要首选。在使用过程中，氯氮平的剂量应从少量开始，通常在50mg/d以下。有报道奥氮平和喹硫平对治疗帕金森病患者的精神症状也有效，但有引起患者运动症状加重的报道。利培酮和低效价的典型抗精神病药物，由于其容易引起患者的EPS，因此是最后之选。

（984医院　张尚荣　王　峰）

参考文献

[1] Emre M, Aarsland D, Brown R, et al. Clinical diagnostic criteria for dementia associated with Parkinson' s disease [J]. Mov Disord, 2007, 22 (12): 1689–1707.

[2] Lippa CF, Duda JE, Grossman M, et al. DLB and PDD boundary issues: diagnosis, treatment, molecular pathology and biomarkers [J]. *Neurology*, 2007, 68 (11): 812–819.

[3] 王新德.老年神经病学[M].北京:人民卫生出版社, 1990: 143–159.

[4] Aarsland D, Zaccai J, Brayne C. A systematic review of prevalence studies of dementia in Parkinson' s disease [J]. *Mov Disord*, 2005, 20: 1255–1263.

[5] Wolters E, Scheltens P, Berendse H. Mental dysfunction in Parkinson' s disease [M]. Utrecht, Netherlands: Academic Pharmaceutical Productions, 1999.

[6] Huber SJ, Shattleworth EC, Paulson GW. Dementia in Pakinson's disease [J]. *Arch Neurol*, 1996, 43 (10) 987–990.

[7] Wolters EC. Intrinsic and extrinsic psychosis in Parkinson' s disease [J]. *J Neurol,* 2001, 248 (Suppl3): Ⅲ 22- Ⅲ 27.

[8] Lemke MR, Fuchs G, Gemende I, et al. Depression and Pakinson' s disease [J]. *J Neurol*, 2004, 251 (Suppl6): Vi24–27.

[9] Kuzuhara S. Durg–induced psychotic symptoms in Parkinson' s disease: Problems, management and dilemma [J]. *J Neurol*, 2001, 248 (Suppl3): Ⅲ 28- Ⅲ 31.

[10] The French Clozapine Parkinson Study Group. Clozapine in drug–induced psychosis in Parkinson' s disease [J]. *Lancet*, 1999, 353: 2041–2042.

[11] Fernandez HH, Trieschmann ME, Burke MA, et al. Long–term outcome of quetiapine use for psychosis among Parkinsonian patients [J]. *Mov Disord*, 2003, 18: 510–514.

[12] Aarsland D, Larsen JP, Lim NG, et al. Olanzapine in the treatment of dopaminomimetic psychosis in patients with Parkinson' s disease with and wihtout dementia [J]. *J Neuropsychiatry Clin Neurosci,* 1999, 11: 392–394.

病例 4 是帕金森病，还是路易体痴呆

王某某，男，70 岁，主因“四肢僵硬、记忆力下降 2 年，伴疑人害己、凭空事物半年余”于 2015 年 5 月 6 日第 1 次入院。

【现病史】于 2013 年患者家属发现其走路慢，肢体发僵，也不主动与人说话，反应慢，总是发呆，出门总是忘带钥匙，干过的事很快就忘记了，说话有时前言不搭后语。后家属陪同其到北京某医院就诊，考虑“帕金森病”，给予多巴丝肼片 125mg 口服，2 次 / 日，并给予益智药物治疗，具体不详，肢体僵硬有所好转，但记忆力仍较差，生活自理能力差。2014 年年底患者总是发脾气，怀疑妻子有外遇，和隔壁邻居有染，并要害自己，声称要杀了邻居和妻子。不认识回家的路，偶有尿裤子，有时说儿子是弟弟，夜间不睡觉，说地上有好多毛毛虫在爬，墙上有壁虎，有时白天也说看见有小矮人在跳舞等。家属无法看护，遂陪同其到我院住院治疗。

【体格检查】走路缓慢，身体前屈，四肢肌张力呈齿轮样增高，未查及明显病理征。

【精神检查】意识清，接触被动，注意力不集中，检查欠配合，生活自理差。查及幻视，说床底下有毛毛虫在爬，五颜六色的，否认有幻听。语量少，语速慢，查及被害妄想，认为周围的人都要害自己，有人跟踪自己。表情显呆板，情绪偏低，紧张、害怕，坐立不安，小动作较多。否认有自杀观念，易发脾气，有时有冲动、攻击行为。记忆力下降明显，尤以近期记忆力为主，计算力差，“100–7=？”的递减性问题不能正确回答。定向力差，不知现在为何年何月何日，不知现在所在何地，有时把儿子当弟弟。对自身疾病无认识能力，无自知力。

【辅助检查】脑部磁共振显示：多发腔隙性脑梗死，脑萎缩，脱髓鞘病变，多发性硬化。

【入院诊断】①脑器质性精神病；②痴呆；③帕金森叠加综合征。

【入院治疗】

1. 抗精神病药物　氮平片 2.5mg 口服，1 次 / 晚，3 天后加至 5mg 口服，1 次 / 晚，加量后患者肌张力明显升高，吞咽困难，调整为氯氮平片 12.5mg 口服，1 次 / 晚治疗，并逐渐调整剂量。

2. 抗帕金森治疗　多巴丝肼片 125mg 口服，3 次 / 日。在治疗过程中，患者对药物越来越敏感，一旦减少抗精神病药物则精神症状明显增多，而增加抗精神病药物则引起肌张力增高，吞咽困难，活动较少，反复的肺部感染。随着病情的发展，最后将氯氮平片调整为 1/8 片。

病例解析

一、痴呆的病因与抑郁症状的关系

目前引起患者痴呆的最主要的病理变化是大脑皮质的萎缩（阿尔茨海默病），皮质下变性性疾病（帕金森病、多发性硬化、路易体痴呆），血管性疾病（脑出血、脑梗死）。而该患者几乎具有所有导致痴呆的病理基础，既有皮质性痴呆，又有皮质下痴呆及血管性痴呆。因此可以诊断为混合性痴呆。痴呆患者与抑郁共病，这是因为痴呆与抑郁有着共同的发病基础和复杂的关系：①痴呆与抑郁症具有相同的病变部位。②痴呆患者除了有乙酰胆碱功能的异常，而且还有5-羟色胺、多巴胺、去甲肾上腺素的异常，而这些异常与抑郁症一样。③ 75%的患者合并抑郁症状，剩下的25%由于其不配合无法诊断。④老年性抑郁和海马的萎缩明显相关。而海马萎缩则是痴呆患者记忆力损害的主要部位。⑤白质疏松是抑郁的独立危险因素，而白质疏松是皮质下痴呆发病的基础。⑥有证据表明抗抑郁治疗可以延迟痴呆患者的认知功能减退。

二、关于帕金森病痴呆和路易体痴呆

帕金森病（Parkinson’s disease，PD）是中老年人第三常见的神经系统的退行性病变。患者痴呆的发生率为30%～40%，该病是由英国医生James Parkinson于1817年首次报道的，他详细地描述了该病患者具有静止性的震颤及姿势异常的特征性的表现，并根据其症状的特征将其命名为“震颤麻痹”（shaking palsy）。1892年Charcot建议将该病以James Parkinson名字命名为帕金森病，该病名一直沿用至今。以往的流行病学研究，各地和各种族间其发病率有较大的差异，2001年中国台湾地区的关于帕金森病的流行病学调查显示，60岁以上人群中帕金森病的患病率为1%。我国于2005年进行的帕金森病的流行病学调查显示，65岁以上人群帕金森病患病率为1.7%，55岁以上人群帕金森病的患病率超过了1%。现在每年新发病例超过了10万，随着我国老龄化的加剧，加之帕金森病年轻化，今后将有更多的人受到该病的困扰。

路易体痴呆（dementia with Lewy bodies，DLB）主要以痴呆和帕金森综合征为主要表现，是仅次于阿尔茨海默病（Alzheimer disease，AD）的第二常见的神经变性性痴呆。

帕金森病痴呆和路易体痴呆在临床上很难鉴别，两者的临床症状有较多的重叠。帕金森病痴呆和路易体痴呆有共同的病理基础，也就是都存在着路易体（Lewy bodies，LB），因此有学者提出路易体病应当涵盖帕金森病痴呆和路易体痴呆，这是一个疾病的两极端状态。但是还有一部分学者不赞成这两种病是一种病的说法。帕金森病和路易体病均有痴呆、帕金森综合征、精神症状、自主神经功能的异常、快速眼动睡眠期的异常、对精神药物敏感的特点。但是它们在以下几方面还是有不同的。

1. 在临床症状上的不同　帕金森病痴呆最早出现的是锥体外系的症状，而痴呆的症状比较轻。而路易体痴呆最早出现的症状是痴呆，而且与帕金森病痴呆相比路易体痴呆锥体外系的症状要轻得多，不对称性不明显，静止性震颤少见，对左旋多巴的反应较差。路易体痴呆的患者痴呆的症状比较重，在较早就出现了痴呆的症状，有严重的概念和注意障碍，精神症状明显，尤其是有明显的和频繁出现的视幻觉，而且精神症状有明显的波动性，对精神病药物更加的明显。

2. 在病因和发病机制上的不同　帕金森病痴呆和路易体痴呆患者的运动症状都是由于纹状体多巴胺减少所引起的，患者的认知功能的损害主要是多巴胺和乙酰胆碱缺乏所引起。但是在病理机制上还是有所不同的，帕金森病痴呆纹状体的多巴胺减少得更多，而且在纹状体上存在着 D2 受体的上调。两者的胆碱能丢失的情况也有明显的区别，纹状体胆碱能丢失仅见于路易体痴呆，丘脑的胆碱能丢失见于伴有帕金森综合征的路易体痴呆和帕金森病痴呆。胆碱能的丢失与路易体痴呆的视幻觉有关，与帕金森病痴呆的视幻觉无关。路易体痴呆毒蕈碱受体 M1 的减少较路易体痴呆更为显著。

3. 在影像学上的不同　在传统的 CT 和 MRI 影像学上帕金森病痴呆和路易体痴呆均可以表现为轻度的脑萎缩，但是没有特异性。Lee 等应用 MRI voxel-based 形态测量的方法对帕金森病痴呆和路易体痴呆患者的灰白质密度进行的研究，发现与帕金森病患者和路易体痴呆的患者均有多个脑叶的萎缩，和帕金森病痴呆相比路易体痴呆患者的枕叶、顶叶、纹状体灰质密度下降明显。路易体痴呆患者的脑灰质和白质萎缩的程度相似，而帕金森病痴呆白质萎缩的程度较灰质轻。冯涛等应用正电子发射计算机断层扫描（PET）发现帕金森病痴呆和路易体痴呆患者的两侧基底节区均存在壳核和尾状核为主的葡萄糖代谢的减低，帕金森病痴呆患者的纹状体葡萄糖代谢降低是不对称的，路易体痴呆患者纹状体葡萄糖代谢降低则是基本对称的。还有的学者发现路易体痴呆的患者进行正电子发射计算机断层扫描，枕叶对称性的葡萄糖代谢减低。

尽管帕金森病痴呆和路易体痴呆在上述方面有所不同，但是在临床工作中还是很难区分的，在临床症状上主要还是在痴呆和运动症状的严重程度以及与发病时间上的关联，因此在诊断上常采取“一年原则”，即在锥体外系症状出现后一年内出现痴呆的患者可以诊断为路易体痴呆，而在一年后出现痴呆的患者诊断为帕金森病痴呆。

4. 对于药物治疗的敏感性不同　路易体痴呆患者对于抗帕金森药物左旋多巴和多巴胺受体的激动剂治疗反应较差，对于抗精神病药物的耐受性差，常在抗精神病药物治疗的早期或小剂量时就出现锥体外系反应，因此预后不佳。而帕金森病痴呆对于抗帕金森药物左旋多巴和多巴胺受体的激动剂治疗反应较好，对于抗精神病药物的耐受性相对较好。

三、关于路易体痴呆

路易体痴呆常在早期就出现精神症状，最多见的是抑郁症状和精神病性症状，有的患者甚至在发病前期就出现多种神经功能的异常，这些患者常有丰富的幻觉，睡眠障碍的发生率高，而其运动障碍是以轴性的肌张力增高为主，很大部分患者的帕金森症状和认知功能障碍进展迅速。

1. 进行性加重的认知功能损害是路易体痴呆的一个必有症状　痴呆症状多在帕金森综合征出现 1 年内就出现，而且恶化的速度极快，患者很快就出现记忆力障碍和语言障碍。路易体痴呆的患者与其他类型痴呆，如 AD、帕金森病痴呆的认知功能损害的不同点是其空间结构功能的损害更重。

2. 视幻觉是患者的核心症状　大多数路易体痴呆的患者有幻觉，其中以视幻觉为主，也有部分患者为幻听。幻觉对路易体痴呆患者的生活有很大的影响，并且在病程中是持续存在的。但是未发现患者幻觉的严重程度与痴呆的严重程度相关。而帕金森病痴呆和阿尔茨海默病患者的幻觉一般发生在疾病的中后期。路易体痴呆患者的幻视通常是有形的、具体的、三维立体的物体、人物和动物，也就是说有鲜明的视幻觉。

3. 帕金森综合征症状的特点　路易体痴呆患者的帕金森综合征一般是以对称性的轴性的肌张力增高，表现为运动迟缓和肌肉的强直，而震颤和姿势不稳较为少见，对左旋多巴的疗效不佳，患者在很短的时间内帕金森综合征症状快速进展，影响患者的语言和运动。而帕金森病痴呆患者的运动症状以震颤、不对称性的肌张力增高、姿势不稳为多见，运动障碍进展速度不快。

4. 异常的精神行为症状发生率高　路易体痴呆患者的最常见的异常的精神行为症状主要有幻觉、睡眠障碍、淡漠、妄想、焦虑抑郁，较为少见欣快和脱抑制。患者的精神症状有时甚至是首发症状，患者常到精神病院就诊，被诊断为“精神分裂症”或“抑郁症”。患者对精神病药非常敏感，常在用药的初期，以及使用小剂量的精神药物就出现锥体外系反应或恶性综合征。

5. 睡眠障碍是路易体痴呆的特征症状之一　在一项对路易体痴呆照顾者的问卷调查中发现，路易体痴呆的患者 88.6% 具有至少一种的睡眠障碍，远远高于阿尔茨海默病患者和正常人。患者主要表现为快速眼动期（REM）的睡眠障碍、下肢不宁综合征、白天的过度睡眠、失眠、夜间腿部的痛性痉挛。有研究发现，同时出现痴呆和快速眼动期的睡眠障碍的患者最终大部分转归路易体痴呆。

6. 症状具有波动性　路易体痴呆的患者症状往往具有明显的波动性。有研究发现路易体痴呆的患者在环境变化和夜间更容易出现幻觉和认知功能障碍，患者的睡眠 – 觉醒障碍也有波动，也就是说时好时坏。

四、关于诊断上的思考

该患者曾被诊断为帕金森病，但是在以后 3 年的时间里患者出现了反复形象和具体的视幻觉，而且对药物的敏感性增加。所以其是帕金森病吗？还是路易体痴呆？ 2005 年路易体痴呆（dementia with Lewy bodies，DLB）工作委员会确立了 DLB 临床诊断标准确定只要具备下列核心症状：①波动性认知功能减退在路易体痴呆早期，约 60% 的患者出现痴呆，随着病情的发展约有 80% 的患者出现痴呆。帕金森与路易体痴呆在临床症状上的相似性，因此该委员会提出两者的区别主要根据痴呆和锥体外系症状发生的时间上的顺序来判断，如果痴呆在锥体外系症状 1 年以后出现，则倾向诊断为帕金森病；如果痴呆在锥体外系症状前后出现，则应当诊断为路易体痴呆。②反复发作的视幻觉：50% ～ 70% 的患者存在生动具体的视幻觉。③自发性锥体外系症状，静止性的震颤少见，主要是运动的迟缓，肌张力增高，拖拽的步态。此外还具有以下 3 个症状：快速动眼期的睡眠行为异常，如生动恐惧的梦境，伴躯体活动痉挛的增多，如摆臂、踢腿等；对抗精神病药物的异常敏感，如果用这些药物，很容易在小剂量时出现锥体外系症状的加重，如肌肉张力的增高，舌咽肌群的麻痹，有时甚至出现意识障碍和恶性高热——恶性综合征；自主神经功能的紊乱，表现为直立性低血压，反复的跌倒和晕厥。因此，该患者是符合路易体痴呆的诊断。

五、关于治疗上的思考

有研究显示路易体痴呆比帕金森病痴呆更为常见，路易体痴呆在痴呆患者占 20%，帕金森病痴呆占 5.6%，但在临床上我们并没有这么多的诊断，说明存在着大量的误诊。其实积极地进行疾病的诊断，尤其是对帕金森病和路易体痴呆进行鉴别其主要的原因还是基于治疗上的考虑。虽然帕金森病患者对抗精神病药物也很敏感，但是路易体痴呆则更加敏感，这样就会使医生在治疗的过程中格外地小心，要尽量使用小剂量的药物。路易体痴呆在治疗上主要是要治疗运动障碍、精神症状和认知功能障碍，这样就出现了治疗的矛盾性，如在治疗一个症状的时候往往加重另一个症状，如改善幻觉的药物可以用 DA 作用小的抗精神病药物，如氯氮平、奥氮平、利培酮，尽管这些药物的 DA 作用很小，但是在这些患者中还是容易出现肌肉张力的增高，舌咽肌群的麻痹，导致患者误吸入、呛咳，反复的吸入性肺炎。而应用 DA 受体激动剂改善患者的运动功能和肌肉张力的增高，但可以使患者的幻觉和认知功能的损害加重。在这种治疗矛盾的情况下，肯定会有一种症状残留，如果需要残留的话，最好残留精神症状，如幻觉等，因为过度控制精神症状给患者带来的舌咽肌群的麻痹、反复的吸入性肺炎、窒息，甚至是恶性综合征，这往往会给患者带来生命危险。至于剂量则需要医生小心拿捏。

（984 医院　王晓慧　李清亚）

参考文献

[1] McKeith IG，Dickson DW，Lowe J，et al. Diagnosis and management of dementia with Lewy bodies：third

report of the DLB consortium [J]. *Neurology*, 2005, 65 (12): 1863-1872.

[2] Emre M, Aarsland D, Broown R, et al.Clinical diagnostie criteria for dementia associated with Parkinson's disease [J]. *Mov Disord*, 2007, 22 (12): 1689-1707.

[3] Piggott MA, Perry EK, McKeith IG, et al. Dopamine D2 receptors in demented patient with severe neuroleptic sensitivity [J]. *Lancet*, 1994, 343 (8904): 1044-1045.

[4] Sect RC, Lee CY, Lim EC, et al.Oxidative damage in Parkinson's disease: Measurement using accurate biomakers [J]. *Free Radic Biol Med*, 2010, 48: 560-566.

[5] 冯涛，芦林龙，张璇路，等，路易体痴呆与帕金森痴呆脑葡萄糖代谢的比较研究 [J]. 中国康复理论与实践，2009，15 (8): 758-760.

[6] Borroni B, Agosti C, Padovani A. Behavioral and psychological symptoms in dementia with Lewy-bodies (DLB): frequency and relationship with disease severity and motor impairment [J]. *Arch Gerontol Ceriatr*, 2008, 46 (1): 101-106.

[7] Rongve A, Boeve BF, Aarsland D.Frequency and correlates of caregiver-reported sleep disturbances in a sample of persons with early dementia [J]. *J Am Geriatr Soc*, 2010, 58: 480-486.

[8] Ferman TJ, Boeve BF, Smith GE, et al.REM sleep behavior disorder and dementia: Cognitive differences when compared with AD [J]. *Neurology*, 1999, 52: 951-957.

[9] Mc Keith IG, Perry RH, Fairbairn AF, et al. Operational criteria for senile dementia of Lewy body type (SDLT) [J]. *Psychol Med*, 1992, 22 (4): 911-922.

[10] Lippa CF, Duda JE, Grossman M, et al.DLB and PDD boundary issues: diagnosis, treatment, molecular pathology, and biomarkers [J]. *Neurology*, 2007, 68 (11): 812-819.

病例 5 以焦虑抑郁和精神病性症状为首发的克雅病 1 例

赵某，女，53 岁，已婚。主因“头痛、四肢舌头麻木后意识模糊、行为异常 16 天”于 2009 年 5 月 20 日急诊第 1 次入我院。病史提供者为患者女儿，详细可靠。

【现病史】缘于 2009 年 3 月无明显诱因下出现记忆力减退，好忘事。5 月初受凉劳累后出现头痛，双侧呈持续性疼痛，头皮发胀，咳嗽，遂在当地诊所服用“感冒消炎药”治疗。2 天后感冒症状渐消失，但患者感到头、脸、四肢及舌头麻木，不断用手抓脸，说话欠清晰，但思维尚条理，在当地医院做脑部 CT 及 MRI 检查：未发现明显异常。后病情逐渐加重，意识渐模糊，不认识家人，不与家人交流，有时言语重复，无故发笑，基本不能进食，夜间睡眠极差。5 月 16 日晚患者突然情绪激动，胡言乱语，个人生活需家人协助，到处敲别人家的门。于 5 月 19 日行脑电图检查，呈多发性慢波。家人为求进一步治疗，送来我院，急诊以“脑器质性精神病”收住我科。发病以来，大小便尚正常。

【既往史】既往有糖尿病史 10 余年，一直用胰岛素（诺和灵 50R）治疗，24U，2 次 / 日；有冠心病病史 8 年，一直用复方丹参滴丸治疗（具体用量不详）。否认传染病史，近期无预防接种史，无外伤及手术史，无药物过敏史。

【个人史】适龄上学，学习成绩优秀，中专文化，平时性格较外向。无吸烟、饮酒史。1979 年结婚，夫妻关系和睦。1985 年丧偶。

【家族史】两系三代没有相同疾病史，没有精神病史。

【体格检查】体温 36.7℃，脉搏 78 次 / 分，呼吸 18 次 / 分，血压 120/80mmHg。发育正常，营养中等，神志不清，自动体位。双上肢关节活动欠自如，双下肢无水肿。神经系统检查：双上肢肌张力增高，四肢腱反射活跃，双侧巴宾斯基征阳性。

【精神检查】意识模糊不清，接触被动，服饰整齐，注意力不能集中，问话回答不切题，检查不合作。未查及明显幻觉、错觉及感知综合障碍。问话基本不回答，有时重复叫女儿的名字。远、近、即刻记忆力和计算力无法查及。表情呆板，情绪平稳，情感反应与内心体验不协调。无悲观厌世情绪。饮食较好，夜间睡眠差，对治疗护理不合作，个人生活不能自理。有轻度精神运动抑制，无伤人毁物行为和奇异动作。对时间、地点、人物及自身处境辨别不清楚，对自身疾病无认识，无自知力。

【辅助检查】

血常规检查：血红蛋白 153g/L，红细胞 5.16×10^{12}/L，白细胞 10.5×10^{9}/L，中性粒细

胞百分比 78.3%，淋巴细胞百分比 16.3%，单核细胞百分比 5.0%，血小板 $300 \times 10^9/L$。

胸部 X 线片、脑 CT、脑 MRI、腰椎穿刺查脑脊液和血液病毒抗体检查：均正常。

心电图检查：ST 段，Ⅱ、Ⅲ、aVF、V3、V4、V5、V6 下移≥ 0.05mV；T 波，Ⅱ、Ⅲ、aVF、V3、V4、V5、V6 倒置。

脑电图检查：全部可见多数的尖慢活动，呈弥漫性出现，有 W 型波。

【初步诊断】①病毒性脑炎所致精神障碍；②糖尿病；③冠状动脉粥样硬化性心脏病。

【治疗经过】先后应用抗病毒药阿昔洛韦注射液 500mg，2 次 / 日；利巴韦林注射液 0.3g，2 次 / 日；青霉素 G 钠盐 480 万 U，2 次 / 日静脉滴注。脱水剂甘露醇注射液 125ml，1 次 / 日静脉滴注。地塞米松注射液 10mg，1 次 / 日静脉滴注小壶入。纳洛酮注射液 0.8mg，2 次 / 日；醒脑静注射液 10ml，1 次 / 日静脉滴注和抗精神病药舒必利片 0.1 ～ 0.2g/d 口服，以及无抽搐电休克治疗 2 次。病情无好转，症状越来越重，不吃饭、不说话，卧床不起，个人生活不能自理。查体：神志不清，不合作，不语，自主活动少，脑神经（－），左上肢无自主活动，四肢肌张力略高，腱反射对称引出（＋＋），双侧巴氏征（＋＋），脑膜征（－）。于 6 月 25 日再次行脑电图检查呈现“全部可见多数的尖慢活动，呈弥漫性出现，有 W 型波”，经神经内科主任会诊，考虑“克雅病？”。6 月 27 日体温升高至 39.5℃，呼吸困难，给予持续吸氧和心电监护，请呼吸内科会诊，考虑“肺部感染”，调整抗生素治疗。28 日患者情况严重，体温 39.5 ～ 40℃，呼吸浅快 20 ～ 40 次 / 分，血压低（60 ～ 80/35 ～ 45mmHg），因患者患有“糖尿病”，家属为防止出现低血糖，晚上给予鼻饲食 300ml。家属述 4 天未排大便，腹部发胀。护送患者到放射科行胸部和腹部检查，结果“右肺炎性病变、腹部前后位未见明显异常”。于 21：50 回到病房后发现患者突然呼吸停止。急查血气分析：BUN 37.5mmol/L、Cre 157 μ mol/L、GUL 38.9mmol/L、K^+ 5.5mmol/L、Na^+ 133.0mmol/L。22：00 心跳停止，脉搏摸不到，心前区听诊心音听不清，血压测不到，呼之不应，两眼上翻，瞳孔散大到约 5mm，对光反射消失。立即行心肺复苏，高流量吸氧，心电监护仪检测。建立双液体通路，给予呼吸兴奋药、升压药等对症处理，麻醉科行气管插管、吸痰，上人工简易呼吸器，吸痰过程中见一些鼻饲食物吸出。经本院多科专家会诊抢救，心脏复苏成功，应用呼吸机辅助呼吸。自 6 月 28 日起转 ICU 病房。在 ICU 病房应用多种急救药物进行抢救 4 天无效，于 2009 年 7 月 1 日 21 时临床死亡。

【最后诊断】①窒息致呼吸循环衰竭；②脑器质性精神病（克雅病）；③糖尿病；④冠心病。

病例解析

一、该患者诊断脑器质性精神病（克雅病）的依据

回顾病史材料，此患者有以下特点：①以记忆力减退、好忘事为首发症状，后症状逐渐加重，伴有肌张力增高等表现。②入院前 10 多天有普通感冒病史，考虑病毒性脑炎所致精神障碍，给予抗病毒药、脱水药、激素等治疗 1 个多月，病情不但无好转，而且越来越重，呈不语、不食、不动，亚木僵状态。③入院后脑 CT、脑磁共振、腰椎穿刺查脑脊液和血液病毒抗体检查均正常，但脑电图检查呈多发性慢波。后复查脑电图示：全部可见多数的尖慢活动，呈弥漫性出现，有 W 型波。

克雅病临床特征为智力衰退和各种神经病学症状，如锥体和（或）锥体外征。病程呈进行性，发展较快。该患者生活在内蒙牧区，感染朊病毒的概率较高。脑电图结果："全部可见多数的尖慢活动，呈弥漫性出现，有 W 型波"，这个"W 型波"只见于"克雅病"。该患者以记忆力下降、精神失常开始，以后陆续出现肌张力增高，膀胱、直肠排泄障碍；精神障碍属于大脑皮质受损，肌张力增高属于锥体外系受损，膀胱、直肠排泄障碍属于脊髓受损，这三种临床表现符合"克雅病"的临床诊断标准，但诊断"克雅病"的金标准是尸体解剖后的病理检查。克雅病是一种"变性病"，脑磁共振查不出来，患者最后死于压疮、合并感染或窒息。目前对此病无有效治疗方法，主要为对症治疗和护理。

二、关于克雅病（Creutzfeldt-Jakob 病）

克雅病最早在 1920 年由 Creutzfeldt 和 1921 年由 Jakob 首先描述，是一组以痴呆为主要表现的综合征，伴有幻觉、妄想和许多明显的神经病学症状与体征。该病罕见，一般发生在 50 ～ 70 岁，为传播性疾病，以快速进展性痴呆为特征。根据病因不同其可分为散发性、遗传性、家族性和新变异型四种类型，其中散发性最多（占 85%），遗传性占 10% ～ 15%。其主要为 *PRNP* 基因突变所致，早期临床诊断非常困难。

有学者发现克雅病与牛海绵状脑病有潜在的联系。一般该病在牧区较多，有学者推测其原因为进食了患病的牛肉。所以，有学者又将患病的牛称为"疯牛病"。疯牛病学名为牛海绵状脑病，可传染给人类，有学者认为疯牛病与一种可以传播的媒介有关，这种媒介非常稳定，对于加热、紫外线、辐射和多种化学消毒剂有极强的抵抗力，普通的烹饪温度及消毒、冷冻和干燥等措施都无法将其杀死。食用了被疯牛病污染了的牛肉、牛脊髓的人，有可能传染上致命的克雅病。有学者把其命名为新型变异性克雅病，在英国近年来已经出了 139 例患者。这些患者的发病年龄通常在 30 岁左右，精神症状往往在神经症状出现前的数月出现，表现为抑郁、容易激惹、焦虑和情感淡漠。

受到感染的人先是表现为焦虑不安，最后因精神错乱而死亡。患者可出现睡眠障碍、个性改变、共济失调、失语、视觉丧失、肌肉萎缩和肌阵挛、进行性痴呆等，且会在发病1年内死亡。

三、克雅病的病因和发病机制

克雅病是一种慢病毒的感染，具有明显的传染性。该病毒也被称为朊病毒，可进入人脑中保持静止状态达15年，一旦朊病毒受到了刺激，疾病便会发作，通常在短短的12～18个月导致死亡，有的患者甚至在3个月内死亡。目前没有发现人群中有接触传播，但通过医源性途径传播却屡有报道，如角膜移植、颅脑手术、脑立体定向手术用的深部电极等，均可成为传播途径，因为一般的消毒方法不能使本病的传播媒介失活。医源性克雅病的第一例病例报道是在1974年，为一例角膜移植手术者。自此之后，其他的传播途径被陆续发现，包括被污染的神经外科手术器械、深度电极、人脑提取的垂体激素和硬脑膜移植。所有的这些传播都跟与大脑有关的材料有关，估计大脑的传染性最高。同时，也有报道称牙科治疗可导致朊病毒感染。另有实验证明：在动物实验中，有超过10%因接受输血致病的，说明了一个相当可观的输血传播的风险。在阳性病例中观察到的相对较短的潜伏期提示血液传染性水平可能比预想得还要高。但朊病毒的传染绝不是接触传染，当有开放性创伤时才有可能感染。

脑部病变主要是累及中枢神经系统，以大脑和小脑的皮质最为突出，显微镜下典型表现为：大脑和小脑皮质和皮质下呈海绵状改变，可见大小不等的空泡；呈圆形或卵圆形，有融合成大的空泡。神经细胞脱失，尤以大脑皮质锥体细胞明显，也可见于基底节脑干和小脑；胶质细胞增生，尤其是在神经细胞脱失区，星形细胞增生明显。

四、克雅病的分期和临床表现

（一）克雅病的分期

经典型克雅病的三种临床表现差别不大，分为早、中、晚三期。典型表现为：快速进展的痴呆、肌阵挛、相关的小脑症状、锥体系征和锥体外系症状。

早期：最初的症状可能包括系统性障碍，如疲劳、食欲缺乏、思维迟钝、注意力下降、心境变化、情绪不稳、幻觉和睡眠障碍，还可能出现小脑症状/步态障碍、视觉症状/动眼神经症状、感觉障碍、头晕/眩晕和头痛等。

中期：又称为痴呆–肌阵挛期。这一阶段的记忆障碍尤为突出，出现人格改变，直至痴呆。有的还伴随失语、失认、失用等高级精神活动障碍。出现四肢肌张力增高，腱反射亢进，病理征阳性等锥体系症状。有的有癫痫发作，轻偏瘫，视觉障碍，小脑性共济失调，肌强直等。少数出现肌肉萎缩。约2/3的患者在这一期出现肌阵挛的症状。

晚期：出现尿失禁、便秘等自主神经功能障碍，以及无动性缄默和去皮质强直。往往因为压疮或肺部感染去世。

（二）克雅病的临床表现

1. 躯体不适的症状　克雅病在早期常有躯体不适的症状，如在最初常有重感冒的症状，伴有剧烈的头痛，四肢的针刺感觉，足痛，皮肤红肿。

2. 神经症样综合征　在前驱期的数周或数月内，患者主要表现为神经症样症状，如失眠、焦虑、抑郁、反应迟钝、四肢无力，有时心情可表现为轻度高涨，不恰当地发笑。

3. 智力障碍　患者的智力迅速衰退，开始出现注意力和记忆力障碍，以后出现全面的智力衰退。

4. 意识障碍　主要表现为意识模糊、谵妄，可伴有幻觉和妄想。

5. 神经系统的症状和体征　该病常累及患者的运动功能、言语和视力，表现为小脑性共济失调、四肢强直和进行性麻痹；锥体外系症状，如肌肉强直、震颤、舞蹈样指划样运动。言语障碍较为常见，表现为言语困难、构音障碍，也可出现计算障碍，不能分辨左右等顶叶综合征的症状。视力可严重受累，迅速出现进行性皮质盲。如果患者的脑干受累，可有眼震颤，吞咽困难或强制性哭笑，常有肌阵挛、抽搐，有的患者也可出现癫痫发作。

6. 特殊类型——致死性家族性失眠　这是一种少见的朊病毒疾病，在认知功能减退或运动症状出现前，往往表现为持续的失眠，有的患者伴有某些行为的改变。虽然这种特殊的类型命名为家族性的，但在临床上常可见到一些散发的病例。这些患者往往被误诊为心境障碍、焦虑障碍和躯体化障碍。

五、克雅病的实验室检查

1. 脑脊液检查　除了有蛋白增高外，往往正常。

2. 脑 CT 检查　可见皮质萎缩，脑室扩大，但一般不显著。

3. 脑电图检查　开始可出现弥散性或局灶性的慢波，以后出现尖波或慢波，最后在皮质抑制活动背景上出现特征性的三相同步复合尖波，即W型波。

六、克雅病的诊断与鉴别诊断

（一）克雅病的诊断要点

多在中年后期起病，呈急性或亚急性起病，出现智力改变，并迅速发展为痴呆，伴有局灶性神经系统的体征，往往出现锥体外系症状和肌阵挛，常累及言语和视力，发展迅速，多生活在牧区。脑电图出现弥散性的慢波和局灶性的慢波、三相同步的复合尖波。通常在12 个月或 18 个月内死亡。

（二）克雅病的鉴别诊断

克雅病应与其他痴呆相鉴别。

1. 阿尔茨海默病　起病呈慢性，发病年龄较晚，多在老年期，个别患者在老年前期。该病症状往往隐袭，缓慢进展，主要表现为记忆力减退、情感淡漠，并逐渐进展为痴呆。由于其是皮质性的痴呆，往往没有神经系统的局灶症状。脑电图常表现为弥散性的慢波。病程常为 5 年以上，个别患者的病程可达 10 年以上。

2. 皮克病　多发生在老年期和老年前期，主要表现为人格改变和执行功能障碍，患者逐渐发展为痴呆。CT 显示额叶和颞叶萎缩。

3. 亨廷顿病　又称为亨廷顿舞蹈症，多有明显的家族史，表现为皮质下的痴呆，伴有肢体的不自主运动。CT 显示尾状核扩大和侧脑室扩大。

4. 正常压力的脑积水　患者常表现为痴呆，肌张力增高，行走困难，尿失禁。CT 显示多有侧脑室扩大，而第三和第四脑室大小正常。

七、克雅病的预后和治疗

克雅病早期主要为非特异症状，如精神症状、视觉障碍、记忆障碍；中期主要为快速进行性认知功能下降、肌阵挛；随着疾病进展，晚期患者主要处于无动性缄默状态，通常因感染、肺炎死亡。急性起病后病程进展很快，与国内文献报道的“本病预后不良，早期发现困难，一旦发病病情进展迅速，多在 1 ～ 2 年死亡，病死率极高”相符。其生存时间与国内文献报道初始发病年龄在 50 ～ 70 岁，生存时间中位数 7.1 个月（1.0 ～ 23.3 个月）。目前尚无有效的克雅病治疗方法，其仍是致命性疾病，预后极差，死亡率几乎 100%。此病开始出现症状后的预计生存时间为 2 ～ 10 个月，平均为 5 个月。

（984 医院　易晓宏　程　俊）

参考文献

［1］Heinemann U，Krasnianski A，Meissner B，et al. Creutzfeldt-Jakob disease in Germany：a prospective 12-year surveillance［J］. *Brain*，2007，130（Pt 5）：1350-1359.

［2］Gao C，Shi Q，Tian C，et al. The epidemiological，clinical，and laboratory features of sporadic Creutzfeldt-Jakob disease patients in China：surveillance data from 2006 to 2010［J］. *PLoS One*，2011，6（8）：e24231.

［3］Manix M，Kalakoti P，Henry M，et al. Creutzfeldt-Jakob disease：updated diagnostic criteria，treatment algorithm，and the utility of brain biopsy［J］. *Neurosurg Focus*，2015，39（5）：E2.

［4］Zanusso G，Monaco S，Pocchiari M，et al. Advanced tests for early and accurate diagnosis of Creutzfeldt-Jakob disease［J］. *Nat Rev Neurol*，2016，12（6）：325-333.

［5］Spencer MD，Knight RS，Will RG. First hundred case of variant Creutzfeldt-Jakob disease：retrospective

case note review of early psychiatric and neurologiacal features [J] . *BMJ*, 2002, 324: 1479–1482.
[6] Tyler KL. Creutzfeldt–Jakob disease [J] . *N Engl J Med*, 1987, 80: 1590–1592.
[7] Tabernero C, Polo JM, Sevillano MD, et al. Fatal familial insomnia: clinical, neuropathological, and genetic description of a Spanish family [J] . *J Neurol Neurosurg Psychiatry*, 2000, 68: 774–777.
[8] Iwasaki Y. Creutzfeldt–Jakob disease [J] . *Neuropathology*, 2017, 37 (2) : 174–188.
[9] 张亚光. 疯牛病与克雅氏病 [J] . 河南职工医学院报, 2004, 16 (1) : 94–95.
[10] 王吉春，陈操，石琦，等. 我国 96 例散发性克雅氏病患者随访调查及生存分析 [J] . 疾病监测杂志，2013, 28 (5) : 344–346.

病例 6　大面积脑梗死后出现兴奋、话多、夜间不眠

魏某，男，62 岁。汉族，已婚，工人。因“脑梗死后兴奋、话多、行为异常、记忆力异常伴睡眠差 2 个月余”，2017 年 1 月 9 日由家人陪同就诊。

【现病史】患者于 2016 年 12 月初大面积脑梗死后出现话多、兴奋，喜欢和病房的人吹牛，给别人打电话“你去给我找卫生局局长，把那个谁谁（多为周围的人名）办了”“快给我找铁路局局长，给我逮了 ××”等，其实电话并没打通。认为医院是自己家，经提醒可纠正。护士给其做治疗时就调戏护士，动手乱摸，调戏自己的女陪护，家人问其在做什么，患者会回答“闲着也是闲着”。在北京某医院中心医院住院期间要求出病房活动，找人聊天，对象多为女性，家人及其陪护劝阻就会发脾气，打陪护，咬自己女儿的手。要求自己女婿给自己找小姐，并说自己身体很好。晚间不睡觉，敲老伴屋的玻璃要求老伴过性生活。晚上偶尔会到女儿房间坐着，问其“为什么不去睡觉”，回答“我就坐会儿”“涛涛，走，去我屋里睡”“让我抱抱”，给予拒绝呵斥后可自行回自己屋休息。2017 年 2 月 6 日，家人为求治疗就诊我院门诊，诊断“脑器质性精神障碍”，给予“丙戊酸镁缓释片最大剂量 0.5g，1 次 / 晚，富马酸喹硫平片 0.1g，1 次 / 晚”，病情控制较差。现患者情绪激动，晚间外出，不睡觉，话多，见谁和谁聊天，举止亲密。人物定向力差，不认识自己的女儿，经提示后能想起，记不住自己陪护的名字，一会喊其老刘，一会儿喊其老胡（其实姓王）。患者家属为进一步诊疗，急诊入院。

【既往史】糖尿病 10 余年，间断应用精蛋白生物合成胰岛素（预混 30R），血糖控制欠佳，空腹波动在 13mmol/L，最高 20mmol/L，最低 2.3mmol/L。2016 年 12 月在北京某医院确诊糖尿病肾病Ⅲ期，服用肾衰宁胶囊 1.4g，3 次 / 日，海昆肾喜胶囊 0.44g，3 次 / 日，贫血、低蛋白血症、电解质紊乱，间断使用促红素、生血宁、氯化钾片等治疗；高血压 3 级很高危、高血脂 2 年余，长期服用苯磺酸氨氯地平片 5mg，2 次 / 日，硝苯地平控释片 30mg，1 次 / 晚，厄贝沙坦片 0.15g，2 次 / 日，阿托伐他汀钙片 20mg，1 次 / 晚，血压控制欠佳，波动在 160/91mmHg。脑梗死 1 年余，左侧肢体肌力下降，2017 年 1 月 12 日再次出现新发脑梗死。

【个人史】胞 6 行 6。生于原籍，母孕期不详。适龄上学，学习成绩优异，与同学关系好。文化程度高中。病前性格外向，人际关系好。

【家族史】否认两系三代近亲结婚，否认家族精神病史。

【体格检查】体温 36.5℃，脉搏 80 次 / 分，呼吸 20 次 / 分，血压 176/87mmHg。

体形稍胖。双肺呼吸音清，心律齐。腹平软，肝脾肋下未触及。双下肢及上肢对称性、凹陷性水肿。

神经系统：双侧瞳孔等大等圆，对光反射灵敏。双侧额纹对称，左侧鼻唇沟变浅，示齿（－）。伸舌居中。左侧肢体欠灵活，肌力 5 级，腱反射双侧对称正常，病理征未引出。感觉异常，感到肢体麻木。

【精神检查】意识清，问话能答，语速稍快。反应可，记忆力、计算力差，理解力尚可。衣着适时，整洁。由家人陪同步入病房。接触主动，检查合作。注意力欠集中。生活部分自理，视力稍差，日常生活需要陪护协助。大小便未见明显异常。睡眠差，睡眠时间每天 3～4 小时，入睡困难，易醒，醒后不能再次入睡。感知觉欠佳，四肢发凉，麻木，头晕。未引出幻听、幻视等。语量多，不时自言自语“头晕，不是血压的事就是血糖的事”等，语速稍快，语音正常。远记忆力、近记忆力可，即刻记忆力差，不能回忆刚重复的单词。错构，会把昨天发生的事情和今天发生的事情说成一件事。计算力差，不能正确地递减“100–7=93　93–7=86……”。表情急躁，焦虑，与内心体验协调，与周围环境不协调。动作行为增多，反复要求出门，找人聊天，调戏女性。不顺其意便发脾气，打骂陪护及其家人。未引出悲观、厌世观念。对时间定向力可，地点、人物定向力不完整，认为自己在空军总医院，在四楼（其实在一楼）。偶尔会不认识自己的女儿，经提示后可想起。对疾病无认知能力，认为自己是来看糖尿病肾病的，治疗护理配合。

【辅助检查】

实验室检查：N 端脑钠肽 174.52pg/ml，血红蛋白 108g/L，D– 二聚体 0.79 μg/ml，纤维蛋白原 4.09g/L，凝血酶原活动度 130，白蛋白 24.0g/L，尿素氮 7.8mmol/L，钙 1.84mmol/L，肌酐 162 μmol/L，葡萄糖 8.8mmol/L，钠 135mmol/L，总蛋白 54g/L。

头颅 MRI：右侧大脑新发大面积脑梗死；左枕叶、左侧半卵圆中心软化灶。

量表评估：简易精神状态检查量表（MMSE），患者配合欠佳。

【诊断及鉴别诊断】

1. *患者病史特点及考虑诊断*　患者急性起病。病前有大面积脑梗死史。症状为言语夸大，声称自己很有本事，可以命令卫生局、铁路局等局长为其办事；性欲增强，要求家人为其找小姐，对周围女性进行言语及行为骚扰；言语多，不停找人说话，容易发脾气。此表现为典型的精神运动性兴奋症状。记忆力明显下降，近及即刻记忆力严重受损。时间、定点定向力部分存在，人物定向时好时坏。睡眠障碍、定向力障碍提示存在意识障碍和中枢神经损害。

精神障碍的诊断遵循症状至综合征再到诊断的过程式思维方式。首先确定精神症状，再结合发病过程、病程特征、病情性格、社会功能等相关资料综合分析，提出可能的诊断假设，并根据可能性从小到大次序排除，最后作出结论性诊断。

此患者出现的精神症状，在器质性精神障碍、精神活性物质所致精神障碍、精神分裂症及妄想性障碍、双相障碍、躁狂发作等均可能出现，因此列入假设诊断。

本患者起病年龄较晚，既往有糖尿病史 10 余年，高血压病史 2 年，1 年前及半个月前有 2 次大面积“脑梗死”发作。患者既往无精神疾病史，而有“脑梗死”病史，起病初期出现情绪高涨，言语增多，地点定向力障碍，继而社会功能减退，日常生活能力下降。起病急，病程进展快。首先考虑脑器质性精神障碍。结合 2017 年 1 月 12 日北京某医院，头颅 MRI：右侧大脑新发大面积脑梗死；左枕叶、左侧半卵圆中心软化灶。现主要以全面认知功能下降，日常生活能力减退，躁狂症状及情绪不稳为症状，神经系统检查发现左侧鼻唇沟变浅。左侧肢体欠灵活，肌力 5 级（–）。有明确的脑血管病变基础，影像学证据，精神症状继发于脑器质性病变，故考虑：血管性痴呆。

2. *诊断依据及鉴别诊断*　主要与阿尔茨海默病（AD）鉴别。AD 早期的神经系统检查均无局灶性受损证据。可根据以下几点进行诊断：①持续性、进行性智力减退、无缓解，高级认知功能相继丧失，无脑卒中病史；②神经心理障碍为主，神经功能缺失轻；③慢性脑萎缩，无局灶性病变；④ Hachinski 评分少于 4 分。血管性痴呆（vascular dementia，VD）的临床表现形式常和病损部位及程度有关。VD 患者除痴呆外，尚有神经功能缺失，且神经功能缺失可先于痴呆。

3. *针对此患者应考虑的诊疗方案*　诊断原则：在选择第一诊断时首先考虑常见病、多发病，这种原则符合概率分布的基本原则，在临床上可减少误诊。其次尽可能以一种疾病去解释多种临床表现，若患者的临床表现确实不能用一种疾病解释时，再考虑有其他疾病的可能性。最后要遵循等级诊断原则，在器质性疾病与“功能性”疾病鉴别有困难时，先考虑器质性疾病的诊断，以免延误治疗，甚至给患者带来不可弥补的损失。

首先针对原发疾病，完善相关辅助检查，如检查同型半胱氨酸及颈部血管超声查找脑血管疾病危险因素及对症处理；可借助韦氏智力测查及其他量表评定患者认知状况和焦虑抑郁症状的严重程度。必要时可进行梅毒、艾滋病抗体检查，排除感染性疾病引起痴呆的可能。针对精神症状应用丙戊酸镁缓释片稳定情绪；应用奥氮平片改善行为障碍；合并阿司匹林肠溶片抗血小板聚集。并对症支持治疗：监测血压、血糖并给予相应处理；与家属沟通疾病的性质和可能的预后特点，嘱咐陪护患者，防止冲动、走失、自杀等意外发生。

【治疗经过】入院后给予抗精神病药物及情感稳定剂治疗：奥氮平片 5mg，1 次 / 晚，丙戊酸镁缓释片 0.75g，1 次 / 晚。补钙治疗：碳酸钙 D_3 片 500mg/d。控制血压、血脂，稳定斑块，抗血小板改善心脑血管治疗：硝苯地平控释片 30mg，1 次 / 晚；苯磺酸氨氯地平片 5mg，2 次 / 日；厄贝沙坦片 0.15g，2 次 / 日；阿托伐他汀钙片 20mg，1 次 / 晚；阿司匹林肠溶片 100mg/d；丁苯酞软胶囊 0.2g，3 次 / 日。保护肾脏药物治疗：海昆肾喜胶囊 0.44g，3 次 / 日。贫血治疗：生血宁片 0.5g，3 次 / 日。抑酸治疗：泮托拉唑肠溶胶囊

40mg/d，间断给予利尿药。并给予监测血压、血糖。计出入量，患者血压不平稳，最高至 200/110mmHg，临时给予降压药物后可逐渐降至 150/96mmHg。血糖控制差，空腹及餐后均高，糖化 8%，经相关科室会诊调整降压、利尿药物并加用保护心脑血管药物。因患者血糖控制差，偶有低血糖甚至昏迷，给予调整速效胰岛素。治疗 2 周后血压、血糖尚平稳，发脾气次数减少，但仍有兴奋、话多，主动与女性医护人员打招呼，举止亲密，晚间不睡，去别人病房。

1. 针对伴有多种躯体疾病患者，治疗精神症状时的注意事项　伴发躯体疾病的老年人出现精神症状，治疗前要全面评估患者整体情况，评估精神症状是否需要药物治疗，如必须用药，注意个体化选药，给予合适剂量，小剂量起始，滴定加量，密切观察病情变化及检查不良反应，避免合并用药，避免随意调整药物剂量、停药及加药。针对此患者，入院前已给予行为矫正，效果欠佳，给予小剂量抗精神病药物及情感稳定剂效果不明显。仍存在兴奋话多，说大话，易发脾气，晚间不睡等，提示精神症状未改善，可适当增加奥氮平片至 10mg，1 次 / 晚，丙戊酸镁缓释片 1g，1 次 / 晚，并加用奥沙西泮片 22.5mg，1 次 / 晚，控制精神症状及辅助睡眠。

2. 睡眠障碍的治疗　患者住院 5 周，间断睡眠差，入睡困难，睡前在走廊来回走动，找女儿。日间多困倦。兴奋症状较前明显好转，问其家庭情况等不再说大话，不顺心时会心情不好，不再大发脾气，觉得自己身体不好拖累孩子们了。

患者已治疗 6 周，精神症状较前好转，但入睡困难，日间困倦，避免随意调整药物剂量、停药及加药，考虑维持目前剂量，调整晚间药物服用时间，提前服用 2 小时。患者出现抑郁情绪，并有自责观念，加用草酸艾司西酞普兰片 5mg，1 次 / 早。睡眠稳定后逐渐减停奥沙西泮片。

3. 除药物治疗外，还需注意的方面及院外注意事项　此类患者还应注意社会心理及支持治疗。对轻症患者应加强心理支持与行为指导。积极控制危险因素，预防再次发生脑卒中是预防的关键。应积极治疗高血压、高血脂、糖尿病，改善血液高凝状态。低盐饮食、戒烟酒、适当锻炼等。保持日常卫生习惯，尽可能让自己做能做的事情，晚期患者更要加强护理，出现大小便失禁、卧床者，预防压疮、感染等。

病例解析

一、血管性痴呆的发生率和发病现状

脑出血与脑梗死是常见病和多发病。脑出血是血液直接进入脑组织和蛛网膜下腔，脑梗死是由于血管血栓形成或被栓子堵塞所致。脑梗死比脑出血在临床上更为常见，是脑出血的 4 倍。随着人们生活水平的提高，尤其是饮食结构的变化，血管性痴呆的发生率出现

增多的趋势。以往都是阿尔茨海默病痴呆的发生率高。Commings 在 1992 年报道，血管性痴呆的发生率为 13%，但在以后 Benson 报道的 90 例痴呆患者中，血管性痴呆占 34%，而阿尔茨海默病痴呆的发生率则为 24%，位居第二。在这个研究中我们看到了血管性痴呆呈上升的趋势。

二、脑出血和脑梗死导致的精神症状

（一）谵妄和认知功能障碍

30% ～ 40% 的卒中患者在发病的第 1 周内可出现谵妄状态，这种情形精神科医生通常很难见到，而在综合医院会诊过程中常见，尤其是脑出血的患者容易出现。有研究显示，在卒中后出现谵妄的患者预后较差，往往住院时间长，痴呆的发生率较高。卒中患者常会发生痴呆，有研究显示患者在卒中后 3 个月有 1/4 的人会出现痴呆。

主要的认知功能障碍有失语、失认，执行功能受损，记忆力减退，精神病性症状和行为障碍等。有些卒中患者在一些特定的血管阻塞时出现语言的丧失，主要有感觉性失语、运动性失语和混合性失语。这需要和失语症患者相鉴别。失语症患者一般表现为不能表达语言和不能理解语言，但可有条不紊地完成自己安排的工作和生活，行为合理，情绪正常，可借助某种表情或动作和其他人进行简单交流。卒中后失语在早期可有自发性语言，也能听懂别人说的话，但在晚期主要表现为 Wernicke 失语，其与失语症不同的是有其他的智力障碍。当患者有顶叶病变时往往会出现对偏身失认和忽略，患者对自己一侧的肢体失认，不照顾这侧的肢体，有时在洗澡时不洗这侧肢体，有时不穿这侧肢体的衣服，有时这侧肢体瘫痪仍然要用其走路。还有极端的情况，坚信这个肢体不是自己的。一些额叶损害的患者则对于生活中常用的东西不知道是什么，也不知道怎么用。如果患者在右侧大脑半球皮质有病变时，可出现视空间觉的障碍。以上这些都是执行功能的障碍。患者的记忆力损害是最早的核心症状，主要表现为近记忆力减退，以后随着病情的进展，逐渐出现远记忆力减退，随着记忆力的减退患者逐渐出现注意力不集中，计算力、定向力和理解力也不同程度地减退。有的患者在以后还可出现自发书写和抄写能力的减退。

（二）情感表达障碍

情感表达障碍是患者在语言交流中关于内心情绪状态的语言成分的产生和理解出现损害。这些成分有强调、言语节奏、旋律和语调障碍，这种障碍的产生通常与右侧大脑半球病变相关。

（三）情绪障碍

在卒中患者中情绪障碍往往有不同的表现，主要有焦虑和抑郁，情感的淡漠，情绪的不稳定等。其中特征性的情绪障碍主要表现为情感的不稳定和情绪的失禁，表现为强哭、强笑，缄默或淡漠。淡漠的患者自发性活动和语言很少，患者的反应可能延迟、短暂、迟缓或缺乏。由于卒中患者的大脑病变导致了神经损害和行为改变，如失语、淡漠、认知损害，因此很难主诉情绪障碍，尤其是抑郁。因此，对抑郁症需要进行综合性判断，如伴有失眠，尤其是早醒、厌食，对环境缺乏兴趣，对治疗康复不积极，则可能有抑郁，此时需尽早进行抗抑郁治疗。有流行病学研究显示，抑郁与患者的功能残疾升高明显相关。据此可推论，由于抑郁，患者参加康复训练的积极性不高，因此抗抑郁治疗至关重要。而抑郁症的早期治疗可促进患者肢体功能的恢复，减少残疾率。脑血管疾病之所以容易产生抑郁症状，有学者认为是与疾病病变的部位有关，通常前额叶、基底节区的病变往往具有较高的抑郁障碍发生率。在抑郁症治疗过程中应首选 SSRI 类药物，尤其是患者合并认知功能损害和心脏疾病时尤其如此。在治疗过程中要注意监测接受抗抑郁治疗的卒中患者的药物不良反应。焦虑障碍在卒中患者中也很常见，可能与抑郁障碍具有相同的危险因素，有研究报道在卒中患者中焦虑障碍发生率为 4% ～ 28%，甚至可达到 25% ～ 30%。有学者认为患者产生焦虑障碍的原因更多的则为应激因素所致，由于失语或肢体活动障碍，患者的社会功能下降，这些都可以构成对患者的心理冲击，有的患者甚至出现创伤后应激障碍（PTSD）的症状，如强迫性、闯入性的事件的回忆，有的患者甚至出现恐惧的症状，尤其是女性患者。

（四）精神病性障碍和行为障碍

血管性痴呆早期的主要表现是人格改变。患者的人格有很大的改变，以前很替别人着想的人变得自私和以自我为中心，以前非常检点和控制自己行为的人其行为变得非常轻佻。有时还可以看到躁狂，表现为情绪的激动、骂人、打人等。以后随着痴呆的进展可出现感知障碍和思维障碍，可产生各种妄想，如关系妄想、疑病妄想、被害妄想、嫉妒妄想、被偷窃妄想及贫穷妄想。由情感脆弱变为情感迟钝或情绪失控，伴或不伴有情绪爆发和强制性哭笑。有时因为控制能力差而出现冲动行为。有额叶病变的患者则出现始动性差、幼稚行为及性行为脱抑制。

三、血管性痴呆的特征

血管性痴呆有其自身的特征：其一，痴呆的症状呈波动性，也就是时好时坏；其二，痴呆症状呈阶梯性进展，早期呈斑片状的缺损，患者有情绪失控和强制性哭笑；其三，患者常有局限性的神经症状和综合征（如表现为深反射亢进、伸性跖反射、假性延髓性麻痹、步态异常、肢体末端无力等）；其四，从病史、体格检查、实验室检查和 CT 检查等物理检查中可找到明显与本病有关的脑血管病证据。

四、血管性痴呆与阿尔茨海默病痴呆的鉴别要点

血管性痴呆往往是突然起病，病情呈阶梯式恶化，波动性病程，患者的症状随着脑血

管疾病的减轻而减轻，随着脑血管病的加重而加重；而阿尔茨海默病患者往往缓慢起病，进行性发展，逐渐加重。血管性痴呆的患者人格常保持完整，而阿尔茨海默病患者的人格常受损。血管性痴呆的患者由于有脑部病变，常有夜间的谵妄，患者由于是脑部的局灶性损害，言语表达能力较阿尔茨海默病轻，常有较多的抑郁和躯体不适的主诉；而阿尔茨海默病患者较少有夜间的谵妄，由于认知功能的全面性损害，很少有情绪和躯体不适的主诉。

早在 1975 年，Hachinski 就研究了血管性痴呆的鉴别诊断量表（表 1），现在临床上已广泛用于血管性痴呆和阿尔茨海默病痴呆的鉴别。

表 1　Hachinski 缺血指数量表

项目	评分	项目	评分
突然起病	2	情感失控	1
阶梯式恶化	1	高血压病史	1
波动性病程	2	卒中病史	2
夜间谵妄	1	动脉粥样硬化的证据	1
人格保持相对完整	1	局灶神经症状	2
抑郁症状	1	局灶神经体征	2
躯体主诉	1		

大于 7 分者为血管性痴呆，小于 4 分者为阿尔茨海默病痴呆，介于 4 ~ 7 分之间的为混合性痴呆

（984 医院　马光威　王晓慧）

参考文献

[1] Cummings JL，Benson DF.Dementia-A：clinical approach [M]. *Boston*：*Butterworths*，1983：36-56.

[2] Rahkonen T，Makela H，Paanila S，et al. Delirium in elderly people without severe predisposing disorder：aetiology and 1-year prognosis after discharge [J]. *Int Psychogeriatr*，2000，12：473-481.

[3] Demond DW，Moroney JT，Paik MC，et al.Frequency and clinical determinants of dementia after ischemic stroke [J]. *Neurology*，2000，54：1124-1131.

[4] Pohjasvaara T，Vataja R，Leppavuori A，et al. Depression is an independent predictor of poor long-term functional outcome post-stroke [J]. *Eur J Neurol*，2001，8：315-319.

[5] Robinson RG，Schultz SK，castillo C，et al. Nortriptyline versus fluoxetine in the treatment of depression and in short-term recovery after stroke：a placebo-controlled，double-blind study [J]. *Am J Psychiatry*，2000，157：351-359.

[6] Astrom M. Generalised anxiety disorder in stroke patients：a 3-year longitudinal study [J]. *Stroke*，1996，27：270-275.

[7] Burvill PW，Johnson GA，Jamrozik KD，et al. Anxiety disorders after stroke：results from the Perth community stroke study [J]. *Br J Psychiary*，1995，166：328-332.

[8] Carota A，Staub F，Bogousslavsky J. Emotions behaviours and mood changes in stroke [J]. *Curr Opin Neurol*，2002，15：57-59.

病例 7　以焦虑为首发症状的成人 Dandy-Walker 综合征

董某，男，28 岁。某工厂车间主任。主因“失眠、焦虑、头痛 2 周”入院。

【现病史】患者在 2 周前没有明显诱因出现了失眠，每日只睡 3 小时左右，伴有明显的心烦、坐立不安，不能工作，经常在白天出现头痛。头痛为前额部，没有放射的特点，部位固定。自诉有时注意力不集中。因为无法休息和工作，而入院治疗。

【体格检查】入院后发现患者有水平眼震。躯体检查有共济失调。智力测验智商 78 分，为边缘状态。

【精神检查】意识清楚，接触好，表情焦虑，坐立不安，有时在与人讲话的过程中烦躁，常打断别人的说话，发脾气。失眠，主要为入睡困难，常在晚上卧床 4 小时后才能入睡；常在床上辗转反侧，有时有无原因的害怕，但是害怕什么自己也不知道。有自知力和求治的愿望。经过调查患者在学校的时候学习成绩差，初中毕业后到工厂工作，但是在工作中较为出色，担任车间主任职务。

【辅助检查】脑 CT 检查：第四脑室扩张，正中孔闭锁。

【诊断】Dandy-Walker 综合征。

【治疗】入院后给予抗焦虑药物枸橼酸坦度螺酮 15mg，3 次 / 日。住院 16 天精神症状消失出院。

病例解析

一、关于 Dandy-Walker 综合征

该综合征是一种特殊类型的神经系统畸形，是以第四脑室和小脑发育障碍为特征的先天畸形，表现为以颅后窝巨大囊肿，小脑发育不良为基础的少见疾病。Dandy-Walker 综合征发生率为 1/30 000，国内少见报道，多发生在小儿，约在 2 岁前发病，常因运动发育迟缓和精神发育迟滞而就医，部分患儿表现为兴奋性增强、头痛、呕吐等高颅压症状。可有眼震和面神经麻痹，步履蹒跚。年长儿童可有共济失调和宽基步态。典型的 Dandy-Walker 综合征产后病死率高（约 20%），存活者常在 1 岁内出现脑积水或其他神经系统症状，40% ～ 70% 患儿出现智力和神经系统功能发育障碍。

自 1914 年 Dandy 和 Blackfan 首先尸解 1 例 13 个月女婴，发现与第四脑室囊肿样扩张及小脑畸形有关的脑积水；1942 年 Taggart 和 Walker 报道 3 例第四脑室正中孔及侧孔先天性闭锁的类似患者；1954 年 Bendo 首次报道此病正中孔和侧孔可以不闭锁，并以 WDS 命名以来，世界各地均有零星报道，其中以英国、德国、美国报道较多。

（一）Dandy–Walker 综合征的病因

其主要的病变是后髓帆发育薄弱逐渐外膨形成囊肿并压迫小脑，影响小脑半球及蚓部发育。改变主要有小脑蚓部不发育，或发育不全伴颅后窝池扩张积水，也可为单纯颅后窝池扩张积水，表现为颅后窝囊肿，其囊壁由后髓帆组成，颅板变薄；第四脑室的中、侧孔闭塞，常伴有不同程度的脑积水，可合并大脑发育异常，如胼胝体发育不全等病变。临床可见头颅明显扩大和面部不相称，前后径增宽，以枕部膨隆为著，眼睛向下倾斜。

（二）Dandy–Walker 综合征的诊断

Dandy–Walker 综合征畸形多见于婴幼儿，成年病例罕见。成人与儿童不同之处主要在于前者临床症状轻，少有小脑症状，智力低下、展神经麻痹和癫痫发作少见，脑积水进展较慢，一般不伴其他脑部畸形（如脑回结构异常、胼胝体发育不良等）。

本病的诊断主要依靠影像学检查，诊断标准：①第四脑室极度扩张或颅后窝巨大囊肿与第四脑室相通；②小脑蚓部与第四脑室顶部发育不良；③合并脑积水。CT 扫描能较为细致地揭示本病的实际情况，故 CT 扫描是诊断本病较为有效的方法之一。

曾有一成人病列报道：患者，女，32 岁。因发作性头痛 2 年就诊。查体：神志清楚，语言流利，智力正常，头颅无畸形，双瞳等大等圆，光反射灵敏，左视时有不恒定眼震。肌力肌张力正常。Romberg 征阴性，病理反射未引出。MRI 示第四脑室向后扩大，呈三角形扩张，并与枕大池连通，整个颅后窝大片脑脊液信号，左侧小脑半球缩小，被推向外上，小脑蚓部缺如。天幕未见抬高，幕上脑室无明显扩张，未发现其他神经系统畸形。

我们检索了国内对 Dandy–Walker 综合征的报道，共报道 159 例，其中成年人发现的较为少见，仅为 14 例，占 8.8%。具有运动障碍的患者 56 例，具有抽搐症状的患者 51 例，具有头颅增大的患者 51 例，具有智力障碍的患者 35 例，具有头痛症状的患者 32 例，具有呕吐的患者 30 例，具有言语障碍的 12 例。在这里由于有一部分患者为幼儿，因此没有做智力测验，所以智力障碍的检出率较低。

二、关于本病例——是焦虑障碍，还是器质性疾病

其实如果没有 CT 检查的结果，我们还是很容易将该患者诊断为焦虑障碍。一般情况下脑器质性疾病多有一些器质性的证据，如意识改变，记忆力减退，智力减退，人格改变，但该患者只是头痛，边缘性智力，由于其社会功能较好，也不容易想到有器质性精神障碍的可能。因此提示我们在临床工作中，如果把 CT 作为精神科常规的检查，可使一部分器

质性疾病得到及时的诊断。

Dandy-Walker 综合征是一种先天发育异常性疾病，在胎儿期可通过超声波检查早期发现。该病由于颅压增高而致患儿在幼儿期死亡，所以成年期得病的患者较少。此例是以焦虑症状为首发的患者，较为少见，而且大部分患者合并智力低下，该患者虽有智力低下，但却具有良好的社会功能，能胜任车间主任的工作也是很罕见的。

其精神症状的治疗主要是对症治疗，且在治疗过程中注意用药的个体化，使用最小有效剂量。

（984 医院　李清亚　王晓慧）

参考文献

[1] 谢丽珍，凌月蓉，廖苏英 . 胎儿 Dandy-Walker 综合征的超声诊断分析（附 2 例报告）. 赣南医学院学报，2005，25（6）：21.

[2] 刘毅，侯彩兰 . 成人 Dandy-Walker 畸形 1 例［J］. 中国微侵袭神经外科杂志，2005，10：491.

[3] Kawame H，Sugio Y，Fuyama Y，et al. Syndrome of microcephaly，Dandy-Walker malformation，and Wilms tumor caused by mosaic variegated aneuploidy with premature centromere division（PCD）：report of a new case and review of the literature［J］. *J Hum Genet*，1999，44（4）：219-224.

[4] 石元洪，胡纪源，杨任民 . 表现为脑性瘫痪的 Dandy-Walker 综合征 1 例［J］. 脑与神经疾病杂志，2003，11（1）：45-46.

[5] 张玉龙，高国栋，贺世明 . Dandy-Walker 综合征 1 例［J］. 第四军医大学学报，2006，27：116.

病例 8　精神发育迟滞（21- 三体）伴发的精神障碍

何某，男，54 岁。文盲，未婚，无职业城镇居民。因“自幼智力低下，间断自言自语、发脾气”就诊。

【现病史】患者母亲 38 岁、父亲 60 岁时，因想要男孩而高龄产子，足月顺产。出生后，家人发现其各种发育均落后于同龄儿童，9 个月会爬，1 岁会发单音节，14 个月会走。2 岁时家人带其到北京某医院检查发现，其第 21 对染色体异常，诊断“唐氏综合征”。患者智力差，不能正常上学，曾于智培学校上学，学会用词语骂脏话。语言发育明显滞后，偶尔可说出词语，发音含糊，不能正常交流，借助手势和哭闹表达要求。随着年龄增长，家人教导其日常生活，会自己刷牙、洗脸、洗澡；会自己吃饭，吃饭时不会把桌子弄乱；会自己要求买吃的，品尝后不喜欢吃便全部扔掉；会自己穿衣服，戴自己喜欢的帽子，穿戴整齐；会要求买玩具。多次带其到小区花园看花，能从花园走回家，认识自己家门，但更换行走路线后就找不到家。2014 年 1 月患者无明显诱因下出现自言自语，哭闹，拒绝饮食，入睡困难，有时整夜不睡。家人无法管理，带其到我院就诊。

【既往史】既往体健，无其他疾病史和传染病史。

【家族史】大姐跳楼自杀，具体不详。五姐患“精神分裂症”，具体不详，在住院治疗。父亲曾患有“精神异常”。父母均有高血压、糖尿病，已去世。

【体格检查】身高 162cm，体重 60kg。特殊面容，眼距宽，言语发育差，吐词不连贯。双手贯通掌，地图舌。全身除面部外皮肤粗糙。枕后可见约 3cm × 4cm × 1.5cm 肿物，质地中等，无压痛、触痛。双眼眼球自发水平震颤。

【精神状态】意识清，样貌显年轻，衣着整齐，行为显幼稚，注意力不集中，问话不答，可通过个别词语及手势表达自己的不适。检查不合作，生活简单自理。常低头自言自语，言语含糊不清，不能分辨所说内容。检查计算力、记忆力等均不能配合。情绪不稳，偶有情绪激动，有时哭闹，情感反应与周围环境不协调。入睡困难，有时整夜不睡。拒绝进食，治疗护理不合作。

【辅助检查】脑 CT 显示胼胝体发育不良。心电图：ST–T 改变。胸部 X 线正常。脑电图正常。心脏 B 超：主动脉瓣、三尖瓣反流，左心室舒张功能减低。乙肝五项阴性。艾滋病、丙肝、梅毒抗体阴性。甲状腺功能五项正常。心肌酶、血糖、血脂、肝功能、肾功能正常。同型半胱氨酸升高。血红蛋白高，白细胞减少（刚入院时未治疗就查见，21- 三体综合征容易引起外周血淋巴细胞数减少，某些疾病发生率高于正常人）。

【诊断】精神发育迟滞（21- 三体）伴发的精神障碍。

【治疗】

1. 药物治疗。丙戊酸镁缓释片最大量至 0.75g/d，奥氮平片 5mg/d。病情平稳后，逐渐药物减量至奥氮平片 5mg/d。

2. 入院即刻开始心理疏导，安排专人看护。情绪逐渐稳定后给予社会功能康复训练、日常生活技能训练等。其父母均已去世，姐姐长期在外地居住，由陪护照顾生活，每天带他做活动、看电视等。患者能学习简单动作，如洗漱、叠被子，但需陪护督促，做好了就给买喜欢的饮料，做不好就不给买。感冒发热需输液时，陪护在身边会撒娇说疼。看他人打拳，学会简单工作，娱乐活动不需要督促。

病例解析

一、关于 21- 三体综合征（Down 综合征）

21- 三体综合征是常染色体畸变的三体综合征最为常见的，占三体综合征的 95%，1866 年由 Down 首次描述，因此命名为 Down 综合征（唐氏综合征）。还有学者根据其症状进行命名，如称之为“伸舌样痴呆”，其发生占活婴的 1/600 ～ 1/500。本症的发生与母亲的生育年龄有关，分娩的年龄越大，导致 Down 综合征的可能性越大。有研究表明，女性分娩时 Down 综合征的发病率因分娩时的年龄差异而不同：20 ～ 25 岁为 1/2000，30 岁为 1/1000，40 岁左右为 1/100；45 岁以上为 1/50。

Down 综合征往往具有相似和特殊的外貌，主要特征是：头小，头前后径短，双眼距宽，耳小，耳位低，鼻梁低，鞍鼻，舌体宽厚，口常半张或是宽厚的舌伸出口外，舌面沟裂深而多，呈所谓的“阴囊舌”。手掌厚指短粗，末指发育不良、短小，常向内弯曲，或只有两节手指，40% 的患者有通贯掌。蹲趾与第二趾间有凹沟，称为“草鞋足”；跖纹中，蹲趾球区胫侧弓状纹，蹲趾与第二趾趾间距大；关节韧带松弛或肌张力低。约 1/2 的患者并发先天性心脏病。容易患白血病（较正常人高 20 倍）和传染性疾病。肠道异常很常见，尤其是十二指肠梗阻；外生殖器发育不良。

二、关于 Down 综合征患者的智力水平

Down 综合征患者的智力水平较低，多在中度智力和中度智力低下，他们中的大多数人表现温顺、安静，为特殊的教育和训练提供了较好的条件。虽然经过教育和训练在文化水平上很难达到小学一二年级的水平，但通过训练可提高他们的适应能力，有一定的生活

自理和劳动能力。

三、关于 Down 综合征伴发的精神障碍

Down 综合征可伴有各种各样的精神障碍，其中以精神分裂症最为常见，由于其智力低下，往往导致精神症状简单而单调，所以思维很贫乏，妄想内容简单，幻觉单调而内容贫乏。最为明显的是患者的行为出现异常，表现为出现与过去行为格格不入的表现，如行为古怪和不稳定，不与外界交往，刻板冲动。还有的患者则伴发抑郁，主要表现为较前迟钝，活动减少，少语，因为其智力低下，无法表述心情不好。还有的患者伴发躁狂症，表现为兴奋话多、夸大妄想、幼稚可笑、奇特，但没有正常人的思维活跃，而表现为思维奔逸，缺乏情感高涨背景下的幽默感，没有引人共鸣的感染力。

四、关于精神发育迟滞伴发精神障碍的治疗

如精神发育迟滞伴发精神障碍是持续性的，用药物稳定其情绪后，需进行长时间的行为训练，需专人陪同。早期诊断、早期干预可明显提高精神发育迟滞患儿的发育指数，从而减轻残疾的发生。此类患者家属的负担较重，其心理影响大，尤其是精神发育迟滞患儿母亲的心理问题，如焦虑、抑郁状况较突出。

（984 医院　冯程程　王晓慧）

参考文献

[1] 李冲 . 唐氏综合症外周血表达谱分析和 21 号染色体 DNA 甲基化谱分析 [D]. 上海：复旦大学，2012.

[2] 沈抒，张竹青，孙启良，等 . 儿童精神发育迟滞的康复治疗及其预后初探 [J]. 中国康复医学杂志，2003，18（1）：28-30.

[3] 李灿萍，詹建英，陈彩莲，等 . 精神发育迟滞患儿母亲焦虑、抑郁状况与社会支持的相关性 [J]. 中国实用护理杂志，2012，28（20）：87-89.

病例 9 抗 *N*- 甲基 -D- 天冬氨酸受体脑炎所致精神障碍 1 例

患者，男，15 岁，学生。主因“心情差、眠差、低热伴发作性四肢抽搐 15 天，加重 1 天”于 2014 年 7 月 18 日入院。

【现病史】患者于 2014 年 7 月 2 日在武校练武休息期间，教练要求其交出手机，患者未交。因担心教练搜身，心里非常害怕、恐惧，之后出现四肢抽搐及意识不清约 2 分钟，当地县医院行脑电图、脑磁共振检查均未见异常，回家后出现夜间入睡困难，睡眠浅，易醒，夜间睡眠 4 ～ 5 小时。在济南某医院行脑电图检查及脑部磁共振检查，均未见异常。给予丙戊酸钠片 0.5g，2 次 / 日口服。7 月 5 日住宾馆期间再次抽搐发作，抽搐发作结束后出现幻听，诉同学在外面等着他呢，要出去。经母亲劝说后卧床休息，口中不停地絮叨。7 月 6 日出现发热，体温 37.3℃，且表现嗜睡，大声喊其名字可应答。1 周后病情未见缓解，7 月 13 日再次抽搐发作。家属带其来北京就医。经 999 送入解放军总医院急诊就诊，查生化全项、出凝血五项未见异常。脑部磁共振：①筛窦炎；②小脑扁桃体变尖。脑脊液检查：压力正常，氯化物偏低，未查及微生物。7 月 17 日呈嗜睡状态，有小便失禁，并出现间断兴奋、冲动伤人，用拳头击打墙面，用脚踹其母亲。7 月 18 日急诊以“脑炎所致精神障碍”收入我科。

【既往史】既往体健，无其他疾病史和传染病史。

【个人史】患者母妊娠期前 5 个月每天下午均有阴道出血，量与月经量相当，一直给予保胎治疗，妊娠 5 个月流血停止。足月顺产，出生体重 2800g，评分好。发育正常。

【家族史】无精神病及癫痫病史。

【入院查体】体温 37.4℃，脉搏 92 次 / 分，呼吸 20 次 / 分，血压 104/68mmHg。发育正常，营养良好。意识模糊，呼之能应，查体不合作。口唇、面部、颈部色红，胸部、背部可见散在红色丘疹，大汗。脑神经检查（–），四肢肌力 5 级，四肢肌张力偏高。无感觉障碍，腱反射对称（++），脑膜刺激征（+）：颈项强直，双侧克尼格征（+–），巴氏征（–）。

【精神检查】意识模糊，接触被动，注意力不集中，检查不合作。问话多不答，表情呆滞，情感淡漠，情感反应与其内心体验及周围环境不协调。大部分时间为精神运动性抑制，期间偶有精神运动性兴奋，突然有冲动伤人行为。算不出“100 – 7”，不能正确递减。时间、地点、人物定向力差，认为现在是冬季，认为姑姑、姑父是自己的姐姐、哥哥。认为自己住在 4 楼（实际为 1 楼）。对病情无认识能力，无自知力。

【实验室检查】全血细胞检查：中性粒细胞 76.3%，白细胞计数 7.8×10^9/L。生化：肌酸激酶 639U/L，余项正常。甲状腺激素七项：正常。脑脊液检查：初压 172mmH_2O，末压 168mmH_2O。脑脊液常规：Cl 114mmol/L，葡萄糖 2.8mmol/L，蛋白 125mg/L，白细胞计数 6.0×10^6/L，脑脊液外观无色透明。另一份脑脊液送外院行病毒及免疫抗体检查示：抗 NMDA 受体（++）。

【物理检查】脑 CT：双侧侧脑室扩大。脑电图：大脑弥漫性 θ 波。

【诊断】脑炎所致精神障碍。

【入院后治疗】入院后体温波动于 37.2 ～ 38℃，当天晚上患者共有 2 次抽搐发作，呈全面强直 – 阵挛性发作，表现为四肢僵硬，双眼上翻，口吐白沫，每次持续约 3 分钟，有时伴有尿失禁。给予地西泮注射液 10mg 静脉推注，15 分钟后患者表现意识清楚，言语清晰流利，四肢活动好。请神经内科会诊后，精神检查意识模糊，接触被动，出汗较多，注意力不集中，检查不合作。问话多不答。重复医生的问话。查及可疑幻视，诉“小猫小狗在门口，看，门口”。查及幻听，诉听到“同学在外面等着我呢，我要出去”。双手在空中做动作，坐起身说要喝水，伸手像拿酒杯一样做喝酒动作，扮鬼脸，自笑。情绪不稳，日间常哭泣，安慰后可停止哭泣。表情呆滞，情感淡漠。智能下降。7 月 19 日 1：03 患者于睡眠中再次发作抽搐，表现为意识丧失，头后仰，双眼上翻，右侧凝视，全身肌肉僵硬，四肢强直、阵挛，为癫痫全面强直 – 阵挛性发作。7 月 19 日上午 10 时给予奥氮平 2.5mg，渐增加剂量为 7.5mg；丙戊酸镁缓释片 0.25g 口服，1 次 / 晚，渐增加剂量为 0.5g，2 次 / 日。盐酸米安色林 15mg，1 次 / 晚，渐增加剂量为 30mg，1 次 / 晚。并给予无抽搐电休克治疗 8 次。7 月 30 日因患者仍意识不清，给予醒脑静注射液 20ml 静脉滴注。8 月 5 日患者全身起红疹，给予过敏原检查，结果显示：对卡马西平、奥氮平、盐酸曲唑酮较敏感。给予氯苯那敏 4mg 口服后红疹消退。把奥氮平更换为利培酮 3mg 口服，2 次 / 日，次日患者于 17：40 进食晚餐时突然出现面部肌肉痉挛、舌肌震颤、不自主张大嘴巴、双手捂腮、面色涨红、焦虑不安，不能言语，吞咽困难。及时将其口中食物掏出，并给予肌内注射氢溴酸东莨菪碱 0.3mg 后症状消失。考虑为利培酮所致的锥体外系副作用：急性肌张力障碍。给予利培酮减量为 2mg，2 次 / 日，加用盐酸苯海索 2mg 口服，2 次 / 日。

总结病史，患者自发病以来有发热，病情进展迅速，主要表现为癫痫大发作和精神异常，伴有睡眠障碍、幻觉和短时记忆障碍。对外界刺激反应减弱，意识模糊。有器质性精神症状，模仿医护人员说话及自语。抗 NMDA 受体（++）。故最终确定诊断为：边缘叶脑炎。

立即调整治疗方案，给予注射用甲泼尼龙琥珀酸钠 500mg 冲击治疗 3 次，地塞米松磷酸钠注射液 10mg 壶入 1 次 / 日 ×5 天，后改为醋酸泼尼松片 45mg 口服，1 次 / 日，并逐渐减量至停用。经治疗患者意识清晰，接触一般，注意力集中，应答切题。未再查及精神症状，计算力正常，100–7 顺减无误。表情自然，情绪平稳，情感反应与内心体验相协调。

对病情部分认识，自知力部分存在，住院 41 天出院。

病例解析

20 世纪 60 年代，选择性累及边缘叶结构（海马、杏仁核、岛叶皮质等）的一类中枢神经系统炎性疾病被首次报道，称为边缘叶脑炎（limbic encephalitis），通常认为其与肿瘤相关，故又称为副肿瘤边缘叶脑炎。边缘叶脑炎通常分为 3 类，即病毒感染性、自身抗体介导性及自身免疫疾病伴随性脑炎，抗 NMDA 受体脑炎是其中的一种，属于自身免疫性脑炎。该类脑炎多发于伴有畸胎瘤的女性患者中，也可见于儿童及成年男性肿瘤患者，甚至不伴有肿瘤的患者。其临床表现为显著的精神症状、意识障碍、痫性发作、运动障碍、自主神经功能障碍等。

一、抗 NMDA 受体脑炎的发病机制

NMDA 是谷氨酸受体系统的一个亚族。谷氨酸作为兴奋性神经递质广泛分布于大脑的各个脑区并影响多种神经元功能，其中尤以额叶皮质、纹状体、丘脑和海马的受体数量和密度明显较高，共有 100 余种不同的受体类型，但主要分为两大类：离子通道型和代谢型受体。离子通道型又再分为 NMDA，AMPA 和 KA（有学者译为海人草酸）三类不同受体，主要受离子 Na，Ca 离子的门控调节，当神经元处于静息膜电位时，离子通道被 Mg 离子所阻断，在 AMPA 和 KA 受体受刺激而活化后，Mg 离子的阻断作用消失，NMDA 通道开放，Na 和 Ca 离子内流至神经元胞质内，使神经元除极，激活 NO 合成酶而发挥递质作用。NMDA 受体包含一些影响其作用的调节位点，如在离子通道内部的苯环利定、氯胺酮和 MK–801 这类非竞争性拮抗剂结合位点，与谷氨酸相同作用位点的竞争性拮抗剂结合位点，又有能激活甘氨酸的结合位点。

NMDA 受体的低功能假说可以解释抗 NMDA 脑炎的发生。研究发现，NMDA 受体拮抗物可加速精神分裂症患者的精神症状发展，使健康个体出现精神症状。而 NMDA 受体活化物可减轻精神分裂症的症状。NMDA 受体的抗体可抑制突触前 GABA 中间神经元中 NMDA 受体的活性，造成 GABA 释放减少，减弱对突触后谷氨酸能递质的抑制，皮质下及前额皮质中谷氨酸的释放增多，谷氨酸与 DA 的调节可引起精神分裂症症状和运动障碍。

二、抗 NMDA 受体脑炎的临床表现

抗 NMDA 受体脑炎是一种免疫相关的、与抗 NMDA 受体抗体相关的神经心理综合征，常发生于育龄年轻女性，但在男性及各年龄段女性都有报道，常合并畸胎瘤，少数并发小细胞肺癌、睾丸畸胎瘤等。抗 NMDA 受体脑炎典型症状类似精神分裂症，易被误诊为精神

疾病，得不到有效的治疗。需要注意的是，患者起病前期常有发热、头痛、乏力等非特异性的病毒感染类似的前驱期症状，几天后开始出现精神行为的异常，有早期局灶性神系统阳性体征，有器质性精神病的临床特点如意识不清、智能改变、定向力差、幻觉、重复言语等。此患者入院时表现为意识浑浊，汗多，注意力不集中，检查不合作。重复医生的问话。查及可疑幻视、幻听。扮鬼脸，自笑。情绪不稳，日间常哭泣，安慰后可停止哭泣。表情呆滞，情感淡漠。智能下降。算不出 100−7=？。时间、地点、人物定向力差，认为现在是冬季，认为姑姑、姑父是自己的姐姐、哥哥。认为自己住在 4 楼（实际为 1 楼）。无自知力。病程中多次出现癫痫为全面强直阵挛发作，表现为意识丧失，头后仰，双眼上翻，右侧凝视，全身肌肉僵硬，四肢强直阵挛。临床资料提示，患者主要存在几大类症状群：①急性脑病综合征。时间、地点、人物定向障碍，记忆力下降，注意力不集中，判断推理能力下降等。②精神病性症状群。可疑幻视、幻听及行为异常。③神经系统症状群。意识不清，间断抽搐发作。症状表现在病程中的主次关系上，急性脑病综合征症状贯穿疾病全过程居主要地位，精神病性症状具有片段、不连续的特点，居次要地位。故考虑患者为器质性精神障碍。因患者为 15 岁学生，平素身体健康，既往无精神活性物质滥用史，近期无毒物接触史，病前无颅脑外伤史，结合其发病前有发热，故入院门诊以病毒性脑炎所致的精神障碍收住院，但入院后经过反复脑脊液检查，糖和氯化物正常，脑脊液病毒抗体均为阴性；脑电图、脑 CT、脑部磁共振检查均正常。后将脑脊液送北京某医院查免疫相关抗体，NMDA 抗体（++），诊断为抗 NMDA 受体脑炎。

各国学者将此病患者的不同临床表现分为 5 期：

（1）前驱期：头痛、发热、恶心、呕吐、腹泻或上呼吸道感染症状。

（2）精神症状期：癫痫、错觉、幻觉、妄想、偏执等。

（3）无反应期：通常表现为分离性无反应状态，即患者闭眼，对疼痛刺激物反应、口头言语减少和模仿言语，有视觉威胁时患者不会自然躲避。

（4）运动过多期：异常运动及自主神经功能紊乱。如怪异性口－舌－面部异常运动、强制性下颌张开闭合、肌张力障碍、间歇性睁眼偏斜或协同障碍。

（5）恢复期：是一个逐级化的过程，与症状的发生顺序正好相反，随着自主神经功能的稳定，患者逐渐开始恢复意识，呼吸、肌张力障碍及发作得到改善，社会功能在最后得到好转。

三、抗 NMDA 受体脑炎的诊断依据

抗 NMDA 受体脑炎尚无统一的诊断标准，目前多数学者倾向采用以下标准：对于年轻女性患者，临床出现不明原因的精神症状伴痫性发作、记忆力丧失、意识和运动障碍甚至出现中枢性通气不足，特别是伴有卵巢畸胎瘤者，脑脊液和血液抗 NMDA 受体阳性，即可

明确诊断。

四、抗 NMDA 受体脑炎的治疗

包括一线治疗及二线治疗。一线治疗主要是指类固醇激素治疗、免疫球蛋白治疗、肿瘤切除及血浆置换；二线治疗主要是指免疫抑制剂治疗，如环磷酰胺、硫唑嘌呤等。经过积极治疗后大多数病情恢复良好，少数遗留后遗症，极少数病情危重。

五、本例抗 NMDA 受体脑炎启示

因 NMDA 脑炎临床特点主要为精神、行为异常，癫痫发作和面部肌肉活动障碍，尤其是其面部肌肉及下颌关节部位及躯干肌肉的异常活动与抗精神病药物所致的锥体外系反应：急性肌张力增高相似，故须注意鉴别诊断。临床上，精神专科医师对于突发精神症状的患者，要详细采集病史，仔细做体格检查，尤其要及时完成各项辅助检查，排除器质性精神障碍，对可疑疾病进行鉴别诊断，并进行全面综合分析，方能降低误诊率。因现阶段国内只有几家医疗机构能检测 NMDA 受体抗体指标，故熟知该病的特点，提高对该病的识别，做到早诊断、早治疗，对本病的预后十分重要。

（984 医院　张尚荣　张进岭）

参考文献

[1] 刘蕾，任连坤，焦劲松 . 边缘性脑炎与相关抗体的研究现状 [J]. 中华神经科杂志，2011，44：719-721.

[2] Dalmau J，Lancaster E，Martinez HE，et al. Clinical experience and laboratory investigations in patients with anti. NMDAR encephalitis [J]. *Lancet Neurol*，2011，10：63-74.

[3] 王晓慧，方方，丁昌红，等 . 儿童抗 N- 甲基 -D- 天冬氨酸受体脑炎七例[J]. 中华儿科杂志，2012，50(12)：885-889.

病例 10　腺病毒性脑炎所致的精神障碍

刘某，男，19岁。未婚，汉族，大一在读。因“发热、咳嗽22天，伴话多、情绪不稳1周”于2016年11月24日第1次入我院。病史由姑姑代诉。

【现病史】患者缘于2016年11月2日受凉后出现发热，最高体温达41.0℃，无鼻塞、流涕、咳嗽、咳痰、喘憋等症状，就诊于唐山当地门诊，给予“静脉输液（具体用药不详）”治疗后仍发热，并且伴有咳嗽、咳痰，为黄色黏痰，不易咳出。7月左右先后就诊于唐山某医院及开滦总医院，胸部X线片及胸部CT提示右肺中叶及双下肺大叶性肺炎，右侧胸腔积液，给予“哌拉西林2.5g静脉滴注2次/日，左氧氟沙星0.4g静脉滴注1次/日”治疗1天。自行转至宣化第二附属医院门诊就诊，给予静脉输液治疗（具体用药不详）1天。患者喘憋加重，活动后明显，伴有右侧胸痛，性质不详，深吸气后加重。于9日转至张家口某医院，考虑“肺部感染、呼吸衰竭”，收入ICU住院治疗。入院后给予经口气管插管有创呼吸机通气，“泰能、阿奇霉素、万古霉素”抗感染治疗，间断使用“地塞米松磷酸钠10mg”降温，症状未见明显改善。15日转至北京某医院RICU，给予完善相关检查及化验，诊断为腺病毒感染，给予抗感染及抗病毒治疗4天，体温降至正常。住院期间监测肝功能异常，给予保肝药物对症处理，D-二聚体偏高，给予依诺肝素皮下注射抗凝。19日患者由呼吸监护室转至呼吸2病区继续治疗。患者出现言语增多，情绪激动，请心理咨询科会诊，考虑兴奋状态，建议口服思瑞康治疗，效果欠佳，22日办理出院手续，建议转至专科医院进一步治疗，并建议继续头孢类药物联合更昔洛韦抗感染治疗。家属陪同其到安定医院就诊，给予奥氮平片5mg口服，1次/晚，奥沙西泮片15mg口服，1次/午，15mg口服，1次/晚，效果欠佳。夜间不睡觉，话多，有冲动、发脾气，后为求进一步治疗带患者来我院，急诊以“兴奋状态、脑器质性精神病”急收入我科。

【既往史】无其他疾病史和传染病史，两系三代无精神疾病史。

【个人史】父亲已故，母亲改嫁，自幼跟随爷爷、奶奶一起生活。适龄上学，大一在读，病前性格内向。

【入院后查体】急性病容，精神萎靡，呼吸急促，两肺呼吸音粗，叩诊呈实音，两肺可闻及干、湿啰音和痰鸣音。

【精神检查】意识清，服饰欠整洁，接触主动，注意力欠集中，检查欠合作，生活自理差。未查及幻听、幻视、错觉。无感知觉综合障碍。语量多，语速快，语调偏高，有时问话时说半句，后诉你都知道的，有时滔滔不绝，言语难以打断。未引出被害、被监视、跟踪等妄想内容，无病理性赘述及象征性思维。计算力、记忆力可，分析及综合能力尚可，一般常识能理解。情绪不稳定，易发脾气，不让奶奶进屋。表情显兴奋，情感反应与客观环境不协调。无怪异性行为及表情，无抑郁、悲观、厌世情绪流露。存在精神运动性兴奋，来回在病房走动，烦躁，与周围人关系一般。对时间、空间及人物定向力尚可。无求治欲望，对自身病情无正确认识能力，无自知力。

【辅助检查】头颅 CT：未见明显异常；胸部 CT 平扫：双肺感染伴实变，纵隔淋巴结增大，少量胸腔积液；血常规示：血小板计数 $424 \times 10^9/L$，红细胞计数 $4.22 \times 10^{12}/L$，余大致正常；出凝血五项：D- 二聚体 2.76μg/ml，余大致正常；肝肾功能：谷丙转氨酶 79U/L，钠 132mmol/L，余大致正常。

【初步诊断】①腺病毒性脑炎所致的精神障碍；②腺病毒感染（无传染性）；③重症肺炎；④肝功能异常。

【治疗】入院后采纳朝阳医院治疗计划，给予头孢呋辛钠 1.5g，VD，每 6 小时 1 次，阿昔洛韦 500mg 静脉滴注，每 8 小时 1 次，连续 10 天，患者体温一直控制在正常范围后停用。因入院时患者兴奋话多，情绪不稳，给予奥氮平片（最大剂量）10mg 口服，1 片 / 晚，丙戊酸镁缓释片 0.5g 口服，2 次 / 日，并给予保肝药物对症处理。服药 1 周后症状逐渐减轻，于 1 周后临床痊愈办理出院手续。

回顾病史材料，此患者有以下特点：

（1）发病前有明显高热、昏迷史，应用抗感染治疗后症状逐渐加重。

（2）对于诊断分析，患者重症肺炎后出现兴奋话多，情绪不稳等表现，住院期间间断使用激素，那么究竟是腺病毒感染后侵犯脑神经所致的精神障碍，还是激素治疗后副作用所致呢？

病例解析

一、关于腺病毒感染

腺病毒是引起人类急性呼吸道感染的重要病原体之一。感染人体的腺病毒有 A ～ G 7 个亚属，在我国常见的引起呼吸道感染的腺病毒多集中在 B 亚属及 E 亚属。腺病毒主要经过呼吸道传播，其发病具有一定的聚集性。常有大面积传播流行的趋势。腺病毒感染后常具有重症的肺部炎症，CT 显示肺部常有大叶实变和斑片状影，这也是其致死率高的主要原因。张志强等报道的 11 例散发患者，3 例死亡，4 例出现不同程度的精神症状，如失眠、狂躁、偏执，说明其对于大脑的侵犯较为常见。其诊断主要是腺病毒抗体阳性和基因测序检查以确诊是腺病毒感染和其感染的亚属。其主要治疗是抗病毒治疗和激素治疗，通常是应用利巴韦林抗病毒治疗，常用剂量是每次 500mg，2 次 / 日。同时给予甲泼尼龙，剂量需要根据患者的病情进行调整，一般为 80 ～ 320mg/d。此外，根据患者是否合并了细菌感染，选择相应的抗生素治疗。

二、关于激素所致的精神障碍

在病毒性脑炎的治疗过程中常要使用大量的糖皮质激素，而糖皮质激素也能引起患者出现精神症状，这些症状通常在激素使用后出现，表现为欣快，言语和动作增多，失眠，容易激惹，动作不稳定，严重时可出现精神错乱。患者的精神症状往往与药物剂量的增减有明显的关系，当增加药物剂量时，患者的精神症状加重，当减少药物剂量时，则患者的精神症状有所减轻。如果考虑患者是在使用激素后出现的精神症状，则应减少药物的剂量。

三、关于病毒性脑炎所致的精神障碍

20% ～ 70% 脑炎所致精神障碍的患者在其病前有病毒感染史，最常见的是感冒，有的患者则是胃肠炎、腮腺炎和结膜炎等。这些病毒侵入脑组织，引起炎性变化，患者通常表现为精神异常、意识障碍、发热、抽搐、尿失禁等。发病年龄以青壮年为主。病毒感染性的脑炎可出现任何的精神症状，包括谵妄、精神病性症状、狂躁、抑郁、痴呆、紧张症、行为改变、激越和焦虑等。如果患者出现发热、颈强直、头痛、视觉变化或局灶性的神经系统体征，首先应当考虑病毒性脑炎。

病毒性脑炎所致的精神障碍具有弥散性脑损害的症状和体征，少数患者可出现局灶性脑损害的临床表现。通常是急性和亚急性起病，大多数在 2 周内症状达到高峰。

1. 前驱症状　患者在病前数分钟或者 1 ～ 2 周出现前驱症状，有的患者甚至可长达几个月。有 35% ～ 60% 的患者有前驱症状，个别学者报道约有 82% 的患者可出现前驱症状。主要的前驱症状有低热、畏寒、流涕、鼻塞、咳嗽、全身不适、食欲缺乏等上呼吸道感染的症状，其次为恶心、呕吐、腹泻、腹痛等消化系统症状。

2. 临床表现　起病呈急性和亚急性，从发病到临床表现的最高峰多为 2 周左右，少数为 4 周左右。首发症状以精神症状最常见，故容易将其误诊为各类精神疾病。

（1）发热：20% ～ 60% 的患者有发热症状，少数患者为高热。

（2）意识障碍：50% ～ 90% 的患者可出现不同程度的意识障碍，包括意识迷糊、谵妄、昏迷等，可在发病之初就出现，也可以出现在其他精神症状之后。部分患者的意识始终是清楚的。意识障碍在早期呈波动性，一天中时轻时重，到了晚期则意识障碍逐渐加深。30% ～ 90% 的患者可出现尿失禁。

（3）精神异常：在病期的各个时期都可出现。出现率为 81%。50% 以上的患者其首发症状就是精神症状，可表现为精神分裂症样的症状，如极度的精神运动性的兴奋，自语，兴奋躁动，情绪的不稳定，自伤伤人，撕衣毁物，动作杂乱无章。有的患者则出现精神运动性的抑制，表现为情感淡漠，反应迟钝，懒散、言语和活动的减少，甚至缄默不语和拒食。有的患者还出现亚木僵状态。还可以有不固定的关系妄想、被害妄想、疑病妄想等。有的患者表现为情感障碍，如情绪波动较为明显，兴奋症状可在夜间加重，甚至出现惊恐、抑郁、消极、易怒、强哭和痴笑等。还有的患者则出现智能障碍，表现为轻度的记忆力障碍，注意力的涣散，错构和虚构，严重者甚至表现为痴呆的症状。

（4）神经系统的症状和体征：可以表现为抽搐发作，不自主运动，瘫痪，自主神经的症状，原始反射等。17% ～ 74% 的患者在疾病过程中可出现各种类型的抽搐，主要是癫痫大发作或者癫痫的持续状态，还有的患者则出现局限性的发作和肌阵挛。16% ～ 20% 的患者可出现多动、舞蹈样的运动、扭转痉挛、不自主地咀嚼、舔舌、摸索样的动作。27% ～ 86% 的患者可发生肢体的瘫痪。有的患者则伴有吞咽困难、舔舌、摸索等不自主运动。13% ～ 48% 的患者可出现自主神经的症状，表现为多汗、唾液分泌增多、颜面潮红、面部油脂增多、呼吸急迫、血压脉搏不稳等。许多患者也可出现原始反射，如吸吮、噘嘴，以及寻找、强握、摸索等反应。

四、关于抗病毒治疗

由于本病进展迅速，早期有效的抗病毒治疗可显著改善预后。利巴韦林是一种强效的单磷酸次黄嘌呤核苷（IMP）脱氢酶抑制剂，能够阻碍病毒核酸的合成，具有广谱的抗病毒性能，对于多种病毒，如呼吸道合胞病毒，流感病毒、单纯疱疹病毒具有抑制作用，对流感、腺病毒肺炎、疱疹和麻疹有防治作用。

五、关于糖皮质激素治疗

糖皮质激素在治疗重症肺炎中有充分的理论依据。2007 年美国感染疾病协会 / 美国胸科协会推荐在重症肺炎患者中使用全身性的糖皮质激素治疗。

（984 医院　易晓宏　王晓慧）

参考文献

［1］Guo L，Gonzalez R，Zhou H，et al. Detection of three human adenovirus species in adults with respiratory infection in China［J］. *Eur J Clin Microbiol Infect Dis*，2012，31（6）：1051-1058.

［2］张志强，翟永志，陈歆，等. 成人腺病毒 B 组 55 型重症肺炎 11 例诊治分析［J］. 中国全科医学，2013，16（128）：4200-4203.

[3] Sittinger H, Muller M, Schweizer I, et al. Mild cognitive impairment after viral meningitis in adults [J]. *J Neurol*, 2002, 249: 554–560.

[4] Whiley RJ, Gnann JW. Viral encephalitis : familiar infections and emerging pathogens [J] .*Lancet*, 2002, 359: 507–514.

[5] Nichols WG, Campbell AJ, Boeckh M.Respiratory viruses other than influenza virus : impact and therapeutic advances [J]. *Clin Microbiol Rev*, 2008, 21 (2) : 274–290.

[6] Mandell LA, Wunderink RG, Anzueto A, et al. Infectious Diseases Society of America: American Thoracic Society Infectious Diseases Society of America/American Thoracic Society guidelines on the management of community–acquired pneumonia in adults [J]. *Clin Infect Dis*, 2007, 44 (suppl 2) : S27–S72.

病例 11　因肝药酶缺乏致小剂量氯氮平引起恶性综合征

金某，男，45 岁。未婚。主因“反复亲近女性、捡垃圾 25 年，不语、不动 1 天”于 2009 年 2 月 7 日入院。

【现病史】1984 年上大学时失恋后，逐渐出现：看到年轻女性就搂抱，或故意碰对方身体，因此经常挨打；看到路边、地上东西控制不住要去捡。上述行为反复出现，大学成绩较差，未念完回家。回家后在家人帮助下找到一份“描图”工作。患者开始尚能坚持工作，后逐渐表现差，上班时间外出，到处乱走，经常遭到领导批评，工作约 2 年后，在家休息。不在家待，到处乱走，看到女同志就抱，曾被打掉多颗牙齿。随后到“汉中医院、西安精神病院”住院治疗，诊断 “精神分裂症”，曾给予“奋乃静、氯丙嗪、舒必利（具体剂量不详）”等药物治疗，效果一般。出院后断续上班，仍经常外出抱女同志被打。1990 年在当地精神病医院，住院治疗，换用氯氮平治疗至今。后经常因捡垃圾、抱女同志多次反复住院治疗。2004 年跟随父母到北京妹妹家，小区人反映：患者经常抱别人家小女孩亲，故意碰女同志。2005 年 8 月到回龙观医院住院，2006 年转到某精神病院，诊断：精神分裂症－残留型，继续给予氯氮平治疗，2008 年 12 月 31 日出院，维持剂量 150mg/d。出院后家人看其病情平衡，自行减药至 75mg/d。2009 年 2 月 3 日，家人为患者找到一份保安工作，因晚上上夜班，患者自行将药减量；6 日患者站岗时出现不动、不语，同事将其强行拉回宿舍，次日家属到单位宿舍发现患者仍站着不动。家人打 110 送入我院。急诊以“木僵状态”收入院。病后患者生活自理性差，生活懒散，需有人督促、照料，未见自杀行为、冲动行为，睡眠差，1 天未进食，大小便未解。

【既往史】无其他疾病和传染病史。

【个人史】病前性格内向。

【家族史】两系三代无其他遗传病史和相同疾病史。

【辅助检查】急查快速血糖 6.3mmol/L。血常规：白细胞计数 14.7×10^9/L，中性粒细胞 11.6×10^9/L，中性粒细胞 78.9%、淋巴细胞 10.1%；心肌酶谱：肌酸激酶 217U/L；快速肾功八项：氯 109mmol/L，尿酸 514μmol/L，示大致正常。心电图：窦性心动过速（125），正常范围心电图。

【入院查体】意识不清，问话不答，强制抬入病房。瞳孔左侧 5.5mm，右侧 2.5mm，右侧对光反射迟钝、巴氏征可疑阳性。脑部 CT 大致正常。不食不动，缄默不语，肌张力增高，主动性违拗，1天未进食水，体温升高，白细胞、中性粒细胞增高，瞳孔大小不等。

【入院诊断】①精神分裂症；②恶性综合征；③木僵状态。

【治疗过程】考虑患者为骤然停药的反应，停用抗精神病药物，给予补液，抗炎、促排泄及甲磺酸溴隐亭 2.5mg，3次/日对抗药物副作用。约2周后患者紧张、少语少动明显缓解，渐出现自言自语，调整为富马酸喹硫平片剂量加至 0.5g/d，患者出现意识不清，不认识人，行为紊乱等，高热、大汗、肌张力高，考虑药物反应——恶性综合征，故逐渐停用，此后又先后调整阿立哌唑片、丁二酸洛沙平，患者对药物均较敏感，调药过程中副作用明显。后评估病情并征得家属同意，再次给予氯氮平片治疗，滴定调整药物剂量。2009年8月—2009年9月氯氮平片 75mg/d；2009年9月之后，氯氮平片 87.5mg/d，疗效显著，病情平稳，未见明显阳性体征，未见明显药物副作用。并给予基因检测，对 CYP2D6*10、*5 两个位点做了基因检测。检测结果表明该患者在 CYP2D6*10 位点发生突变，属于较慢代谢者，药物代谢能力较差，与普通基因型患者相比较，在使用同样剂量的氯氮平的情况下，该患者的血药浓度相对较高。此后随访患者病情尚稳定，定期门诊随诊开药。

病例解析

一、关于停药综合征

精神药物的停用与开始治疗一样要慎重，因为在停药过程中常会出现停药反应或复燃和复发的风险。为了准确地进行医疗决策，必须鉴别上述情况。如果患者在停药后短期内出现了症状，要进行鉴别是停药反应还是症状的反弹（复燃），一般情况下症状的反弹是出现了原有症状，而停药反应则是出现了新的症状。如果是停药反应则可以观察，不急于处理，如果是复燃则应当加大药物的剂量。复燃是当患者停止有效治疗后，或尽管治疗仍在继续，但疾病的主要临床症状再次出现。在目前停药还是基于医生的经验，还要在了解患者的既往史和进行足够的随访后，才能缓慢地减药或停用。复发是指在治疗或停止治疗后患者的症状完全缓解的4～6个月后，再次出现症状。判断的准确性有助于我们及时处置。

二、关于恶性综合征

恶性综合征（NMS）是抗精神病药物所致的一种少见和严重的副作用，往往在加大药物剂量或更换药物时急性发病。该综合征是由于抗精神病药物引起黑质纹状体和脊髓多巴胺受体过度抑制所致的严重症状群。其多在治疗开始的1周之内患者出现严重的高热，全身的肌张力增高或肌肉强直，有肌震颤和吞咽困难，并且有明显自主神经系统症状，如心动过速、出汗、排尿困难和血压升高等。患者表情淡漠或出现意识障碍。实验室检查可见白细胞计数增高，肌酸磷酸激酶升高，如果不及时处理可迅速发生心力衰竭或虚脱甚至死亡，死亡率可达 22%。死亡的原因多是肺部感染、肾衰竭、呼吸衰竭和心力衰竭。有脑器质疾病或身体虚弱，或近期饮食不好、兴奋躁动者容易发生。

Levensen 将恶性综合征的临床表现分为主要表现和次要表现：主要表现有发热、肌肉强直和血液肌酸磷酸激酶升高；次要表现有心动过速、血压异常、呼吸急促、多汗和白细胞计数增高。

恶性综合征的治疗：①停用所有的抗精神病药物。②头部置冰帽或冰袋冷敷，或用酒精擦浴降温。无效时可用解热药，或进行人工冬眠疗法。③吸氧，必要时进行人工呼吸和气管插管，或气管切开辅助呼吸。④维持血压。⑤补液促进药物的排泄，主要用生理盐水。⑥纠正酸碱平衡、水电解质平衡紊乱。⑦预防感染和治疗感染。⑧多巴胺及多巴胺受体激动剂治疗，如左旋多巴 0.5g，3 次 / 日，或金刚烷胺 0.1g，3 次 / 日，或多巴丝肼 0.25g，3 次 / 日；或溴隐亭 7.5 ～ 20mg/d，分 2 ～ 3 次服用；或赛庚啶 4mg，3 次 / 日。⑨肌肉松弛剂治疗：给予缓解肌肉强直的药物，如硝苯呋海因 1 ～ 5mg/kg vo，每 6 小时一次，症状缓解后改为口服 100 ～ 200mg/d，对于可口服药每次 100mg，每日 4 次，持续 1 ～ 5 天，一旦患者肌肉松弛就可停用，或应用双哌雄酯 5mg，静脉注射，每 30 ～ 120 分钟重复注射 1 ～ 2mg，24 小时总量不超过 54mg。或应用地西泮 20 ～ 40mg 泵入，剂量应当调节到患者肌肉松弛的最小剂量，原则上每天不超过 90mg。⑩肾上腺皮质激素可改善患者身体的应激状态。

三、如何防止症状的复燃和复发

持续的药物治疗是防止症状复燃和复发最重要的措施，因此在治疗精神疾病时，需要完成急性治疗期、巩固治疗期和维持治疗期的治疗。急性治疗期是医生在用药个体化的原则下为患者摸索出最低有效治疗量，将患者的精神症状消除，没有残留症状。这个时间越短越好，但前提是没有残留症状。急性治疗期的时间一般是 6 ～ 12 周。接着进入巩固治疗期，用在急性治疗期有效的剂量继续服用 4 ～ 6 个月，巩固急性治疗期的成果，防止症状的复燃。一般巩固治疗期的时间是 4 ～ 6 个月。接着进入维持治疗期，维持治疗期的时间则应当根据患者病情的严重程度及既往发作的次数，需要延续治疗 1 ～ 5 年或更长时间。

四、关于药物过量或药物敏感性的判断

在进行药物治疗时，医生一定要注意对药物剂量和效果的判断。一些年轻的医生在急于控制精神症状时，往往看到症状仍存在时继续加用药物的剂量。这时就需要我们有这样的临床思维：尤其是药物已经达到有效治疗量时，效果不佳一定要注意该患者是不是没有

达到有效的血药浓度，须考虑药物代谢的因素，如吸烟、饮酒的患者，或同时使用了其他药物的患者，导致目前的血药浓度降低。有时精神症状控制不明显，并非完全因药物剂量不够所致，也有可能因个人体质特殊，对药物敏感，出现药物副作用。

五、关于精神药物的代谢

肝脏细胞色素酶 CYP 同工酶是药物代谢酶家族的一个代表，主要负责药物的代谢，有超过 80% 的处方药是通过 CYP 同工酶来代谢的。大多数的精神药物是通过该药酶代谢。肝脏细胞色素酶 CYP 同工酶是一个超过 30 个含有血红色酶的家族，它们主要位于肝细胞的内质网中，能够调节多种药物和内源性物质的氧化代谢，如前列腺素、不饱和脂肪酸、类固醇等。与精神科药物代谢相关的肝脏细胞色素酶 CYP 同工酶主要有 1A2，2D6，2E1，3A4，2C 等。其中 CYP2D6 酶参与近 70% 药物的代谢，包括许多常用精神类药物。随着研究的进展，已发现遗传的多态性可影响药物的代谢，尤其是 2C19 和 2D6 在人群中的代谢活性是不同的。在我国人群中，除 CYP2D6*10 的突变率为 37%～47%，其余位点突变率极低或未知。利培酮的代谢主要通过 CYP2D6 酶代谢，中国人群中的 CYP2D6*10（C100T）为常见突变位点，突变率约为 50%，该突变降低了 CYP2D6 酶活性，增加了利培酮的血药浓度。CYP1A2 酶参与了奥氮平和氯氮平的代谢，CYP1A2*1F（C734A）位点突变，增加了 CYP1A2 酶活性，可能降低了奥氮平和氯氮平的血药浓度；FDA 氯氮平说明书中指出，对于 CYP2D6 慢代谢型患者，需要降低使用剂量。CYP3A5 酶参与喹硫平代谢，CYP3A5*3（A6986G）突变，降低了 CYP3A5 酶活性，增加了喹硫平的血药浓度。

六、关于精神药物的基因监测及其意义

精神药物临床治疗与遗传多态性的影响越来越被人们所认识，因此在临床上进行与潜在药物相关的遗传多态性方面的基因分型测试越来越多。对于大多数患者来说，肝脏细胞色素酶 CYP 同工酶是属于正常代谢模式，这些同工酶的活性正常，而一小部分患者是低代谢的，因为这些酶活性缺乏而对药物非常敏感，因此在临床上要使用较小的剂量。否则的话，因为他们的血药浓度比正常人高，则容易改变药理活性和发生不良反应。还有更小一部分人是超速代谢者，他们的肝脏细胞色素酶 CYP 同工酶的活性要比常人高很多，因此药物代谢很快，所以如果期望取得较好的临床疗效，就有可能比其他人的药物剂量高很多。就本例患者来说，很可能是由于基因的突变而导致代谢降低。有研究表明，影响肝脏细胞色素酶 CYP 同工酶的遗传多态性有种族的差异性，15% ～ 20% 的亚裔美国人和非裔美国人是 CYP2C19 酶代谢不佳者，15% ～ 20% 亚裔美国人是 CYP2D6 酶代谢不佳者。基因检测的结果有利于为患者进行药物选择和剂量调整，制订和改进药物治疗方案，以降低不良反应发生率。在进行药物治疗前，如能够明确患者的药物相关基因类型，便可实现由“对

症下药”到“对人下药”的转变，从而提高疗效和减少不良反应。

（984 医院　易晓宏　王晓慧）

参考文献

[1] 王汝展. 精神类药物基因组学研究进展 [J]. 精神医学杂志，2016，29（1）：47–52.

[2] Xiang Q，Zhao X，Zhou Y，et al. Effect of CYP2D6，CYP3A5，and MDRl genetic polymorphisms on the pharmacokinetics of risperidone and its active moiety [J]. *J Clin Pharmacol*，2010，50（6）：659–666.

[3] Laika B，Leucht S，Heres S，et al. Pharmacogenetics and olanzapine treatment：CYP1A2*1F and serotonergic polymorphisms influence therapeutic outcome [J]. *Pharmacogenomics J*，2010，10（1）：20–29.

[4] Balibey H，Basoglu C，Lundgren S，et al. CYP1A2*1F polymorphism decreases clinical response to clozapine in patients with schizophrenia [J]. *Bull Clin Psychophannaeol*，2011，21（2）93–99.

[5] FDA.Highlights of Prescribing Information [EB/OL].（2015–09–21）[2002–10–21]. http：//www.Accessdata.Fda.gov/drugsatfda–docs/labeL/2015/019758s074lbl.

[6] Kim KA，Joo HJ，Lee HM，et al. Influence of ABCBl and CYP3A5 genetic polymorphisms on the pharmacokinetics of quetiapine in healthy volunteers [J]. *Pharmacogenet Genomics*，2014，24（1）：35–42.

[7] Ruiz P. Ethnicity and psychopharmacology [M]. *Washington*：*American Psychiatric Press*，2000.

病例 12 是消化系统疾病，还是抑郁障碍

马某，女，67 岁。退休工人。主因“食欲缺乏、乏力、不思饮食、间断情绪低落 3 个月”于 2012 年 10 月入院。

【现病史】3 个月前体重减轻约 10kg，偶有腹部不适。家人带其到某中医院、某区医院、某部队医院消化科就诊。诊断：慢性浅表性胃炎。给予对症治疗后症状未见明显缓解。后因其不配合治疗由消化内科转入心理科治疗。入院后追问病史，2012 年 11 月患者出现情绪低落，因为二女儿离婚，且大女儿的儿子结婚后住所离自己较远，心里便难过，活动减少，感觉躯体不适，尤其是进食后感觉腹胀，乏力。对日常喜欢的事情没有兴趣，不愿意出门，不愿意做家务。与人交流少。睡眠差，入睡困难，易醒。睡眠时间约 5 小时，记忆力减退，刚刚说过的话转眼就忘记。后来不愿意进食。体重下降明显，身体乏力。

【体格检查、辅助检查及化验检查】查体：患者营养差，消瘦，皮肤、巩膜苍白，皮肤弹性差，双下肢乏力，不能行走。膝反射减弱。病理征阴性。检验结果：血清钠最低 113mmol/L、低钾血症（3.4mmol/L）、低钙血症、贫血。CT 检查：肺部感染、脑梗死。

【入院诊断】①抑郁发作；②脑梗死；③低钠血症；④低钾血症；⑤营养不良。

【入院后治疗】①心电血压监护、间断低流量吸氧、记出入量、定时翻身叩背等基础护理治疗。②抗抑郁药物：米氮平片 15mg，1 次 / 晚，抗精神病药物奥氮平片 2.5mg，1 次 / 晚。后根据病情调整药物，草酸艾司西肽普兰片 15mg，1 次 / 早。③增强营养：静脉营养及鼻饲饮食。④消炎化痰、通便、促消化治疗。⑤纠正水、电解质平衡失调。

住院期间有情绪及精神状态的波动，患者始终具有较多的消化系统的主诉。在纠正水、电解质失衡的过程中，纠正低钠血症在很长时间内没有补足。且在后期纠正酸碱失衡过程中患者 PCO_2 增高，代谢性碱中毒，故给予无创呼吸机治疗 1 周后纠正。患者住院 65 天后痊愈出院，睡眠、饮食明显好转，情绪平稳，交流尚可。记忆力差。定向力完整。

病例解析

抑郁症是临床上一种常见病，是一种具有高患病率、高慢性复发率、高疾病负担和高自杀死亡率的精神疾病。据世界卫生组织（WOH）统计，全球的发病率为 3% ～ 5%，中国为 6.9%。近年来，抑郁症发病率有升高的趋势，国外报道抑郁症已是目前综合医院门诊

中最常见的精神障碍，其患病率为 12% ～ 40%，我国也基本相似。抑郁症在精神科的就诊率远低于其他临床科室，74% 左右的抑郁症患者大多会首先选择在综合医疗机构就诊。根据 WHO 全球疾病负担的报告，抑郁症在中国所致的伤残调整生命年（disability-adjusted life years，DALYs）损失为 6.9%，列所有疾病的第二位，与西方发达国家接近。国内的一些流行病学调查显示，在社区中抑郁症的患病率明显低于西方国家 20 ～ 100 倍，但有研究显示，在综合医院就诊的门诊和住院患者的问卷调查发现 10% ～ 30% 的患者伴有抑郁症状，这一比例与国外相近。在临床上，以往医生常注意患者是否有典型的三低症状，如情绪的低落、思维的迟缓、意志活动的减退，而有相当一部分患者常不以情绪症状为主诉，而是以躯体症状就诊，这样就使许多的患者误诊，有的患者甚至根本走不到精神科来。近年来许多学者提出中国抑郁症诊断率低的原因是患者躯体症状的主诉高于心境障碍的主诉。也有学者认为中国人常有述情障碍，所以常不能正确地表达自己的情绪和情感，而主诉躯体不适。还有学者提出中国医生对抑郁症的识别率低，在一项 WHO 15 个国家多中心的合作研究中发现，中国内科医生对抑郁症的识别率仅为 21%，明显低于其他国家的水平（55.6%）。

一、消化系统疾病与抑郁

消化系统疾病与抑郁症具有复杂的关系，很多有消化系统疾病的患者具有焦虑和抑郁情绪，尤其是功能性消化不良和肠易激惹综合征，有 70% 的患者有焦虑抑郁情绪。约 2/3 的患者中，焦虑和心境障碍在胃肠道症状发生前或是同时出现，这就提示焦虑和抑郁与胃肠道症状之间有着密切的联系。未经治疗的焦虑和抑郁可以预测消化道症状的预后差，而焦虑抑郁症状的缓解则伴随的胃肠道症状明显减轻。

二、抑郁症与躯体化症状

很多抑郁症以消化道症状起病。美国学者 Kleinman 认为约有 50% 的抑郁症患者到内科或其他科就诊，这是因为这些患者常有躯体症状，患者因为强调他们的躯体症状，至少 50% 被误诊。香港中文大学 Cheung 在 1982 年的研究中发现，中国香港地区抑郁症患者的临床就诊主诉症状与西方人不一样，最常见的 3 个躯体不适的主诉是疲乏（占 90%），疼痛（占 89%），胃肠道和心血管的症状（占 87%）。有时患者躯体不适的症状常掩盖了抑郁症状，使患者得不到正确的诊断和治疗。有学者还认为尤其是老年抑郁症患者，常表现为疼痛和躯体症状，而不主诉情绪问题。但躯体症状作为抑郁症的一大类症状，往往可由许多心理因素和生理机制所介导，包括焦虑、抑郁、对躯体症状的过分关注，以及出现一些生化和甲状腺功能的改变，甚至有的患者由于病耻感而虽然承认自己有情绪的问题，但他们常强调他们的情绪问题是由于患有严重的躯体疾病而出现的反应。

伴有躯体症状的抑郁症患者的预后较差。余雪芹等研究发现，抑郁症伴有躯体症状组平均病程比不伴躯体症状组显著延长，治疗起效的时间显著延迟，部分社会功能缺陷较情感症状组明显。此外，抑郁症患者在改善心境后，如果仍然残留躯体症状的话，会增加抑郁症复发的概率。Bohman 认为躯体症状是抑郁症较重和预后较差的标志，伴有躯体症状的抑郁症对药物治疗的反应差，达到缓解的较少。其针对伴有躯体症状的抑郁症青少年患者进行了长达 15 个月的随访，结果发现伴有躯体症状的抑郁症青少年可以预测成年心理精神疾病，且抑郁症青少年伴有的躯体症状的数量与患者的自杀行为、双相情感障碍、精神病性障碍、复发性抑郁和慢性抑郁呈正相关。该抑郁症患者在有明显的抑郁情绪后胃肠道不适为身体的首发信号，本人及其家人未给予重视，家人带其到多家医院内科就诊，但效果欠佳。后因不配合治疗才到精神心理科治疗。食欲减退为抑郁症患者多见症状，同时消化道不适首先是躯体发出警告，故应多关注此类患者。胃肠道为第二情绪器官。各种精神心理因素疾病如抑郁症可以引起脑 – 肠轴的紊乱，从而引起胃肠道功能紊乱，包括幽门螺杆菌的持续开放。大量相关文献研究发现，5– 羟色胺对消化道平滑肌有收缩及促进增生、增殖的作用，所以 5– 羟色胺在受体作用浓度下可使消化道平滑肌收缩、减缓增生，促使幽门口开放或开张迟缓。

三、抑郁症患者的述情障碍

一些学者对抑郁症进行了深入和细致的研究，他们发现躯体症状的主诉有时甚至是抑郁症唯一或主要的主诉。不论在西方国家还是东方国家，都存在着用躯体方式而不是用心理方式来表达苦恼的现象，这就是述情障碍。述情障碍也就是缺乏描述情绪的能力，缺乏和认识区分情感和躯体感受的能力，缺乏表达态度和感受的能力。1972 年 Sifneos 将这些特征命名为述情能力。一项研究显示，抑郁症患者 32.1% 存有述情障碍，述情障碍不仅与抑郁症相关，而且还存在着较低的生活满意度。另外，述情障碍与躯体化症状密切相关，存在述情障碍的患者具有更多的躯体症状。述情障碍一般用多伦多述情障碍量表（TAS）来进行评定，其中共能检测到 3 个因子，即 F1（识别情感障碍）、F2（描述情感障碍）和 F3（外向型思维）。有研究表明，抑郁症躯体症状的水平与述情障碍前两个因子显著相关，所以认为具有较多躯体症状的抑郁症患者存在识别不良情绪的障碍，不能描述和表达自己的情感，而将自己的不良情感以躯体不适的症状描述出来，所以他们常不能去专科医院就诊，而去综合医院的各个普通科室就诊。抑郁症患者的述情障碍是导致患者误诊的主要原因，由于患者心理障碍的症状不明显，加之述情障碍突出了躯体不适的症状，并坚持把症状归因于躯体疾病，由于综合医院医生缺乏精神医学知识，从而造成非精神科医生难以正确识别。Taylor 认为述情障碍是一种稳定的人格特质，反映的是个体在情感处理过程中的缺陷，在述情障碍的因子中只有 F1（缺乏情感识别的能力）与躯体化症状最为相关，为中等度的相关，其相关系数为 0.35，因此有学者提出述情障碍特别是 F1 因子可以敏感地预测患者的躯体化症状。

四、抑郁症患者胰岛素低血糖（改良的极化液）治疗

患者食欲缺乏、体形消瘦、营养不良，拒绝进食。给予静脉营养支持，锁骨下静脉穿刺，给予卡文注射液 + 胰岛素注射液。同时给予极化液治疗：5% 葡萄糖 500ml+ 胰岛素 10U+10% 氧化钾 10ml（关于其胰岛素使用可根据其本身的血糖敏感情况及其他躯体疾病适当调整）。极化液具有促进钾离子进入细胞内恢复细胞膜的极化状态，可促进自主神经系统功能的恢复，从而缓解患者的躯体性焦虑症状。胰岛素注射液使血糖下降从而引起神经系统兴奋产生情绪影响。降糖作用可促进食欲，以及保护心脏、扩张血管等非降糖作用。极化液治疗为胰岛素休克治疗的演变治疗方法。

五、抑郁症与水、电解质平衡的紊乱

在抑郁症患者，尤其长期的慢性抑郁症患者，由于有消化道症状和食欲减退，甚至恶心、呕吐，患者往往会出现水和电解质平衡的紊乱，在临床上最常见的是低钠血症和代谢性酸中毒。低钠血症患者也可出现一些精神症状，如嗜睡、昏睡、意识混乱、精神病性症状、容易激惹等。抑郁症患者代谢性酸中毒多为慢性，也有急性的，当酸中毒严重或发展较快时，患者可出现疲劳和淡漠，随后还可出现意识障碍，如谵妄、昏睡和昏迷。而慢性代谢性酸中毒患者可有抑郁、明显的厌食和疲劳。

纠正电解质紊乱需要注意的事项：当患者出现水、电解质平衡和酸碱平衡失调，一定要积极治疗。补充血清钠时，根据检验结果及脱水严重程度补充血清钠，首日补充总入量 = 日需要量 + 既往丢失量 + 继续丢失量，但首日补充量应为总量的 1/3 ～ 1/2。有学者认为第 2 天补充血钠量，可以根据第 2 天复查的实际血清钠值重新计算补钠。但根据此患者病例经验，补充血清钠时，按第 2 天实际检验结果重新计算补充时基本都不能补到正常范围值。故有学者认为可以隔日复查血清钠，第 2 天补充的血清钠量根据前一天血清钠检验结果继续补充。同时血清电解质变化可引起意识状态及精神症状改变，注意鉴别及治疗调整。在纠酸的过程中不要过快，否则容易造成代谢性碱中毒。补钠分为以下 3 种。

1. 高渗性失水　高渗性失水时患者脑细胞和脑脊液渗透浓度升高，若治疗使血浆和细胞外液钠浓度与渗透浓度过快下降，可致脑水肿。故一般认为，在治疗开始的 48 小时内，血浆钠浓度每小时下降不超过 0.5mmol/L。若患者存在休克，应先给予 0.9% 氯化钠注射液，并酌情补充胶体，待休克纠正，血钠＞ 155mmol/L，血浆渗透浓度＞ 350mOsm/L，可给予 0.6% 低渗氯化钠注射液。待血浆渗透浓度＜ 330mOsm/L，改用 0.9% 氯化钠注射液。补液总量根据下列公式计算，作为参考：

所需补水量（ml）=［血清钠测定值（mmol/L）- 血钠正常值（mmol/L）］× 体重（kg）×4（男性常数 4，女性 3，婴儿 5）

一般第 1 天补给半量，余量在以后 2 ～ 3 天内补给，并根据心、肺、肾功能酌情调节。

2. 等渗性失水　原则上给予等渗溶液，如 0.9% 氯化钠注射液或复方氯化钠注射液，但上述溶液氯浓度明显高于血浆，单独大量使用可致高氯血症，故可将 0.9% 氯化钠注射液和 1.25% 碳酸氢钠或 1.86%（1/6M）乳酸钠以 7∶3 的比例配制后补给。后者氯浓度为 107mmol/L，并可纠正代谢性酸中毒。补给量可按体重或血细胞比容计算，作为参考。①按体重计算：补液量（L）=［体重下降（kg）×142］/154；②按血细胞比容计算：补液量（L）=［实际血细胞比容 - 正常血细胞比容 × 体重（kg）×0.2］/ 正常血细胞比容。正常血细胞比容男性为 48%，女性为 42%。

3. 低渗性失水　严重低钠血症患者，脑细胞内溶质减少以维持细胞容积。若治疗使血浆和细胞外液钠浓度与渗透浓度迅速回升，可致脑细胞损伤。一般认为，当血钠低于 120mmol/L 时，治疗使血钠上升速度为每小时 0.5mmol/L，不超过每小时 1.5mmol/L。当血钠低于 120mmol/L 时或出现中枢神经系统症状时，可给予 3% ～ 5% 氯化钠注射液缓慢滴注。一般要求在 6 小时内将血钠浓度提高至 120mmol/L 以上。补钠量（mmol/L）=［142- 实际血钠浓度（mmol/L）］× 体重（kg）×0.2。待血钠回升至 120mmol/L 以上，可改用等渗溶液或等渗溶液中酌情加入高渗葡萄糖注射液或 10% 氯化钠注射液。

结合患者病史及化验结果，考虑为低渗性失水，故按照公式：补钠量（mmol/L）=［142- 实际血钠浓度（mmol/L）］× 体重（kg）×0.6（男性 0.6，女性 0.5）计算，给予浓氯化钠缓慢静脉滴注治疗。

六、关于抑郁症患者的记忆力减退

该患者整体病情好转后记忆力有所改善，但仍存在着记忆力减退，而其本身抑郁症也会对记忆力有影响。同时患者患有脑梗死、低钠血症等躯体疾病，不排除躯体疾病对记忆力的影响。以往人们认为精神分裂症对人的认知功能是有损害的，认为抑郁症患者的认知功能损害是暂时，随着抑郁症的好转，认知功能可以恢复，抑郁症远期是没有认知功能损害的。抑郁症患者的认知功能损害是近几年专家和学者关注的焦点。近年来国内外许多学者发现抑郁症患者存在着广泛的认知功能障碍，主要包括注意力、记忆力、执行功能的损害。有的学者认为主要是以操作能力的损害为主，而且预后差，30% ～ 50% 的患者不能充分地缓解，而且患者同时存在工作和学习效率低下，人际交往能力差，过分依赖等社会功能障碍。有研究发现，抑郁症状与执行功能、处理速度、记忆、日常功能表现有显著的相关性。抑郁症的认知功能损害程度与抑郁的严重程度、抑郁症的迟滞和日夜变化相关。在抑郁症患者中认知功能在抑郁症状和日常功能之间起着中介的作用，且伴有精神病性症状的患者认知功能损害程度较重。Baune 等发现在首发的抑郁症患者中，其注意力、即刻记忆力、语言功能和视空间功能均受损，但是延迟记忆功能没有损伤。在抗抑郁治疗后虽然患者的认知功能有明显改善，但不一定能达到正常水平，特别是记忆和执行功能，而且老年抑郁症患者发展为进展性痴呆的可能性大。影像学研究发现，抑郁症患者的额叶和边缘系统等的多个脑区的灰质结构、功能和白质的完整性出现了异常。神经内分泌学研究发现，抑郁症患者的下丘脑 – 垂体 – 肾上腺素轴功能亢进，糖皮质激素的兴奋性毒性作用导致海马和皮质神经元受到持续的损害。同时抑郁症患者还存在着脑源性神经因子表达下降，从而导致海马和皮质可塑性和细胞再生能力受损。所以，抑郁症患者的脑结构和代谢变化可能是患者出现认知功能障碍的重要基础。目前大家公认的是，缓解期抑郁症患者大部分的认知功能得不到改善，如执行功能、工作记忆、注意力等均有障碍，而学习和记忆也只是部分改善，所以更多的学者认为这是抑郁症特质性的症状，并被认为是导致抑郁症预后不佳的主要原因。还有研究认为伴有认知功能障碍的抑郁症对抗抑郁药治疗的敏感性较差，其抗抑郁治疗的效果也差。现在一些学者注意到抑郁症患者的认知功能治疗，目前的研究主要是药物治疗和认知功能的干预，其中药物治疗主要是现在使用的各种抗抑郁药，由于这些抗抑郁药具有调节突触间隙中的单胺类神经递质的作用，如 5– 羟色胺、去甲肾上腺素、多巴胺的浓度，从而可改善患者的抑郁症状和认知功能障碍。功能性磁共振研究显示，经过抗抑郁药物治疗后，患者大脑某些功能区活性发生逆转，尤其是前额叶和边缘系统。还有的学者认为改善患者的认知功能是间接的作用，即抗抑郁药物改变了患者的正性情绪到负性情绪加工的相对平衡，这为抑郁症患者的认知功能改善提供了更加健康的社会环境基础，从而矫正了患者的认知。安非他酮是一种选择性的多巴胺受体拮抗剂，而且能对多巴胺和去甲肾上腺素进行调节，有研究证明其可以改善患者的记忆和精神运动处理的能力。认知矫正训练是近几年兴起的对患者认知功能损害的干预方法，其是神经心理教育矫正法和计算计划的认知功能再训组件相结合的训练方法，可以改善抑郁症患者多方面的认知功能损害，如记忆力、注意力、执行功能障碍等。还有研究表明抗抑郁药物和适当强度的运动可以更好地改善抑郁症患者的精神运动速度、注意功能、视觉记忆等认知功能。

（984 医院　胡万晖　王晓慧）

参考文献

[1] 吴文源 . 综合医疗机构中抑郁症的诊断［J］. 中华医学信息导报，2003，18：19.

[2] Balestrieri M，Bisoffi G，Tansella M，et al. Identification of depression by medical and surgical general hospital physicians［J］. *Gen Hosp Psychiatry*，2002，24：4-11.

[3] Cheung CJL. Psychological symptoms among chinese in urban Hong Kong [J]. *Soc Sci Med*, 1982, 16: 415–422.

[4] 肖泽萍，严和骏，肖世富，等. 综合医院门诊患者抑郁障碍的研究 [J]. 中华医学杂志，1999，79: 329–331.

[5] North CS，Alpers DH，Thompson SJ，et al.Gastrointestinal symptoms and psychiatric disorders in the general population [J]. *Dig Dis Sci*，1996，41（4）：633–640.

[6] Creed F. The relationship between psychosocial parameters and outcome in irritable bowel syndrome [J]. *Am J Med*，1999，107：74s–80s.

[7] Kleinman A. 美国精神病学界关于抑郁症、躯体化障碍及神经衰弱的近看观察 [J]. 国外精神医学（精神病分册），1990，4：212–216.

[8] Smith GR. The epidemiology of depression when it coexists with somatoform disorders，somatoform pain [J]. *Gen Hosp Psychiatry*，1992，14（4）：265–272.

[9] 余雪芹，袁媛. 抑郁症伴躯体症状的临床特征分析 [J]. 四川精神卫生，2009，22（4）：223–225.

[10] Bohman H，Jonsson U，Paaren A，et al. Prognostic significance of functional in adolescence：a 15–year community–based follow–up study of adolecence with depression compared with healthy peers [J]. *BMC Psychiatry*，2012，12：90.

[11] Gralnek IM，Hays RD，Kilbourne A，et al. The impact of irritable bowel syndrome on health–related quality of life [J]. *Gastroenterology*，2000，119（3）：654–660.

[12] Zunhammer M，Eichhammer P，et al.Somatic symptoms and voked by exam stress in university students：the role of alexithyme，neuroticism anxiety and depression [J]. *Plos One*，2013，8（12）：e84911.

[13] Cheung H，Sayar K，Ozkormak E.Somatic symptoms of depression[J]. *Turk Paisiyatri Derg*，2005，16(2)：90–96.

[14] Honkalampi K，Hintikka J，Tanskanen A，et al. Depression is strongly associated with alexithymia in the general population [J]. *J Psychosomatic Res*，2000，48（1）：99–104.

[15] 凌宇，钟明天，蚁金瑶，等. 述情障碍特征对青少年应激与抑郁症状的调节作用[J]. 中国临床心理杂志，2012，20（2）：168–170.

[16] Isacson D，Bingefors K，von Knorring L. The impact of depression is unevenly distributed in the population [J]. *Eur Psychiatry*，2005，20：205–212.

[17] 张付全，唐秋萍，刘破资，等. 述情障碍与躯体化 [J]. 国际精神病学杂志，2005，32（3）：184–186.

[18] 沈鱼邨. 精神病学 [M]. 第5版. 北京：人民卫生出版社，2010：942–945.

[19] Pokosan M，Lemogne C，Jardri R，et al. Cognition the core of major depressive disorder [J]. *Encephale*，2016，42（I suppl）：IS3–IS11.

[20] Brewster GS，Pererson I，Roker R，et al. Depressive symptoms，cognition，and everyday function among community residing older adults [J]. *J Aging Health*，2016，29（3）：0898264316635587.

[21] Belanoff JK，Kalehzan M，Sund B，et al. Cortisol activity and cognitive changes in psychotc major depression [J]. *Am J Psychiatry*，2001，158（10）：1612–1616.

[22] Baune BT，Miller R，McAfoose J，et al. The role of cognitive impairment general fuctioning in major depression [J]. *Psychiatry Res*，2010，176（2–3）：183–189.

[23] Utters MA，Becker JT，Nebers RD，et al. Change in cognitive functioning following treatment of late life depression [J]. *Am J Psychiatry*，2000，157（12）：1949–1954.

[24] Buchheim A，Viviani R，Kessler H，et al.Changes in prefrontal–limbic function in major depression after 15 months of long–term psychotherapy [J]. *Plos One*，2012，7（3）：e33745.

[25] 彭红军，李凌江，贺忠. 抑郁症患者前扣带回代谢特征与下丘脑－垂体－肾上腺素轴活性水平氢质子谱研究 [J]. 中国心理卫生杂志，2013，27（8）：624–628.

[26] 徐水君，盛慧，倪鑫．抑郁症发病机制的研究进展［J］．安徽医科大学学报，2012，47（3）：323-326.

[27] Eikin A，Patenaude B，Song YJ，et al. A cognitive-emotional biomarker for predicting remission with antidepressant medications: A report from the iSPOT-D trial[J].*Neuropsychopharmacology*, 2015, 40(6): 1332.

[28] Keedwell PA，Drapier D，Surguladze S，et al. Subgenual cingulate and visual cortex responses to sad faces predict clincal outcome during antidepressant treatment for depression[J]. *J Affect Disord*, 2010, 120(1-3): 120-125.

[29] Hanmer CJ，Goodwin GM，Cowen PJ.Why do antidepressants take so long to work? A cognitive neuropsychological model of antidepressant drug action［J］. *Br J Psychiatry*，2009，195（2）：102-108.

[30] Naismith SL，Redoblado-Hodge MA，Lewis SJ，et al. Cognitive training in affective disorders improves memory：a preliminary study using the NEAR approach［J］. *J Affect Disord*，2010，121（3）：258-262.

[31] Greer TL，Grannemann BD，Chansard M，et al. Dose-dependent changes in cognitive function with exercise augmentation for major depression：Results from the TREAD study［J］.*Eur Neuropsychophamacol*，2015，25（2）：248-256.

病例 13 是癌性疼痛，还是抑郁症疼痛症状

韩某，女，66 岁。大学文化，干部，已婚。主因“甲状腺肿瘤 26 年，失眠、身体疼痛、心烦 4 年”于 2015 年 10 月于我科门诊就诊。

【现病史】患者于 1990 年因为颈部有肿物，诊断为右侧甲状腺髓样癌。行甲状腺清扫术，未进行放、化疗。维持中药治疗，自觉效果可。未出现明显不适。于 1999 年复诊时经 B 超见颈部有一肿块，考虑肿瘤复发，再次行手术治疗，切开后见癌肿长于声带处，为不影响言语功能，未进行切除。近 20 年肿块逐渐增大且向左侧颈部生长，大小约 4cm × 5cm。经检查已压迫喉返神经及臂丛神经，患者吞咽困难，左侧手臂不能正常活动。自 2013 年开始出现明显的疼痛，多位于肿瘤部、胸部、腰椎部。因疼痛出现情绪低落、失眠，且有明显的心烦，家人必须按照其吩咐行事，否则会乱发脾气。眠差，夜间实际睡眠约 4 小时，约每小时一次醒转。患者流质饮食，二便可。

疼痛治疗情况：使用芬太尼缓释贴，每月定期注射抗癌药物 1 次。并长期服用盐酸氢考酮缓释片（阿片类）、氨酚羟考酮（阿片类）。

【检查所见】行焦虑自评量表（SAS）、抑郁自评量表（SDS）检查，SAS 得分 59 分，SDS 得分 65 分，患者为焦虑状态和重度抑郁。

【诊断】抑郁症。

【治疗】给予盐酸度罗西汀肠溶片 60mg，1 次 / 早，米氮平片 15mg，1 次 / 晚。

治疗效果：自服药以来患者疼痛明显减轻，逐渐停止使用吗啡类药物。心情也明显好转，日间情绪也较为平稳，且其因心情好转而至食欲有所增加。夜间眠好，每日睡眠约 6 小时，醒转次数约 3 次，醒后容易入睡。患者自疼痛减轻由原先均为轮椅推行到目前大部分时间均为自行走路。

病例解析

一、癌症与情绪障碍

本例患者是癌性疼痛，还是抑郁症躯体疼痛症状？该患者由于患有甲状腺髓样癌，所以当患者出现疼痛症状时使人本能地判断这就是癌性疼痛，经过长期镇痛药物治疗效果不

佳。但医生仍然有这样的思维定势，认为癌性疼痛本身是难以控制的。在我们的治疗过程中，我们发现患者除了有疼痛外，伴有明显的焦虑和抑郁情绪，因此进行了焦虑和抑郁的相关评估。经过抗抑郁治疗患者的疼痛明显减轻，且抑郁情绪缓解，睡眠改善。该患者虽然有病变部位的疼痛，但也还有胸部和腰部难以忍受的疼痛，因此用癌性疼痛无法解释。许多学者认为疼痛是抑郁症躯体症状的一部分。许多癌症患者由于疾病痛苦，往往继发抑郁障碍。随着癌症治疗技术的发展，带癌生存的人数逐渐增加，因此癌症患者在治疗过程中，如癌症的痛苦和治疗的痛苦，以及癌症带来的生活上的改变，使患者出现情绪障碍，癌症患者的情绪障碍受到了很多医学家们的关注。癌症与情绪障碍联系紧密，其实从癌症起病时情绪就参与其中。一项早期大规模的流行病学调查表明：抑郁症状与癌症的发病率有关，并且使癌症死亡的危险性增加了 2 倍。抑郁可以直接影响癌症患者的疾病过程，因为抑郁造成患者对疼痛的控制能力和对治疗的依从性减低，并降低了患者对生命维持的期望。癌症患者伴发抑郁的比例比正常人高，与其他一些严重疾病伴发抑郁的比例相当。在疾病的确诊和治疗过程中，25% 的癌症患者其抑郁症的严重程度达到了应当评估和治疗的程度。癌症患者出现抑郁症主要是由以下因素引起：①与癌症诊断和治疗的应激有关。②治疗过程中的痛苦，甚至有些抗癌药物可引起抑郁。③潜在的神经功能上和医学上的问题的影响，如营养不良、内分泌紊乱、脑转移等。④既往的抑郁症复发。癌症的症状有时与抑郁症的症状相重叠，如癌症患者和抑郁症患者都有厌食、疲乏、体重减轻、食欲缺乏等，因此就带来诊断上的忽视。此时医生一定要注意患者是否有社交退缩，快感缺乏，烦躁不安，无助、无望、无价值感和罪恶感，自我评价低的症状，当患者有这些症状时要高度怀疑抑郁症的可能。疼痛是癌症患者的常见症状，受尽疼痛折磨的癌症患者很容易出现焦虑和抑郁情绪，被诊断为抑郁症的癌症患者，其中约 39% 具有严重的疼痛，而没有被诊断为抑郁症的癌症患者，严重的疼痛只占 19%。是疼痛的结果导致抑郁，还是有抑郁情绪时患者对疼痛无法耐受，可能这两种情形都有。癌症患者的抑郁症一定要早期诊断和早期治疗。选择性 5- 羟色胺再摄取抑制剂（SSRI）是抗抑郁治疗的一线药物。由于其疗效好，而且镇静和自主神经副作用小，药物之间的相互作用少，因此可以放心地使用。少数患者在刚开始应用SSRI类药物时可有暂时性食欲缺乏和体重减低，但随着抑郁情绪的好转和对药物耐受，食欲减退消失，体重恢复。抗抑郁药米氮平可使患者的食欲增加和体重增长，而且还能改善患者的睡眠，因此在厌食、失眠和恶病质患者中使用较好。安非他酮的兴奋作用可在嗜睡和昏睡的患者中使用。

二、情绪障碍与疼痛

持续性的躯体形式的疼痛障碍又称为心因性疼痛，主要表现为严重的、持续的无法用躯体疾病所解释的疼痛。有研究表明，25% ～ 50% 疼痛障碍的患者伴有严重的抑郁，

60%～100% 的患者有心境恶劣或抑郁情绪。曾经有学者研究了抑郁症患者的躯体化症状，研究发现在重性抑郁的患者中 43% 有慢性疼痛，是正常人的 4 倍。抑郁障碍产生疼痛的原因是多方面的，其中心理因素在其发生、发展、持续、加重的过程中起着重要作用。在疼痛的研究中，伤害性的刺激与疼痛之间并不是简单应答的关系，尤其是刺激的强度与疼痛的强度并不一致，而且疼痛也可由非伤害性的刺激所引起，这表明疼痛与心理过程有关。因此，心理因素在疼痛的性质、强度、时间和空间的感知、分辨、反应程度上均受到影响。抑郁障碍产生疼痛的机制也很复杂，涉及神经递质、炎症系统、脑神经环路等多个层次和环节。其中情感症状与疼痛症状同属于 5- 羟色胺（5-HT）和去甲肾上腺素（NE）特殊通路的调节。5- 羟色胺和去甲肾上腺素（NE）共同参与抑郁障碍的发病机制，其躯体症状、焦虑和抑郁症状均受两条通路的影响。神经递质假说认为，在脑干的 5- 羟色胺和去甲肾上腺素向上投入到大脑皮质和边缘系统，调节情感和躯体功能，向下投射到脊索，抑制痛觉的输入。5- 羟色胺和去甲肾上腺素功能低下时，向上不能投射到大脑皮质和边缘系统，引起抑郁症状和躯体症状，向下不能投射到脊索，引起慢性疼痛。因此对这两条通路进行调节，就可达到抗抑郁和治疗躯体症状的目的。

三、抑郁症与疼痛症状的关系

抑郁症患者常有躯体症状，约 60% 的抑郁症患者在就诊时主诉有疼痛性症状。世界卫生组织对来自五大洲 14 个国家的数据进行分析，45%～90% 的抑郁症患者只有躯体症状，其中最常见的是疼痛。50% 患者主诉难以解释的躯体症状，11% 的患者坚称自己没有抑郁症。从一项欧洲涉及 19 000 人的研究中发现，抑郁症患者慢性疼痛的患病率比正常人增加了 4 倍。已有研究证明，抑郁症在 3 年后发生慢性疼痛的可能性增加，其中包括骨骼肌肉疼痛、头痛和胸痛。由此看来疼痛症状是抑郁症的症状之一。那么抑郁症患者，尤其是有慢性疼痛的患者如何去评估其抑郁症状？现有的一些抑郁症自评量表可以使用，如贝克抑郁自评量表。有研究显示，贝克抑郁自评量表在慢性疼痛患者中使用，既可以评测抑郁，也能可靠和有效地预测疼痛。慢性疼痛患者使用贝克抑郁自评量表，在对其因子分析后发现，与抑郁症核型概念一致的三个因子是情绪低落、自我态度受损和生命感差。另外的一项研究把这三个因子描述为悲哀、自责和躯体症状。还有一项研究将这三个因子描述为消极的态度、生理表现和执行困难。

四、关于疼痛障碍的治疗

目前认为镇痛药不仅对该障碍的疼痛没有缓解作用，而且还由于长期反复地使用造成药物依赖和成瘾。抗抑郁药物对疼痛具有良好的治疗作用，可使疼痛的严重程度和疼痛的天数明显地减少。盐酸度洛西汀具有良好的治疗抑郁症躯体症状和疼痛症状的效果。其主要的作用机制是：度洛西汀为平衡高效的 5-HT 和 NE 双神经递质再摄取抑制剂，因此具有抗抑郁和中枢性镇痛作用，该作用则是因为其在下行的痛觉通路中经过脊髓的上行传导，双递质的再摄取抑制剂可有效地缓解躯体疼痛。

（984 医院　平　凡　王晓慧）

参考文献

[1] Mokleby K，Blomhoff S，Malt UF，et al. Psychiatric comorbidity and hostility in patient with psychogenic nonepileptic seizures compared with somatoform disorders and healthy controls [J]. *Epilepsia*，2002，43（2）：193–198.

[2] Glover J，Dibble SL，Dood MJ，et al. Mood states of oncology outpatients：does pain make a difference [J] ? *J Pain Symptom Manage*，1995，10：120–128.

[3] Massie MJ. Prevalence of depression in patients with cancer [J] . *J Natl Cancer Inst Monogr*，2004，32：57–71.

[4]Derogatis LR，Morrow GR，Fetting JH，et al. The Prevalence of psychiatric disorders among cancer patients[J]. *JAMA*，1983，249：751–757.

[5] Theobald DE，Kirsh KL，Holtslas E，et al. An open–label，crossover trial of mirtazapine（15 and 30mg）in cancer patients with pain and other distressing symptoms [J] . *J Pain Symptom Manage*，2002，23：7–8.

[6] Houdenbove BV，Ongbena P.Pain and depression [M/OL] . In：Robertson MM，Katona CLE：Depression and physical illness.*New York*：*Jon Wiley Sons Ltd*，1997：465–488.

[7] Oslin DW，Sayers SA，Rose J，et al.Disease management for depression and at–risk drinking xis telephone in an older population of veterans [J] . *Psychomatic Medicine*，2003，65（6）931–937.

[8] Delgado PL. Common pathways of depression and pain [J] . *J Clin Psychiatry*，2004，65（Suppl12）：16–19.

[9] Schatzberg AF，Arrow BA，Burt VK，et al. Depressive and Physical symptoms：The mind and body connection [J] . *J Clin Psychiatry*，2004，65（6）867–876.

[10] Simon GE，VonKorff M，Piccinelli M，et al. An international study of the realtion between somatic symptoms and depression [J] . *N Engl J Med*，1999，341：1329–1335.

[11] Ohayon MM，Schatzberg AF. Using chronic pain to predict depressive morbidity in the general population[J]. *Arch Gen Psychiatry*，2003，60：39–47.

[12] Magni G，Marchetti M，Morreschi C，et al. Chronic musculoskeletal pain and depressive sympotms in the National Health and Nutrition Examination Survey I：epidemiologic follow up study [J] . *Pain*，1993，53：163–168.

[13] Novy DM，Nelson DV，Berry LA，et al. What does the Beck Depression Inventory measure in chronic pain?: Areappraisal [J] . *Pain*，1995，61：261–270.

[14] 江开达 . 精神药理学 [M] . 北京：人民卫生出版社，2007：463–470.

病例 14 神经性厌食 1 例

靳某，女，15 岁。未婚，学生。主因“不愿进食、心情差伴体重下降约 10 个月，闭经 6 个月”于 2016 年 12 月 16 日第 1 次入院。提供病史者为母亲。

【现病史】2016 年 1 月患者对自己的体形不满意，开始进行运动减肥，运动量逐渐加大，并偷吃减肥药（自己否认），逐渐出现食量减少，3 月出现反酸、恶心，食量继续下降。每天只进食少量蔬菜和 100ml 脱脂牛奶。体重从 49kg 减至 40kg。期间家人带其到多个医院的消化科就诊，诊断不详，分别给予抑酸和促胃动力药物，效果欠佳。6 月饮食量越来越少，体重继续下降，曾在上课期间晕倒。家人带其到武警总医院就诊，考虑营养不良，给予静脉补液治疗。随后家人又带其到北京某心理医院，进行相关检查后，诊断为神经性厌食，给予米氮平片 7.5mg，1 次 / 晚，奥氮平片 5mg，1 次 / 晚，服药后效果欠佳，复诊时调整用药：米氮平片加至 15mg，1 次 / 晚，奥氮平片 0.01g，1 次 / 晚。患者不能按时服用，先是藏药，后拒绝服药。每日饮食少量小米粥，主食拒绝后吐出。

近 1 个月患者出现拒绝进食，心情差，否认自己有病，拒绝治疗。不愿与他人交流，不愿意上学，也不让同学找自己玩。运动较前减少，但仍坚持到大学城看书，花钱买东西。父亲劝其进食，患者就与父亲发脾气，让自己母亲与父亲离婚。母亲关心其饮食时，谎称自己吃了（其实根本没吃，基本都吐掉），母亲继续追问时患者便发脾气。每日称体重，向家人隐瞒体重，7 月份闭经，家属带其到我院就诊。目前饮食差，睡眠可，小便少，大便干燥不规律（母亲诉长期使用开塞露）。

其本人不认为自己目前消瘦过度已致病，认为自己目前体重刚好，拒绝接受治疗。

患者上学时母亲对其一直管理严格，患者喜欢唱歌、跳舞、玩乐器，在校组建了一个乐团，母亲强行让其解散乐团并转学，后患者出现明显心情差，少与人交流，少外出，兴趣爱好减退。后开始节食，开始增加运动量，并减少食量，体重下降明显，绝经 5 个月，行走不能，体质指数 $25/1.71 \times 1.71=8.54$。

【既往史】既往体健，否认脑外伤及重大手术史。无其他疾病和传染病史。

【个人史】母亲妊娠期正常，幼时发育正常，自幼与父母一起生活，教育较严格。喜欢交际、唱歌、玩乐器。无精神活性物质使用史。

【家族史】两系三代无精神病史。

【精神检查】患者意识清晰，衣着适时，生活需要他人协助，轮椅推入病房，接触被动，问话少答，主动言语少，多哭闹，诉要找妈妈，语速慢，语调低，不愿深入交流，情绪低落，面容忧郁，不认为自己目前消瘦过度已致病，认为自己目前体重刚好，拒绝接受治疗，认为自己可能只是胃不好。反复要求回家，情感反应与周围环境及内心体验尚协调，思维内容暴露一般，否认自己有病，要求回家，无自知力。

患者有明显的抑郁情绪，心情差，不爱与人交流，讨厌母亲，却又依赖母亲。母亲平素对其管理严格，患者反抗母亲，但目前患者又多求助母亲（现母亲有强烈的自责和内疚心理，认为是自己管理不当造成女儿现在的样子，故事事顺从女儿）。患者的思想内容也反映出对自己体质看法的扭曲观念。

【体格检查】体形消瘦，小便少，大便干燥。全身散在紫红色出血点，皮肤苍白，干燥弹性差，化验结果显示重度贫血，普通体表血管找不到。血压低、心率慢。血压 70/50mmHg，脉搏 52 次 / 分。

【实验室及物理检查】

生化结果：谷丙转氨酶 215U/L，谷草转氨酶 147U/L，钠 161mmol/L，氯 123mmol/L，出凝血 D- 二聚体 2.13μg/ml，凝血酶时间 25 秒。

全血结果：血红蛋白 34g/L，红细胞 1.07，血小板 53，白细胞 2.4。

心脏超声：二尖瓣反流（少量）。

心电图：窦性心动过缓伴不齐，T 波改变。

【诊断】神经性厌食，重度营养不良

【治疗经过】入院后给予建立普通静脉通道失败（患者锁骨下穿刺也失败），后给予 PICC 置管，但患者私自将 PICC 管拔出。考虑到患者的行为可能影响其安全，故给予保护性约束，同时插胃管，并留置胃管，鼻导管流食。根据其体质请营养科制订营养方案，期间患者一直拒绝进食，同时给予护肝、营养心肌、改善情绪认知等治疗，护理上给予一级护理，定时翻身，记出入量。嘱其适当活动，患者拒绝，并诉浑身无力。

给予米氮平和氢溴酸西肽普兰抗抑郁治疗，结合心理治疗。治疗 3 个月后体重增加至 90 余斤，进食好。

病例解析

神经性厌食于 1868 年由 William 医生首先报道，其指出神经性厌食主要是由心理因素所致，与家庭关系密切相关，目的是希望减轻体重，多发生于青年女性。也有少数的成人男性和男孩发病，但比例很低，5% ～ 15% 的患者为男性。在美国，女性神经性厌食的终身患病率为 0.9%，男性为 0.3%。患者表现为长期的厌食，对食物不感兴趣，缺乏食欲，食量小，常回避或拒绝进食，如果强迫则立即引起呕吐。神经性厌食是一种由患者自己有

意造成体重明显下降至正常生理标准的体重以下，并极力维持这种状态的心理生理障碍。该病常在青春期起病，儿童期出现进食障碍者相对较低，仅为5%。

一、关于神经性厌食的诊断标准

神经性厌食ICD–10诊断标准：①体重保持至少低于期望值15%以上的水平，青春期患者可表现在生长发育期内体重增长不达预期标准。②体重减轻是自我造成的，包括拒食“发胖食物”，以及采取下列一种或多种手段：自我引吐、运动过度、自行导致通便以及食用食欲抑制药物。③有特异的精神病理形式的体像扭曲，表现为一种持续存在的害怕发胖并无法抗拒的超价观念，患者强加给自己一个较低的体重限度。④包括下丘脑–垂体–性腺轴的广泛内分泌障碍，女性表现为闭经，男性可表现为性欲减退或阳痿，可有生长激素升高，外周甲状腺激素异常。⑤如果在青春期前发病，青春期发育会放慢甚至停滞（生长停止，女孩乳房不发育并出现原发性闭经，男孩生殖器会呈幼稚状态）。随着病情恢复，青春期多可正常度过，但月经会延迟。

神经性厌食在DSM–5中的诊断是以身高、年龄不相符的低体重为特点，如体重小于预期的85%，或体质指数（BMI）≤17.5；患者害怕发胖，存在体像障碍，如自我评价严重影响体重和体形；实际上患者很瘦仍感觉发胖，否认低体重的严重性和闭经。

二、关于神经性厌食的病因和发病机制

1. 生物学因素　亲属中有进食障碍患者患有此病的概率比正常人多8倍。双生子研究发现神经性厌食遗传率为33%～84%，单卵双生子共病率为55%，双卵双生子共病率只有5%，提示遗传因素起一定作用。纵向的双生子研究表明，进食障碍的遗传度从青春期开始大为增加，提示存在一种可能性，即青春期的激素触发了潜在的基因易感性的表型表达，可能与环境因素协同作用增加了疾病的风险。另有研究认为，神经性厌食可能存在神经内分泌、去甲肾上腺素和5–羟色胺功能异常。脑影像学研究发现，部分神经性厌食患者的脑沟、脑回增宽，大脑白质、灰质总量减少，但可随体重回升得到纠正，又称为假性脑萎缩。SPECT呈现单侧颞叶的低灌注现象可能与视空间问题/体像障碍有关。边缘系统是与进食障碍关系最密切的脑功能区，这一区域的失衡可能与进食障碍的精神病理学特征有关。

2. 心理因素　该症状患者性格多具有自我评价低、过多依赖及完美主义倾向，过度关注体形及体重，并由此来判断自我价值。心理动力学认为此类患者性发育与心理发育不同步，体形和月经的改变被认为是儿童期的退行和青春期的情感问题的逃避。

3. 社会环境因素　20世纪后半期进食障碍的发病率和患病率有很大上升，与社会上推崇的身材苗条纤细如面条，追求所为“骨感”审美文化有关。慢性精神刺激、工作学习过度紧张、新环境适应不良、交友或家庭方面的挫折及打击造成情绪抑郁等均可使食欲缺乏，

部分可发展成本病。

4. 家庭因素　有学者认为家庭关系在神经性厌食的发病中起重要作用，患者以节食行为代表对父母控制的反抗，以此作为解决家庭冲突的一种方法。患者不懈追求苗条，是为了控制能力、得到认同和证明自己有力。也有学者认为患者与母亲关系过于密切、依赖，自我控制进食被作为自己独立的象征。本患者有一定的心理因素，过度关注体形、体重，追求完美，且患者在学校爱交际，喜欢乐器、唱歌等外向性社交活动，受周围环境影响，同时患者所组建的乐团被母亲强制解散，受到挫折，有一定的抑郁情绪。患者母亲对其管理严格，控制其生活，故患者有一定的家庭因素，以节食代表对父母控制的反抗。患者体重明显下降后其母亲对其呵护有加，事事顺从，自责自己没能照顾好患者。

三、神经性厌食的临床表现

（1）有意节食，导致体重明显减轻，低于标准体重的 25%。

（2）患者对自己的体形不满意，对自身的体象的感知不满意，有歪曲，虽已严重消瘦，仍认为自己太胖。

（3）患者进食很少，尤其怕吃糖类（碳水化合物）。有的患者为了减轻体重，不惜采取人工呕吐、腹泻及过度运动等方法，严重则发展为恶病质，并可导致死亡。

（4）停经可在体重减轻后出现，也可在体重减轻前就出现。有的患者还有性功能障碍，如乳房缩小、性欲减退或性欲消失。如是青春前期发病，则可有性器官发育障碍。

（5）患者不承认有病，往往对治疗不配合，有时甚至出现抵制治疗的行为。

（6）患者的个性特点是依赖性重，人际关系不协调，情感脆弱而不稳定，容易感情用事，比较刻板，多疑敏感，缺乏自信，容易产生焦虑、愤怒和恐惧的情绪。

四、神经性厌食的鉴别诊断

1. 躯体疾病所致进食障碍　进食障碍的症状常被一些内科疾病的症状所掩盖，其胃肠道症状和体重减轻的相关疾病，尤其是某些慢性消耗性疾病、脑肿瘤、肠道疾病等所致体重持续下降，食欲改变。这些疾病能够掩盖潜在的或关联的神经性厌食症。如一些患者由于严重的胃肠胀气、呕吐、恶心、便秘而限制饮食，而限制饮食也可以引起上述症状。该患者体重下降明显后曾出现过晕倒等症状，但患者曾行相关影像学检查、系统的内科检查等未见明显异常，故排除此诊断。

2. 其他精神因素所致进食障碍　如心境障碍、强迫症、恐惧症。患者曾因母亲的强势控制而影响情绪，至情绪低落，但无明显的兴趣减退等，不符合抑郁的主要三联征，期间抑郁情绪改善后进食无明显改变，同时追问病史及相关专科量表（MINI、SCID-Ⅱ）评估显示无明显的恐惧及强迫等。故排除此诊断。

五、神经性厌食的治疗

（一）制定合理的食谱，纠正营养不良

对于低体重和营养缺乏的患者而言，治疗之初最为恰当的治疗是恢复体重，如神经性厌食患者合并闭经的主要治疗就是营养恢复。有研究显示，大多数患者在6个月内应达到理想体重的90%，月经才能恢复。多数神经性厌食患者需要住院治疗，有些严重的甚至需要进行非自愿住院的治疗。住院的主要目的应当告诉患者，即恢复正常的体重。治疗成功的关键是能否与患者建立良好的医患关系。首先应使患者恢复适当的体重，制定合理的食谱，共同确定目标体重，即按照标准的体重与患者希望的体重进行折中计算。一般每日摄入的入量应在3kcal/kg左右，并在护士的照顾下分成3～4餐进食，以保证患者可以放心进食，而不至于体重增加得过快。每周体重的增加应在0.5～1kg为宜。整个治疗过程需要8～12周。在治疗的同时也要防止患者出现自行催吐和服用泻药的行为。在治疗的开始阶段必须让患者在食堂就餐，以便观察进食量，并在餐后1小时内不能上厕所或回病房，以防止患者自发诱吐。如果有条件的话，在进食时或在进食后应有陪护陪同。

（二）药物治疗

1. *抗抑郁药物*　有研究发现，神经性厌食属于抑郁谱性疾病，与抑郁症有着共同的神经递质的改变，因此在治疗时可应用抗抑郁药物。给予5-羟色胺再摄取抑制剂，草酸艾司西酞普兰片5mg/d（后逐渐调整剂量）。可以加到治疗剂量，如20mg/d。有研究显示，抗抑郁药物可改善患者下丘脑－垂体－性腺轴，以改善患者的躯体症状，从而打破恶性循环，促进患者向健康方向发展。一项开放的安慰剂对照研究发现，舍曲林50～100mg/d，可促进神经性厌食患者认知的改变（如减轻完美主义的态度和无用感）。西肽普兰可改善患者的抑郁、强迫和冲动症状。

2. *小剂量抗精神病药物*　抗精神病药可改善患者的食欲及体像障碍。可应用奥氮平2.5mg/晚（后根据病情逐渐调整剂量），必要时可以调整到10～20mg/晚。在一项10周的随机双盲和安慰剂对照的研究实验中，奥氮平10mg/d可导致较快的体重增加和强迫思维的减少。

3. *其他药物*　躯体疾病应对症处理，关注肝肾功能、血常规、血糖、血脂、心电图等。

（三）心理治疗

行为认知治疗和家庭治疗可用于部分患者，每周1～2次。但需要取得患者和家属的配合。

1. *行为疗法*　是一种采用自控法和奖筹法结合的治疗方法。在治疗时，如果患者达到了预定阶段的治疗目标就进行自我奖励和给予奖励。使用的奖券可以换取希望得到的某种利益。如果不能完成目标，则需要患者放弃某些利益。行为治疗的目的是为了加强患者的

自我控制能力。

2. *认知疗法*　改变患者的不合理认知，针对患者担心自己的体形肥胖和不苗条，应从正面向其提出一系列的问题，并与其共同探讨，如形体美的标志，年龄与标准体重、身高、生长发育和食量的关系。要使患者认识到减肥的目的不仅仅是苗条好看，而且还应当是健康。盲目节食会导致机体生长发育和智力发育的受损，抵抗力降低，容易受到疾病的侵袭。要使患者认识到不当的节食可造成闭经、水肿、贫血等不良后果。并使其树立正确的审美观，即一个美丽的人不仅是身体的苗条，还应当是面色红润，乳房和臀部丰满，从而使患者真正意识到自己不仅不胖，而且离标准体重相差很远。通过改变认知，使患者增强治疗的欲望。

3. *家庭治疗*　为了除去拒食行为的强化刺激因素，要进行家庭的心理治疗，要改变父母对患者拒食的态度，尤其是父母对患者拒食的紧张感，减少父母的控制感。要让患者父母知道，对患者的拒食行为不要惊慌失措，应当持无所谓的态度，因为父母的不安和担心常会造成患者的反感和抵抗，造成恶性循环。

六、神经性厌食的预后及出院后康复计划的制订

一般情况下，神经性厌食的预后不佳。有研究报道，50% 的神经性厌食患者可以完全恢复。死亡率为 10%，是所有精神病中死亡率最高的疾病。每 10 年死亡率增加 5.6%。死亡的原因为心律失常、胃肠道出血、抽搐、肾衰竭、DIC、电解质紊乱、腹水、酸碱平衡紊乱、营养不良等。该病可自行恢复，反复发作，往往因各种疾病的并发症而最终死亡。其反复发作的原因多是因为太胖的先占观念很难消除，因而厌食行为再度出现。尽管神经性厌食在药物治疗和心理治疗上已经取得了很大的进展，但仍有半数患者呈现出慢性化的病程。在一项为期 6 年的神经性厌食的纵向研究中发现，约有 43% 的患者有残留症状。预后较差的患者有如下特点：①具有神经质的倾向；②有自我催吐和滥用泻药的表现；③否认自己有厌食行为；④伴有某种情绪障碍，如焦虑、抑郁、恐惧、强迫、躯体化症状。

当患者在住院治疗中获得了一定的疗效，出院后还要帮助其制订康复计划，其计划包括: ①合理膳食。根据营养食谱，逐步增加体重，关注月经情况。②定时门诊复查，按时服药，定时家庭治疗。③定时评估药物不良反应，关注肝肾功能及心电图检查。必要时调整药物剂量。④鼓励其合理运动，增强社会功能锻炼。

（984 医院　胡万晖　王晓慧）

参考文献

[1] Andersen AE. Eating disorders in males [M] //Borwnell KD，Fairburn CG. Eating disorders and obesity：a

comprehensive handbook. *New York*: *Guilford Press*, 1995: 177-187.

[2] Hudson JI, Hiripi E, Pope HG, et al. The prevalence and correlates of eating disorders in the National Comorbidity Survey Replication [J]. *Biol Psychiatry*, 2007, 61: 348-358.

[3] Bostic JQ, Muriel AC, Hack S, et al. Anorexia nervosa in a 7-year-old girl [J]. *J Behav Pediatr*, 1997, 18: 331-333.

[4] American Psychiatric Association: Diagnostic and statistical manual of mental disorders, fourth edition, text revision [M]. *Washington DC*: *American Psychiatric Association*, 2000.

[5] Klump KL, Burt AB, McGue M, et al. Changes in genetic and environmental influences on disordered eating across adolescence: a longitudinal twin study [J]. *Arch Gen Psychiatry*, 2007, 64: 1409-1415.

[6] Waldholtz BD, Andersen AE. Gastrointestinal symptoms in Anorexia nervosa: a prospective study [J]. *Gastroenterology*, 1990, 98 (6) 1415-1419.

[7] Harris EC, Barraclough B. Excess mortality of mental disorder [J]. *Br J Psychiatry*, 1998, 173: 11-53.

[8] Golden NH, Jacobson MS, Schebendach J, et al. Resumption of menses in Anorexia nervosa [J]. *Arch Pediatr Adolesc Med*, 1997, 151: 16-21.

[9] Santonastaso P, Friederici S, Favaro A. Sertaline in the treatment of restricting Anorexia nervosa: an open controlled trial [J]. *J Child Adolesc Psychopharmacol*, 2001, 11: 143-150.

[10] Fassino S, Leombruni P, Daga G, et al. Efficacy of citalopram in Anorexia nervosa: a pilot study [J]. *Eur Neuropsychopharmacol*, 2002, 12: 453-459.

[11] Bissada H, Tasca GA, Barber AM, et al. Olanzapine in the treatment of low body weight and obsessive thinking in women with Anorexia nervosa: a randomized, double-blind, Placbo-controlled trial [J]. *Am J Psychiatry*, 2008, 165: 1281-1288.

[12] Sullivan PF. mortality in Anorexia nervosa [J]. *Am J Psychiatry,* 1995, 152: 1073-1074.

[13] Keel PK, Mitchell JE. Outcome in Bulimia Anorexia nervosa [J]. *Am J Psychiatry*, 1997, 154: 313-321.

[14] Fichter MM, Quadfieg N, Guntzmann A, et al. Binge eating disorder: treatment outcome over a 6-year course[J]. *J Psychosom Res*, 1998, 44: 385-405.

病例 15　酒精依赖与酒精戒断

善某，男，37 岁。初中文化，已婚，工厂职工。因"间断大量饮酒 10 年余，心情差 6 个月，睡眠差、食欲缺乏 1 个月"由爱人陪同入院。

【现病史】患者缘于青少年期（具体时间不详）开始饮酒，起初每天能喝 50 ～ 60g（5 ～ 6 两）白酒，后饮酒量逐渐增加，至 2010 年增加至每日 500g（1 斤）左右白酒，整日处于醉酒状态，且对酒有强烈渴望，自己难以控制饮酒行为，并多次因饮酒丢掉工作。于 2011 年后因饮酒而待业在家，每天喝酒、看电视，对其他事物失去兴趣，心情不好，与家人聊天时情绪较为悲观。有过戒酒想法，但停止或减少饮酒量，就会出现睡眠差、心烦、周身不适、乏力、口齿不清等表现，只有喝酒到一定量症状才会消失。2009 年 1 月曾因大量饮酒导致呕血，住院治疗 11 天后出院，出院 1 个月后复饮。2012 年 3 月查肝功能，存在异常：谷氨酸转肽酶 1785U/L，谷丙转氨酶 86U/L，谷草转氨酶 292U/L，并出现 2 次四肢抽搐，牙关紧闭，颈后倾，肌张力增高，无口吐白沫及大小便失禁，持续 1 分钟后自行缓解，后以"酒精依赖"收入我科。

【既往史】长期饮酒，平素身体健康状况差。否认患有内外科重症疾病，曾于 2009 年大量饮酒后导致上消化道出血。肝功能异常。余无明显异常。

【个人史】同胞 2 人，行 2。幼时发育正常。适龄上学，初中学历，成绩一般。1997 年参加工作，工作表现一般。性格好强、固执、暴躁。人际关系一般。2005 年结婚，婚后育有 1 子。吸烟 10 年余，每日 10 ～ 15 支。

【家族史】父亲喜欢饮酒，1998 年去世，死因不详。两系三代无其他精神疾病史，无其他传染病史。

【精神检查】意识清楚，接触主动，注意力尚集中，检查可合作，生活能自理。目前未查及幻听、幻视、错觉，无感知觉综合障碍。口齿不清，思维联想反应略显迟缓，未引出被害、被跟踪等妄想内容，无病理性赘述及象征性思维，计算力及记忆力尚可，分析综合能力尚可，一般常识能理解。情绪显低落，表情愁苦，易发脾气，无明显精神运动性兴奋及抑制，对时间、地点及人物定向力正常，有求治欲望，自知力存在。

【入院诊断】①酒依赖；②抑郁障碍。

【治疗过程】给予安定类药物辅助戒酒，抗抑郁药物草酸艾司西肽普兰治疗。补充 B 族维生素。在早期出现较多的戒断症状，经 2 个月的治疗，停止了饮酒，戒断症状消失，情绪和食欲改善。

病例解析

一、关于酒依赖的概念和病因

（一）概念

酒依赖（alcohol dependence）的形成具有家族聚集性和遗传易患性。心理社会因素同样在酒依赖的发生、发展和预后方面起重要作用，收集病史时应予以重视。

以往在饮酒所致的精神障碍中通常有很多的名称，如酒精中毒（alcoholism），酒精滥用（alcohol abuse，尽管已经知道饮酒会导致和加重社交、职业、心理、躯体问题，但仍继续饮酒，或在一些可造成危险的情况下反复饮酒，但不符合酒精成瘾的诊断条件），酒精依赖（alcohol dependence，长期大量饮酒，一旦停饮后出现一组精神和躯体紊乱的综合征），酒中毒［酒精中毒（alcohol intoxication），一次大量饮酒而造成一时性的生理、心理和行为功能相关的脏器和脑损害］，酒精成瘾（alcohol addiction，酒精成瘾包含着对酒精的心理依赖和躯体依赖，也就是戒断综合征，还有对酒精的耐受性是指长期大量饮酒使机体对酒精心理上的嗜好和生理上的瘾癖，酒精成瘾者为了满足嗜好及避免因为停饮而出现的躯体不适反应，不得不经常饮酒），过量饮酒（excession alcohol consumption）等。40年前这些名称中酒精中毒（alcoholism）使用最为广泛，因为其包含着一系列的含义，如习惯性的酒精消耗；过度饮酒而带来的精神、躯体和社会方面的损害；酒精中毒是一个独立的疾病单元，需要给予关注和特殊的干预治疗。但是这样一个名称带有明显的贬义，所以1977年WHO建议以酒精成瘾综合征（alcohol addiction syndrome）来代替酒精中毒。该综合征包含酒精依赖和戒断综合征。

（二）主要病因

1. 心理学因素　①烦恼、苦闷忧愁等负性情绪是酒依赖形成的重要原因。多数人饮酒的动机常是借酒消愁，久之，酒的这种作用促使人们在面临负性情绪时采用饮酒方式来应对，而最终可致酒依赖的发生。②酒依赖是一种习得性社会适应不良行为，酒依赖者的后代不仅可以从父母处学习饮酒行为，并且还趋向模仿父母的饮酒模式，甚至鼓励后代饮酒。③不能自控饮酒倾向者有羞怯、内向、活动过多、急躁、焦虑、过度敏感、自我纵容，做事容易后悔，担心、自责等人格缺陷可加重饮酒行为的失控，使这些人发现饮酒是逃避现实的好方法。④酒依赖常与其他精神障碍共病，或是继发于其他精神障碍，其中以抑郁、焦虑、双相障碍和反社会人格为常见。是焦虑、抑郁借酒麻醉自己并给自己壮胆，还是长期大量饮酒导致焦虑、抑郁等，很可能是互为因果。

2. 社会文化、经济及环境因素　①文化对饮酒持接纳或排斥态度对饮酒行为有显著影响。②经济发展水平与酒依赖总体发生率有关，主要与增加了酒的易获得有关。③环境因素中长期生活于寒冷和潮湿地区及从事重体力者酒依赖的患病率最高，人际关系的紧张程度与酒依赖的发生率呈正相关。

上述因素对了解酒依赖的成因、拟定个体化治疗方案和防止复发都非常重要。

ICD-10 关于酒精依赖综合征的诊断标准规定，患者通常需要在过去一年的某段时间内体验过或表现出下列至少 3 条。

（1）对使用酒精的强烈渴望或冲动感。

（2）对饮酒行为的开始、结束及剂量难以控制。

（3）因饮酒行为而逐渐忽略其他的快乐或兴趣，在获取、使用酒或从其作用中恢复过来所花费的时间逐渐增加。

（4）当饮酒被终止或减少时出现生理戒断症状。

（5）出现耐受状态，必须使用较高剂量的酒才能获得过去较低剂量的效应。

（6）固执地饮酒而不顾其明显的危害性后果，如过度饮酒对肝的损害、周期性大量饮酒导致的抑郁心境或与酒有关的认知功能损害。

二、关于酒成瘾综合征的表现及特点

（一）酒精成瘾综合征的表现

酒精成瘾综合征是指长期强化嗜酒后产生的连续而强制性的觅酒，且不能终止饮酒的心理和生理状态，一旦停止饮酒或戒断时，就会产生精神和躯体综合征。在这里主要有以下表现：

1. 精神依赖　酒精成瘾者在心理上迫切需求饮酒，对这种需要的满足甚至比食欲、性欲和睡眠更为重要，不顾酒精对个人精神和躯体上的及对家庭和社会的危害，出现强烈的饮酒渴望，导致不可遏止的寻酒行为。出现这种明显的精神依赖往往是在出现严重的躯体依赖后，或是在对酒精的耐受后，患者对于戒断症状的恐惧使之产生明显的精神依赖。

2. 躯体依赖　是指反复饮酒使中枢神经系统发生了某些生理和生化的变化。它需要酒精持续地存在于体内，以免发生戒断症状。一旦停止饮酒，则产生一系列的躯体症状，如恶心、呕吐、心悸、出汗等。若继续使用，则症状减轻或消除。

3. 戒断综合征　强化饮酒多年后，一旦中断饮酒，就会出现多种临床症状。一般分为早期戒断症状和后期戒断症状。最早出现的常见症状有焦虑不安、情绪低落，食欲缺乏、恶心呕吐、心慌出汗，以及手、脚、躯干粗大的震颤，这种颤抖频率很快，尤其是伴有应激障碍时更为明显，下肢的震颤导致患者不能行走，上肢的震颤主要表现在头部和肩臂剧烈地晃动，以至于在举杯时不能确保酒不洒出来。有时在一定程度上可累及舌，患者常不能讲话。这些症状一般发生在停酒后的 7 ～ 8 小时，继而还可出现感知异常，如幻视、视物变形、幻听等症状。这些症状往往会持续 2 周或更长时间。约在 48 小时后出现意识障碍和激动不安，戒酒 72 ～ 96 小时，Victer 把它称之为酒精成瘾的后期戒断症状，如出现震颤谵妄、发热、出汗、心动过速、血压升高、瞳孔散大、肝功能异常、脱水和电解质紊乱。一般来讲，戒断症状轻者病情可延续 3 ～ 4 天，深睡眠时戒断症状解除，重者可持续 1 周甚至更长时间。癫痫大发作通常发生在最初的 2 天，每 3 位癫痫大发作患者就有 1 位在其之后出现震颤障碍。这些都是戒断综合征较为严重的表现，有时甚至会导致患者死亡。

4. 耐受性　酒精成瘾者多是在青壮年期饮酒量就有逐渐增加的趋势，也就是说对酒的耐受性逐渐增加。所以，耐受性是指通过大量的饮酒才能达到原来的药理效果。对酒的耐受性一般在青壮年期达到最高水平，以后随着年龄的增长，对酒的耐受性逐渐下降。如某患者在 40 岁前每天饮酒量约需要 750ml 左右才能出现醉酒状态，而到了 50 岁以后每天饮酒 400ml 就会出现酩酊大醉，导致饮酒量再也达不到原来的水平，因此患者对酒精的耐受性下降。

（二）酒精成瘾综合征的特点

Victer 和 Edwards 等提出了本综合征是在停止饮酒后出现的一系列症状：震颤、短暂性幻觉、癫痫发作和震颤谵妄。

以后 Edwards 等提出本综合征有以下 7 个特点：

1. 无法抵抗酒的诱惑　酒精成瘾者清楚自己不能停止饮用，一旦停止，就会有一种难以控制的对酒的渴望。

2. 饮酒的固定模式　酒精成瘾者不像普通饮酒者有很大的随意性，他们饮酒的时间比较规律，目的是减轻和避免出现戒断症状。

3. 饮酒的需要超越一切　酒精成瘾者把饮酒作为其一切活动的中心，它可以高于一切，置家庭、事业、健康、娱乐甚至生命于不顾。

4. 酒精的耐量改变　酒精成瘾者开始对酒精的耐受性增加，到后期耐受性明显下降，因此后期其饮酒量明显减少，有时甚至饮少量的酒也会出现明显的醉酒状态。

5. 重复出现的戒断症状　戒断症状多出现在数年超量饮酒和某一时期持续数周大量饮酒的人身上，其症状伴随血液酒精浓度下降而出现，特别是在清晨醒后更加明显。

6. 以饮酒来解除戒断症状　酒精成瘾者为了解除戒断症状，把饮酒作为良策，经常在早晨和半夜饮酒。因此，很多国家把清晨饮酒作为诊断酒精依赖的指标之一。

7. 戒酒后再饮　酒精成瘾者在戒断一段时间后，很快恢复饮酒，而且没几天就会回到原来的老样子。

三、关于酒依赖的治疗

酒精戒断综合征的治疗包括从不需要药物处理的轻度不适到需要重症监护的多器官衰

竭。不需要处理的轻度不适在临床上只占很少的一部分，约 90% 以上的酒精依赖患者在戒断时需要医疗上的支持。尤其是在综合医院中，因为患者本身有躯体疾病，所以戒断症状发生率更高和更严重。早期给药，尤其是在早期症状出现时给药可降低药物的使用剂量，并可缩短症状持续的时间。

（一）戒酒药物的使用

戒酒药物又被称为酒精的增敏剂，代表性的药物有戒酒硫，还有呋喃唑酮等。戒酒硫是国外使用较多的戒酒药物，其主要作用原理是阻断肝内乙醛脱氢酶，使乙醇摄入体内，并转化为乙醛后不能降解为乙酸，使血中乙醛的含量增长 5 ～ 10 倍，形成体内反应强烈的高乙醛血症。戒酒硫的代谢产物二氢氨基甲酸酯也可阻断多巴胺脱羧酶，使血中的多巴胺不能转化成去甲肾上腺素，使脑中的多巴胺含量增高。以上作用的结果使患者产生乙醇－戒酒硫的生理反应，会引起脸红、头痛、窒息感、恶心呕吐、心慌出汗、视物模糊、焦虑和极为难受的“濒死感”，从而建立起厌恶酒类的条件反射。如果患者持续饮酒则可出现低血压、休克，并有致命的危险。一般在停饮后 12 小时进行，要告知患者，如果在服药期间饮酒则威胁生命。用法：戒酒硫 800mg（每片 200mg），以后每 3 天减少 1 片，维持剂量，每天 100 ～ 200mg。有的临床医生则使用较低剂量的戒酒硫，通常剂量为 250mg，晚上服用，可减少长期嗜酒者饮用酒精天数的 50%。戒酒硫的使用一般不超过 3 ～ 6 个月，因长期服用可产生蓄积中毒。戒酒硫的副作用主要有精神萎靡、反应迟钝、口中有金属味和大蒜味，有的患者可出现头痛和疲乏。少数患者可出现精神异常。呋喃唑酮也可使患者在饮酒时出现不适感，从而达到减少饮酒的目的。镇静拮抗药物纳曲酮每天口服 50mg，服用后与酒精没有反应，可减弱患者饮酒的冲动与减少饮酒的天数。

（二）苯二氮䓬类药物替代治疗戒断症状

酒精戒断反应主要给予苯二氮䓬类药物替代治疗，可给予地西泮 10 ～ 20mg 口服，1 ～ 2 小时后可重复给药，直到患者出现镇静或生命体征平稳。或给予地西泮 10 ～ 20mg，3 次 / 日口服，每天剂量达到 40 ～ 50mg。初始剂量的换算公式为：50 ～ 60 度的白酒 500g= 地西泮 20 ～ 40mg/d。或给予奥沙西泮 15 ～ 30mg 口服，3 次 / 日。由于患者自身减药效应和清除缓慢，通常长效的苯二氮䓬类药物的首日剂量对于整个戒断过程是足够的。如果患者存在肝功能损害，则不能用需要氧化代谢和不依赖葡萄糖醛酸化的药物，如不能用地西泮，可用奥沙西泮和劳拉西泮。在完成对患者戒断症状的控制后，一般在随后的 3 ～ 6 天安定类药物的剂量可每天减少 25%，以减少患者的住院天数和住院治疗的费用。

（三）营养支持

由于酒依赖的患者往往合并营养不良和食欲缺乏或维生素缺乏，因此在戒酒过程中要进行全程的营养支持。首先要补充水分、电解质、大量的 B 族维生素和维生素 C，促进患者的大脑代谢。加强营养，如进食困难则可采取鼻饲饮食和静脉营养，以保证患者每天摄入充足的能量。

（四）严重戒断综合征的处理

1. *震颤谵妄的治疗* 震颤谵妄是需要有效和迅速地采取措施的紧急情况，其主要的治疗原则是：①积极补充水和电解质，防止脱水和电解质平衡失调，如果有失调则应积极予以纠正。②记出入量，必要时留置导尿管。③行保护性约束，防止出现冲动和自伤。④充分使用苯二氮䓬类药物，控制戒断症状的发生和发展。⑤给予小剂量抗精神病药物，以控制患者出现的幻觉妄想和兴奋躁动。⑥支持性治疗：给予较大剂量的B族维生素，防止因维生素B缺乏导致的韦尼克脑病和心力衰竭。⑦应用抗生素防止继发性感染。

2. *酒精性震颤的治疗* 可选用苯二氮䓬类类药物治疗，同时补充大剂量维生素B和维生素C。

3. *酒精戒断性癫痫发作的治疗* 酒精戒断性的癫痫发作仅发生于1%正在进行戒酒治疗的患者，尤其是既往有脑部疾病史者，如脑内局灶性病变、脑膜炎和蛛网膜下腔出血，因此对正在进行戒酒治疗的患者应常规行脑CT检查。一些既往存在戒酒后癫痫的患者，还容易在戒酒过程中再次出现。癫痫发作通常是在患者停饮后的6～24小时，有些患者可在24小时内反复出现癫痫发作，但癫痫持续状态的发生率不足10%。在癫痫发作时，可用卡马西平、丙戊酸盐和苯二氮䓬类药物进行治疗，其中苯二氮䓬类药物最为有效。对既往有癫痫发作史的患者用常规剂量的抗惊厥药物是合适的。

四、关于酒依赖戒断后的康复

30%～50%的患者经过住院戒酒数月后病情可有明显好转。尤其是没有精神病史和具有良好社会资源与社会交际的人，往往效果明显。

（一）康复的一般原则

（1）将康复治疗视为一个连续有机的整体，酒依赖的治疗应当是连续和灵活多样的，如脱瘾、戒断、康复是相互衔接的三个过程。

（2）制订个体化的康复治疗方案。

（3）积极动员家庭成员及其他与患者酗酒行为有关的其他人一起加入康复训练计划中。

（4）建立适合酒精依赖工作特殊的场所和环境。

（5）建立健全监督、扶持体系，一旦患者遇到危机，及时提供帮助，尽早化解。

（6）及时发现复发的迹象，及时处理。

（二）康复措施

1. *戒酒组织* 这是以医生为主导的集体心理治疗，其形式是每周1次，每次2小时，有10名左右的酒精依赖者参加，组成一个小团体，医生对患者进行讲解，指导酒精依赖者进行自由讨论，进一步增强其戒酒动机和决心。期间可让社会上有戒酒经验的且已经成功戒酒的依赖者参加，介绍自己的亲身经验、体验和教训，以增加患者治疗的信心。在这个团体中要有友好和激励的气氛，以达到戒酒的目的。

2. 戒酒会　如美国的酒精依赖者匿名者互助会（AA）、日本的戒酒会等自助组织。参加 AA 的成员每周聚会 1 ～ 2 次，每个成员依次介绍自己的饮酒和戒酒经历，如从如何开始饮酒，发展到寻酒，如何解救和恢复健康的，现身说法帮助团体中的其他人，使新成员在没有压力的情况下畅所欲言。在 AA 中，每个成员的情况都要由其他成员分析和评论，使每个成员都在讨论中获益、吸取经验、获得力量和希望，最终戒酒。如有成员出现危机时，可通过电话在其他成员中获得帮助。匿名戒酒协会的志愿者来医院探视行戒酒治疗的患者，有助于使患者接受医生的治疗建议，而且可使患者在酒精戒断后参加匿名戒酒互助会的治疗。

（三）康复成功的标准

（1）保持长期戒酒，不再饮酒。

（2）能面对症状和自身存在的其他问题，并愿意作出改变。

（3）职业能力良好。

（4）家庭关系明显改善。

（5）患者能较好、舒适和愉快地与人交往和相处。

（984 医院　张尚荣　王晓慧）

参考文献

［1］Essardas DH，Santolaria FJ，Gonzalez RE，et al. Alcoholic withdrawal syndrome and seizures［J］. *Alcohol Alcohol*，1994，29（3）：323-328.

［2］Saitz R，Mayo Smith ME，Rober MS，et al. Individualized treatment for alcohol withdrawal：a randmized double-blind controlled trial［J］. *JAMA*，1994，272：519-523.

［3］Sellers E，Naranjo C，Harrison M，et al. Diazepam loading：simplified treatment of alcohol withdraual［J］. *Clin Pharmacol Ther*，1983，34：822-826.

［4］Fuller R，Branchey L，Brightwell D，et al. Disulfiram treatment of alcoholism［J］. *JAMA*，1986，256：1449-1455.

［5］Frochlich J，O' Malley S，Hyytia P，et al. Preclinical and clinical studies on naltrexone：what have they taught each other［J］? *Alcohol Clin Exp Rer*，2003，27：533-539.

［6］Alldredge B，Lowenstein D. Simon R. Placebo-controlled trial of intravenous diphenylhydantoin for short-term treatment of alcohol withdrawal seizures［J］. *Am J Med*，1989，87：645-648.

［7］Alldredge B，Lowenstein D. Status epilepticus to alcohol abuse［J］. *Epilepsia*，1993，34（6）1033-1037.

［8］Alaja R，Seppa K. Six-month outcomes of hospital-based psychiatric substance use consutations［J］. *Gen Hosp Psychiatry*，2003，25（2）：103-107.

病例 16　以急性心脏病为主要表现的惊恐发作 1 例

徐某，男，62 岁。已婚，汉族。主因“间断胸闷、恐慌 9 个月余，眠差 7 天”于 2016 年 8 月 23 日急诊入院。

【现病史】患者于 2015 年 11 月在旅游第 1 天晚 24 时到达旅店，刚到楼上便突然停电，受到惊吓，感到“恐惧、胆怯”，出现心烦、胸闷、害怕、急躁，感觉天要塌下来了，第 2 天晨 5 时便乘坐飞机返回家中，症状自行缓解。2015 年 12 月在自家 5 楼居住时，晚上 22：00 无诱因下再次发作，要求家人打开门，感觉房顶低，有压力，自觉恐惧、压抑、待不住、急躁，心慌、胸闷，发作 1 小时，家人陪同下楼，下楼后自行缓解。间断在公交车上人多时出现恐惧，下车后自行缓解。就诊当地医院精神内科，诊断“焦虑发作”，服用“黛立新 1 片，2 次 / 日”，坚持服用 3 个月，效果尚可，因担心药物副作用自行减量至每日 1 片，坚持服药，病情控制尚可。2016 年 8 月 17 日患者给母亲上坟回家后，晚上出现鼻子不通气，再次出现着急，心情烦躁，坐立不安，害怕，不断喊妻子的名字，诉喊完后会稍缓解，持续约 30 分钟自行好转。睡眠差，凌晨 1：00 入睡，晨 6：00 醒，期间多次起夜，起床后要开着门才能再次入睡。在当地医院神经内科调黛立新加量至 1 片，2 次 / 日，当晚再次出现烦躁、紧张不安等症状。次日就诊我院心理科，诊断“焦虑状态”，给予“枸橼酸坦度螺酮胶囊 10mg，3 次 / 日，草酸艾司西酞普兰片 5mg，1 次 / 早，并逐渐加量至 10mg，1 次 / 早，黛立新逐渐减停，睡眠较前明显改善，但仍开心不起来，间断出现心烦、恐惧，不能看电视，害怕自己现在的情况会威胁自己的生命安全，要求家人带其住院治疗。我院急诊以“焦虑抑郁状态”收入我科。患者发病以来，饮食差，无食欲，睡眠差，大小便大致正常。体重未见明显改变。

【既往史】高血压 19 年，血压最高 180/100mmHg，长期口服硝苯地平缓释片 10mg，1 次 / 早、午，卡托普利 1 片 / 早，血压波动在 130 ～ 140/85 ～ 90mmHg。3 年前诊断：右颈动脉、椎动脉闭塞，给予阿托伐他汀钙片 20mg，1 次 / 晚，阿司匹林（拜阿司匹杰）肠溶片 100mg，1 次 / 晚，波立维 75mg，1 次 / 晚口服药物治疗。数月前诊断：“冠状动脉粥样硬化性心脏病”，并建议行冠状动脉支架治疗。

【个人史】胞 4 行 2，生于原籍，母妊娠期正常，否认感染、发热史。幼时发育正常，自幼跟随父母一起生活。父母及兄弟姐妹性格内向。适龄上学，学习成绩一般，与同学关系尚可。高中文化。病前性格内向、急躁。人际关系好。24 岁结婚，夫妻感情和睦，育

1 子 1 女，均健在。吸烟 10 年，每天 20 支，现已戒烟 3 年，无饮酒嗜好。未发现有明显毒物、放射性物质、传染病接触史。否认精神活性物质滥用史。

【家族史】父母均去世。姐姐患有抑郁症和焦虑症，口服药物治疗效果可。否认其他遗传疾病。

【躯体及神经系统检查】未见异常。

【精神检查】意识清。年龄与外貌相符。衣着适时、整洁。卫生情况良好。举止拘谨。由家属陪同步入病房。接触交流合作，问答切题，能详述自己发作前后的症状变化，言语多重复自己焦虑的心情及睡眠问题。交谈中，注意力欠集中，可坚持坐着回答问题，但小动作较多。间断出现心慌、胸闷，称“像快死了一样”，不发作期间总担心再次发作，担心自己死了怎么办。否认错觉、幻觉、感知综合障碍。自觉脑子不如之前好用，未查及思维联想、连贯及思维逻辑障碍，未查及妄想、强迫观念等。远、近及即刻记忆力尚可。计算力缓慢，可正确递减“100–7”。表情愁苦，情绪焦虑。诉“莫名的心烦，担心”，情感反映与内心体验协调，与周围环境欠协调。意志活动减少，自从生病后总是高兴不起来，不能看电视，什么事情也做不了，总担心自己会死，身边不敢离人，坚决住院治疗。时间、地点、人物定向力无异常。自知力存在，求治欲望强烈。

【辅助检查】糖化血红蛋白 6%，胰岛素 12.7 μU/ml，C– 肽 679.00pmol/L，皮质醇 19.6 μg/dl。血常规、肝肾功能、血脂、甲状腺功能、心肌酶谱、心肌梗死三项未见异常。

心电图：①窦性心律；② T 波改变；③Ⅱ、Ⅲ、aVF 呈 QR 型。

心脏超声：①主动脉瓣钙化；②左心室舒张功能减低。

脑 CT：腔隙性脑梗死。

脑电图：正常脑电图。

【诊断】惊恐发作。

回顾病史材料，具有以下特点：

（1）患者病前性格内向，间断无明显诱因下出现无法控制的恐惧、心烦、担心，表现为：①精神性焦虑。紧张、急躁，过分担心自己生命的安全，无法放松。②躯体性焦虑。内感不适，胸闷、心慌，容易疲倦，睡眠障碍及运动性不安。

（2）此患者伴有心脏基础疾病，需要与急性冠状动脉综合征相鉴别，要进行详细的体格检查。否认精神活性物质滥用史。患者病程中有突然心慌、胸闷，就诊心内科，心电图虽有异常，但血结果及心电图结果均不符合急性冠状动脉综合征。

根据以上特点及 ICD–10 诊断标准，此患者最有可能的诊断考虑：惊恐障碍。

本患者有典型的惊恐发作表现。发作性病程，发作前无先兆，发作时意识清晰，发作后能回忆，之后持续地害怕再次发作。

【诊疗经过】入院当天患者焦虑情绪明显好转，自诉“都住医院了，就不怕了”。住院期间，能配合抽血、超声等检查，但行磁共振检查时患者做到一半出现心慌、头晕，害怕自己出不来了，及时带回病房，休息后自行缓解。住院第 2 天，突然出现忽冷忽热，血压 150/110mmHg，心率 88 次 / 分。给予急查心电图及心肌酶谱、心肌梗死三项，与入院结果无明显改变。持续 20 分钟自行缓解，复测血压 140/80 mmHg， 心率 64 次 / 分。草酸艾司西酞普兰片加量至 20mg，1 次 / 早，必要时给予阿普唑仑控制焦虑症状。辅助脑功能及生物反馈物理治疗降低生理警惕水平缓解患者临床症状。住院 20 天后未再发作，情绪明显好转，表情自然，对自己身体健康及生命安全不再过分担心。血压及心率控制在正常范围，波动平稳。住院 27 天痊愈出院。

病例解析

一、关于惊恐发作

惊恐发作是一种由极度焦虑和恐惧引起的短暂过程伴有强烈的不适、极度的恐惧或即将到来的厄运，以及强烈的逃跑或战斗行为倾向。惊恐发作可以发生在平静或焦虑的状态下——不管之前的焦虑状态如何，恐惧或不适的峰值都可以在几分钟内达到。心理生理学数据表明，惊恐发作确实是由突然的觉醒反映出来的，典型的心肺活动 / 不稳定在数分钟内达到顶峰，几分钟内消退，所以容易与心悸、心绞痛等疾病混淆。据估计，约 28% 的美国普通人在一生中的某个时候经历过恐慌症，23% 的人在没有达到恐慌症和（或）广场恐惧症的标准的情况下经历过恐慌症发作。尽管惊恐发作通常与惊恐障碍有关，但它是一种普遍存在的现象，并发生在一系列障碍中，包括其他焦虑障碍，以及情绪、物质使用、精神病谱系和人格障碍。对于一些疾病来说，恐慌症的出现表明症状的严重性增加，合并症和自杀率升高，治疗反应较差。此外，惊恐发作表现为复发，有时表现为慢性过程。因此，大多数患者需要长期治疗才能达到缓解，避免病情复发，减少与合并症相关的风险。迄今为止，药物治疗被认为是治疗恐慌症最有效的方法之一。

二、惊恐发作的诊断

（一）ICD-10 惊恐障碍的诊断要点

约 1 个月之内存在几次严重的植物性焦虑：①发作出现在没有客观危险的环境；②不局限于已知的或可预测的情境；③发作期间基本没有焦虑症状（尽管预期性焦虑常见）。

（二）DSM-5 惊恐障碍的诊断标准

1.A 反复出现不可预期的惊恐发作。一次惊恐发作是不可预期的强烈的害怕或强烈的不适感，并在数分钟内达到高峰。发作期间出现下列 4 项及以上症状。

（1）心悸、心慌或心率加速。

（2）出汗。

（3）震颤或发抖。

（4）气短或窒息感。

（5）哽咽感。

（6）胸痛或胸部不适。

（7）恶心或腹部不适。

（8）感到头晕、脚步不稳、头重脚轻或晕厥。

（9）发冷或发热感。

（10）感觉异常（麻木或针刺感）。

（11）现实解体（感觉不真实）或人格解体（感觉脱离了自己）。

（12）害怕失去控制或“发疯”。

（13）濒死感。

2. 至少一次发作之后，出现下列症状中的 1 ～ 2 项，且持续 1 个月（或更长）时间。

（1）持续地担忧或担心再次的惊恐发作或其结果（失去控制、心肌梗死、“发疯”）。

（2）在与惊恐发作相关的行为方面出现显著的不良变化（如设计某些行为以回避惊恐发作、回避锻炼或回避不熟悉的情况）。

3. 这种障碍不能归因于某种物质（滥用毒品、药物）的生理效应和其他躯体疾病（甲状腺功能亢进、心脏疾病）。

4. 这种障碍不能用其他精神障碍更好地解释。例如，在特定的焦虑障碍中，惊恐发作不仅仅出现对于害怕的社交情况的反应；在特定的恐惧症中，惊恐发作不仅仅出现于对有限的恐惧对象或情况的反应；在强迫症中，惊恐发作不仅仅出现于对强迫思维的反应；在创伤应激障碍中，惊恐发作不仅仅出现于创伤事件的提示物的反应；在分离焦虑障碍中，惊恐发作不仅仅出现于对与依恋对象分离的反应。

三、惊恐发作的鉴别诊断

1. 急性冠状动脉综合征　该综合征不仅会有胸前区不适，心慌、心悸等临床症状，而且存在典型的心电图及血结果改变。两种疾病发作时的临床表现相似，惊恐障碍患者也可表现为心悸、心前区疼痛、胸闷、呼吸困难、濒死感明显，其中部分患者也有类似于冠心病的心电图表现及血浆同型半胱氨酸、脂代谢水平变化。本患者临床症状很相似，心脏血管也有发生急性冠状动脉综合征的基础病变，但发作时的心电图及血结果与此诊断不相符。

2. 抑郁症　单纯的抑郁症不存在预期性的焦虑及情绪的低落，也没有针对性的事件（自己生命安全问题）。本患者初发惊恐发作后，开始担心自己的身体健康，害怕死亡，自己不敢独处，不敢在封闭空间中，睡眠差，易疲倦等症状上出现了抑郁症状，从性质上倾向于继发症状，暂不独立诊断。

3. 创伤性应激障碍　是经历异乎寻常的危险性事件后出现的与创伤有关的警觉和反应性改变。本患者有亲历事件但事件严重性未达到“异乎寻常”，且出现的症状与事件无明显相关性。

四、惊恐发作的治疗

1. 治疗目标　惊恐发作的治疗目标是：减轻或消除惊恐发作的频率和严重程度；缓解预期焦虑、恐惧性回避；治疗相关的抑郁症状；降低患者的共病、致残、自杀；恢复社会功能，提高生存质量。

2. 药物治疗　惊恐发作复发率高，易发展为慢性疾病，需要进行系统治疗。美国精神病学会（APA）1998 年推出惊恐障碍的实用指南，推荐 SSRI 作为治疗惊恐发作的首选药物。目前美国 FDA 批准用于惊恐障碍治疗的药物有：帕罗西汀、氟西汀、舍曲林、文拉法辛、艾司西酞普兰、阿普唑仑及氯硝西泮。我国 SFDA 也批准了帕罗西汀、艾司西酞普兰、氯米帕明用于惊恐障碍的治疗。本患者为老年男性伴有多种躯体疾病，首选受体单纯的草酸艾司西酞普兰。

抗抑郁药物在服用 3 ～ 4 周后才会显示出对惊恐障碍的全面治疗效果，而苯二氮草类药物却可即时起效。苯二氮草类药物对惊恐障碍疗效确定，可谨慎使用。我们经常担心的苯二氮草类药物滥用和依赖的风险，临床中阿普唑仑和氯硝西泮在惊恐障碍效果的耐受性却很少碰到。联合苯二氮草类药物治疗较单独使用 SSRI 能获得更快的抗惊恐效果。

3. 合并急性冠状动脉综合征的治疗　袁敏等的研究显示：合并焦虑状态的急性冠状动脉综合征患者活化血小板特异性标志物 CD62p、CD63 表达升高。焦虑情绪可加重 ACS 患者血管内皮功能紊乱和血小板活化，促进血栓形成，导致血管收缩、痉挛、斑块不稳定，甚至再次破裂，成为急性冠状动脉事件发生的促发机制。所以，焦虑发作时尤其惊恐发作时应鉴别及预防冠状动脉事件。本患者有心脏基础病变，根据冠心病二级预防 ABCDE 5 个方案的指导治疗下，包括长期服用阿司匹林和血管紧张素转化酶抑制剂（ACEI），应用 β－肾上腺素能受体阻滞剂和控制血压，降低胆固醇，控制饮食，健康教育和体育锻炼。

4. 心理治疗　一些研究发现，心理社会因素对惊恐障碍与急性心肌梗死的发病、治疗、预后、生活质量均有重大影响。

有学者认为焦虑会引起人体异常的生物行为模式，造成 ACS 患者血栓形成与心律失常；生物学上，焦虑会干预人体免疫系统、脂质与自主神经系统的平衡；行为上，焦虑会影响人们健康习惯的形成及妨碍心脏危险行为的减少。生物学和行为学的作用相互影响，并逐渐增加。

认知行为治疗（cognitive behavioral therapy，CBT）解释惊恐障碍的发生机制认为：当内部的信号或环境性的信号多次与惊恐发作联系在一起，它们就会通过经典条件反射模式的方式诱发惊恐发作，引起对躯体感觉的灾难性误解。CBT 对惊恐障碍急性治疗效果几乎和一线药物相当，治疗中断后的复发率可能更低。CBT 治疗结束后其正性的作用可持续 2 年。药物治疗合并心理治疗的疗效优于单一药物治疗或心理治疗，可全面改善患者的预后，能很好地预防惊恐障碍的复发。但患者处于妊娠期、哺乳期、不愿服用或有药物使用禁忌时，心理治疗可作为首选。

生物反馈（biofeedback）是采用电子仪器准确测定神经－肌肉和自主神经系统正常和异常活动情况，并把这些信息有选择或放大成视觉和听觉信号，然后反馈给受试者。换言之，生物反馈是通过电子仪器设备反映出患者没有觉察到的一些心理生理过程，并使之能够被有意识地控制。患者根据反馈信息有意识地学习控制本不受意念支配的生理活动，其操作性强，患者很快可感受到治疗效果，提高对治疗的依从性。通过生物反馈治疗，患者学会了自我调节与放松，以应对生活、工作中出现的不良情绪。

经颅磁刺激（transcranial magnetic stimulation，TMS）是由 Barker 等首先创立的一种用于和干预大脑功能的物理方法，其原理为利用脉冲磁场作用于中枢神经系统（主要是大脑），改变皮质神经细胞的膜电位，使之生产感应电流，影响脑内代谢和神经电活动，从而引起一系列相应的生理生化反应。目前大多数研究以高频 rTMS 刺激左侧 DLPFC 区和低频 rTMS 刺激右侧 DLPFC 为主。该方法具有无创、无痛、非侵袭性、操作简便等特点。

（984 医院　马光威）

参考文献

［1］Wu LP.Cardiac neurosis caused by changes in electrocardiogram［J］. *Clinical Medicine & Engineering*, 2010，17（9）：80-81.

［2］Zhou F.Relationship between serum homocysteine and adiponectin levels in cardiac neurosis［J］. *J Clin Cardiol*，2013，29（2）：146-148.

［3］袁敏，郭航远，彭放，等. 焦虑状态的干预对急性冠脉综合征患者血管内皮功能及血小板活化的影响［J］. 中国循证心血管医学杂志，2013，5（2）：158-160.

［4］Pal Y，Balhara S，Pal Y.Cardiovascular disorders and depression［J］. *JPMS*，2011，1（2）：61-62.

［5］American Psychiatric Association.Diagnoastic and statistical manual of mental disorders［M］. Fifth Edition. Arlington，VA：American Psychiatrist Association，2013.

［6］Craske MG，Kircanski K，Epstein A，et al. Panic disorder：a review of DSM-IV panic disorder and proposals for DSM-V.*Posttraumatic and dissociative disorder work group*［J］. Depress Anxiety，2010，27（2）：93-112.

［7］Meuret AE，Ritz T.Hyperventilation in panic disorder and asthma：empirica evidence and clinical strategies［J］.

Int J Psychophysiol, 2010, 78（1）: 68-79.

[8] Kessler RC, Chiu WT, Demler O, et al. Prevalence, severity, and comorbidity of 12-month DSM-IV disorders in the National Comorbidity Survery Replication. *Arch Gen Psychiatry*, 2005 Jun, 62(6):617-627.

[9] Barlow DH Anxiety and its Disorders.New York: Nature and Treatment of Panic and Anxiety Guilford Press, 1988.

[10] Batelaan NM, Rhebergen D, de Graaf R, et al. PenninxPanic attacks as a dimension of psychopt hology: evidence for associations with onset and course of mental disorders and level of functioning [J]. *J Clin Psychiatry*, 2012, 73: 1195-11202.

[11] Brown LA.Gaudiano BA, Miller IW. The impact of panic-agoraphobic comorbidity on suicidality in hospitalized patiests with major depression depress [J]. *Anxiety*, 2010, 27: 310-315.

病例 17　安定类药物依赖 1 例

梁某，男，59 岁。因“反复心情差、眠差 2 年，伴心烦加重半个月”入院。

【现病史】患者于 2014 年 9 月在一定事件诱因下受到惊吓，出现睡眠差，连续 4 ~ 5 天整夜未睡。心情差，不愿意说话，对什么事情都没有兴趣，心烦，当时给予其氯硝西泮片 1 片，1 次 / 晚，以及黛立新药物治疗（具体剂量不详），后情绪及睡眠较前改善。服药 1 个月后又出现早醒，醒后心烦多汗，医生将其氯硝西泮加至 2 片，1 次 / 晚。后睡眠及多汗情况较前改善，患者一直规律服药。约 2016 年 2 月家人带其到某院就诊，考虑“抑郁症”。给予调整用药：盐酸曲唑酮片 1.5 片，1 次 / 晚，奥氮平片 1.5 片，1 次 / 晚，氯硝西泮片逐步减至 1/4 片，1 次 / 晚，后生活如常，可以做家务，与周围人交流可。2016 年 7 月患者因到外地未带药物而停药。当地就诊，给予其调整用药：米氮平片 30mg，1 次 / 晚，奥沙西泮片 15mg，1 次 / 晚，草酸艾司西肽普兰片 10mg，1 次 / 早。用药 2 天后患者出现心烦，坐立不安，多次上厕所，易出汗，进食差，感觉恶心。夜间睡眠差，入睡困难，凌晨 3 时后仍不能入睡。自觉记忆力差。

【既往史】2014 年行鼻窦炎手术。2014 年在某院诊断为“甲状腺功能减退”，服用优甲乐 50μg/d。对青霉素过敏。

【个人史】足月顺产，母妊娠期正常，发育正常。适龄上学。吸烟史 30 年余，目前已戒烟。偶尔饮酒。20 年前服用过少量精神活性物质，后未再服用。

【家族史】两系三代无阳性精神病家族史，无遗传病史。

【精神检查】意识清楚，接触尚主动，问话应答切题，见到医生可主动讲述自己的病史，语速慢，语调一般，诉“我感觉自己反应变慢了，一动就容易出汗，坐不住”，未查及幻视、幻听等感知觉综合障碍，交流中在椅子上多次扭动想要起身活动。未引出跟踪被害等妄想，自觉记忆力减退、反应慢。思维内容暴露可，交流中表情忧郁，情感反应与周围环境尚协调，无怪异行为动作，无明显的精神运动兴奋及抑制，对时间、地点、人物等定向力完整，对疾病有正确的认识能力，求治愿望强烈。自知力存在。

【诊断分析】患者于 2014 年发病，首先出现的症状为睡眠障碍和抑郁状态（心情差、兴趣减退、心烦、睡眠差）。首次服用长效安定类药物氯硝西泮片 1 片 / 晚，同时合并黛立新抗抑郁药物（具体剂量不详），症状改善。但 1 个月后出现早醒，醒后多汗，安定类药物氯硝西泮加至每天 2 片，后眠差、多汗症状痊愈。考虑其出现躯体依赖。之后患者服用安定类药物近1年半，在加用抗精神病药物药物(奥氮平75mg/晚)增效治疗情况下，氯硝西泮才逐步减量至1/4片。后患者停药2天，出现躯体戒断症状及心理戒断症状（心烦，坐立不安，多汗，多次上厕所，食欲差，睡眠差，着急寻求安定类药物等）。

【诊断】①安定类药物成瘾；②抑郁发作。

【治疗经过】入院后调整安定类药物（奥沙西泮片30mg/d），同时辅助盐酸度洛西汀肠溶片最大剂量60mg/d，米氮平片22.5mg/晚。枸橼酸坦度罗酮胶囊15mg，3次/日，丙戊酸镁缓释片0.25g，2次/日，七叶神安分散片3片，3次/日。患者症状才得以控制。之后辅助MECT及心理治疗。住院41天逐步减停安定类药物，抑郁、焦虑症状痊愈。安定类药物成瘾痊愈。

患者首次服用安定药物为长效安定类药物，1个月后出现躯体依赖，后加量安定类药物才控制患者的戒断反应。患者服用安定类药物时间长（近一年半），停药2天后迅速出现躯体及心理戒断反应，之后用中长效安定类药物替代困难，加用其他多种药物及物理治疗手段才病情痊愈。因此长效安定药物的成瘾性也不可小觑，替代时可用同类安定类药物替代，如选择中长效药物，解离系数小的药物，如奥沙西泮片，这样减量效果相对好些。严格掌控使用药物指征，避免药物滥用，患者在使用安定类药物时应控制其服药时间（关注使用安定药物过程中出现的过度镇静作用而发生的跌伤等）。戒断过程中给予其他药物替代及其辅助治疗，同时加用物理治疗及心理治疗，这些治疗均是不可或缺的。安定类药物逐步减量，不可突然停药，否则患者易出现强烈的戒断症状。

病例解析

一、关于安定类药物的成瘾

安定类药物又称苯二氮䓬类药物。据估计，长期连续用药患者约有45%可能产生躯体依赖。引起成瘾的药物剂量大小不等，一般为常用剂量，但也发现很多成瘾者服用安定类药物剂量是治疗量的2～3倍。

安定类药物具有镇静、催眠和抗惊厥及中枢性的肌松作用。其催眠作用是通过抑制脑干网状结构产生作用，并可抑制大脑边缘系统。

二、安定类药物成瘾主要的临床表现

（一）慢性中毒症状

1. 躯体症状　消瘦、面色苍白、无力、皮肤无光泽、性功能低下。

2. 精神症状　失眠、焦躁、情绪不安。

3. *人格改变和认知功能障碍*　成瘾患者一般容易出现人格改变，表现为意志薄弱，容易激惹，自私、孤僻、说谎，对社会和家庭没有责任感，经常不择手段地骗药和偷药。常导致患者记忆力减退。

（二）心理依赖

主要表现为患者对药物的渴求。服药是患者最重要的事情。一旦没有服用，心里感到难受。

（三）戒断综合征

又称为躯体依赖。安定类药物成瘾的患者如果少服一次药就会感到难受，头晕、无力、无精打采和兴奋。这些症状多在停药 1 ～ 3 天后出现明显的精神症状，如反跳性失眠，焦虑、抑郁，坐立不安，震颤，欣快，兴奋、容易激惹，胃肠道不适，体重下降，心慌气短、胸闷，感知过敏，有时甚至出现幻觉、妄想，严重时可出现谵妄或癫痫大发作。一般来说，戒断症状在停药 2 周后有所减轻。

快速起效的苯二氮䓬类药物，如咪达唑仑、舒乐安定、阿普唑仑是更容易被滥用，因为其滥用的可能性比起效慢的苯二氮䓬类药物如奥沙西泮更大。

（四）苯二氮䓬类药物的滥用

许多使用安定类药物的患者常不遵医嘱进行重复使用，有的患者药物的使用甚至超过了常规剂量。尽管在服用时追求快感，有时甚至出现中毒反应，且还在不断增加药物的剂量，这种情况就是滥用。苯二氮䓬类药物在美国是最普遍滥用的镇静催眠药。

三、安定类药物的撤除

一般来讲苯二氮䓬类药物最长的服用时间不应当超过 1 个月，尤其是滥用的患者或是已出现成瘾的患者，需要在医生的帮助下进行药物的撤除。在药物撤除期间首先要告诉患者可能会出现短暂的焦虑和反跳性失眠，一般其撤药方法是缓慢地撤除。通常是用几周甚至几个月的时间撤除。快速撤除往往造成患者身体上的严重不适，难以忍受。换成长效的苯二氮䓬类药物是一个很好的选择，如可换用奥沙西泮等药物。由于患者的撤药时间长，是一个缓慢递减的过程，患者焦虑症状的反弹较小。戒断反应通常出现在突然停药的几天后，应缓慢地减药，如 2 ～ 4 周甚至更长的时间，患者的不适症状可大为减轻，易撤除成功。通常每周减量 10% ～ 20%。有研究显示，5- 羟色胺 A1 受体激动剂坦度洛酮可减轻患者撤药过程中的焦虑，应在撤药早期使用。

（984 医院　胡万晖）

参考文献

[1] Herman JB, Rosenbaum JF, Bortman AN. The alprazolam to clonazepam switch for the treatment of panic disorder [J]. *J Clin Psychopharmacol*, 1987, 7: 175–178.

[2] Patterson JF. Withdrawal from alprazolam dependency using clonazepam: Clinical observations [J]. *J Clin Psychiatry*, 1990, 51: 47–49.

病例 18　双相情感障碍 1 例

黄某，女，52 岁。高中文化，退休人员。因“心情差、兴趣减退与兴奋话多、冲动交替出现 4 年，加重 3 个月”于 2015 年 11 月 16 日第二次入院。

【现病史】患者于 2011 年 11 月因拆迁及买基金赔钱等生活事件，自觉心理压力大，出现闷闷不乐、不愿说话、不愿出门，对以往感兴趣的事如唱歌、跳舞等爱好毫无兴趣。常叹气，委屈、易哭泣、乏力，躯体不适，易发脾气，注意力不集中等，无法做家务，日常生活需他人督促。在家人陪同下就诊于北京某医院心理科，诊断“焦虑、抑郁状态”，给予百忧解、黛立新等药物（具体药量不详），坚持服药，效果不明显。2013 年 5 月因患者病情进行性加重，表现为没有情感反应，表情淡漠，对家人、周围事情不关心，不愿见人，不愿说话，反应迟钝，就诊于北京某医院精神科，诊断为“抑郁状态”，给予盐酸文拉法辛缓释胶囊最大剂量 225mg（75mg，1 次 / 早，150mg，1 次 / 晚），盐酸曲唑酮片最大剂量 100mg/ 晚，起初治疗效果尚可，可外出走动，自觉有些时候心情还不错，感觉轻松很多，但仍不愿见人，病情较前好转，病情平稳，坚持服药，在家人督促下能做家务。于 2013 年 8 月 8 日在石景山医院内科查空腹血糖 21.1mmol/L，患者得知病情后，情绪波动较大，自认为糖尿病病情较重，心理负担大，再次出现整日闷闷不乐，不说话，不出门，不愿见人等症状，给予草酸艾司西酞普兰片最大剂量 20mg，1 次 / 早，米氮平片最大剂量 45mg，1 次 / 晚，以改善抑郁情绪，于我科住院治疗 6 个月，临床痊愈出院。出院后患者服药 3 个月自行停药，停药后生活如常。2015 年 7 月底其丈夫因脑出血去世，当时睡眠差，晚间睡眠 2 ～ 3 小时，严重时整夜不眠。8 月患者常到八大处诵经，参加法会，认识的人逐渐增多，有时在外住宿，并参加养生班，自觉通过锻炼可以控制血糖，停用降糖药物。早醒，睡眠很少，觉得自己特别有精力，亢奋、话多，易因小事发脾气，什么事情都能吸引自己的注意力，看电视录音、记笔记，觉得脑子转得很快，自己很有本事，状态很好。11 月初家人带其旅游，冲动消费，买东西从不还价，而且会买很多，因女儿控制其消费而大发脾气。16 日凌晨 2 时回北京后说屋子里乱，坚持收拾屋子，不睡觉。家人送其入院。

【既往史】糖尿病病史 10 年，目前诺和灵 30R 注射液 8U，1 次 / 早，10U，1 次 / 晚，皮下注射，阿卡波糖（拜糖苹）片 50mg，1 次 / 午，血糖控制不详。否认食物、药物过敏史。否认肝炎、结核等传染病病史。

【个人史】出生原籍。兄弟姐妹 3 人，行 2。足月顺产。幼时发育正常。适龄上学。学习成绩较好。文化程度高中。自幼跟随父母生活，父母教育方式严厉。工作表现积极，能胜任本职工作。2010 年退休。人际关系好，喜欢唱歌、跳舞，无烟酒等不良嗜好。

【家族史】两系三代无精神病史，无其他遗传性疾病病史。

【体格检查】躯体及神经系统检查未见异常。

【精神检查】意识清楚，服饰整洁，接触主动，注意力不集中，劝说下检查尚合作，生活自理。未查及幻听、幻视、错觉。无感知综合障碍。语量多、语速快、语调高。思维联想反应快，感觉自己的脑子比以前转得快，对以往的病史承认，但不承认现在生病，觉得这才是真实的自己。恩怨分明，如果别人对自己好，会加倍奉还，要是对自己不好，坚持不允许，认为给老公看病的医生没有人情味，自己要和他打官司，说话滔滔不绝，言语不能打断。存在随境转移，见人就打招呼。交谈过程中，常因别人说话而转移注意力，开始与别的医生交谈。现未引出被害、被监视、被跟踪等妄想内容，无病理性赘述及象征性思维，计算力及记忆力可，分析综合能力可，一般常识能理解，情绪高涨，表情兴奋，情感反应与内心体验尚协调，与客观环境不协调，存在精神运动性兴奋，意志行为增强，认为自己有本事，什么都可以干，与周围人关系好。对时间、地点、人物定向力完整。对自身疾病缺乏正确的认识能力，自知力缺乏。

【辅助检查】血、尿、粪常规，生化全项，心电图，脑 CT 均未见异常。乙肝、丙肝、梅毒、艾滋均阴性。

【诊断】①双相情感障碍，不伴精神病性症状的躁狂发作；② 2 型糖尿病。

【治疗经过】入院后完善相关检查及化验，给予情感稳定剂丙戊酸镁缓释片逐渐加量至 0.5g，1 次 / 晚，0.25g，1 次 / 早，后因患者日间睡眠较多，调整为 1g，1 次 / 晚；抗精神病药物富马酸喹硫平片逐渐加量至 0.4g/d，后患者转为抑郁状态，减至 0.2g/d，并加用甲磺酸瑞波西汀片最大剂量 12mg/d，无抽搐电休克治疗 10 次，并辅以心理治疗及行为矫正治疗。住院治疗 45 天，临床痊愈出院。出院前复查各项指标正常。

病例解析

一、关于双相情感障碍

双相情感障碍是一种常见的、致残性高的、反复发作的及严重程度不等的精神障碍，躁狂状态和抑郁状态在一个人身上反复出现。公元前 4 世纪，希波克拉底对躁狂症和抑郁症有了详细的描述。1854 年 Faret 第一次报道了循环型障碍，以后 Baillarger 也描述了双相障碍，因为他发现躁狂和抑郁可在同一次疾病中同时出现。Kraepelin 在 1889 年提出了躁狂 –

抑郁性精神病，将这一组疾病从早老性痴呆中分离出来，此后由其命名的躁狂抑郁性精神病一直使用了半个多世纪。1920 年 Bleulerzai 使用了情感性精神病这一概念。1957 年德国的 Leonhard 按照情感的相位特征把情感性精神障碍分为两大类，即双相情感性精神障碍和单相情感性精神障碍。现在双相情感障碍分为 4 个亚型：双相Ⅰ型、双相Ⅱ型、环型心境障碍和未定型障碍。双相Ⅰ型：患者有或无精神病性症状，严重的抑郁，躁狂或混合性发作；双相Ⅱ型：伴有严重抑郁或轻躁狂发作，无躁狂或混合性发作史；循环型障碍：轻躁狂和抑郁症状，不符合双相Ⅱ型的诊断标准，无严重的抑郁发作；未定型障碍：不符合严重抑郁发作、双相Ⅰ型、双相 II 型、循环型障碍的诊断标准，如无精神病性症状或未住院或躁狂发作持续时间＜ 1 周。此外，还有一部分患者频繁发作，如果患者在 1 年内有 4 次以上的发作，且在发作间期部分或完全缓解至少 2 个月则称之为快速循环型。

二、双相情感障碍的流行病学

2004 年 WHO 将双相情感障碍列为所有年龄段中第 12 种最为常见的中至重度致残性疾病，在美国的终身患病率为 4%。双相情感障碍是初级保健机构中的常见病，在抑郁和焦虑就诊的患者中有近 21% ～ 26% 符合双相情感障碍。双相情感障碍患者的自杀率比一般人群高 20 倍。有 1/3 的双相情感性精神障碍的患者试图自杀，其自杀率是所有诊断精神病中是最高的。男性每年 9/10 万～ 15.2/10 万，女性每年 7.4/10 万～ 32/10 万。

三、双相情感障碍的病因

1. *社会心理因素*　研究发现，双相情感障碍的患者 68.8% 在发病前遇到过重要的生活事件。有学者报道在双相情感障碍发生前有负性生活事件者较无负性生活事件者高 7.63 倍。这些负性生活事件对患者的发病起到了扳机的作用。

2. *遗传因素*　众多的家系研究表明，双相情感障碍具有明显的家族聚集现象。双相情感障碍在一般人群中的发生率为 0.5% ～ 1%，而患者亲属中患同病风险率增高，父母为 23.4%，同胞为 22.7%，二级亲属的发病率为 1% ～ 4%。若父母双方都患病则子女患同病的风险率达 44% ～ 74%。大样本的人群遗传流行病学研究显示，双相情感障碍的先证者亲属患本病的概率远高于一般人群的 10 ～ 30 倍。血缘关系越近，患病率越高。这些都提示双相情感障碍具有遗传倾向。

在双生子的研究中，双相情感障碍患者同卵双生子的同病率为 72%，异卵双生子的同病率为 14%。

3. *单胺递质的改变*　随着精神药理学的发展，使得抑郁症单胺递质假说取得了很大的进展。1965 年 Schildkraut 提出情感性精神病的神经递质的改变主要涉及去甲肾上腺素（NE）和 5- 羟色胺（5-HT），其主要依据有：①利血平耗竭单胺神经递质，导致患者出现抑郁症状。

②单胺氧化酶抑制剂（MAOI）异丙肼抑制单胺氧化酶（MAO）的活性，突触部位的单胺含量增高，有抗抑郁的作用。③三环抗抑郁药丙咪嗪抑制单胺的摄取，升高突触部位的单胺含量，是一种有效的抗抑郁药物。④碳酸锂的药理作用与三环类抗抑郁药物相反，促进单胺的再摄取，降低突触部位的单胺水平，有抗躁狂的作用。⑤选择性5-羟色胺再摄取抑制剂（SSRI）抗抑郁有效，说明突触间隙的5-羟色胺减少导致了抑郁，通过抑制再摄取，使突触间隙的5-羟色胺升高，而发挥其治疗作用。⑥对脑脊液的研究发现，双相情感障碍患者脑脊液中的5-羟色胺的代谢产物——5-HTA浓度较低。⑦尸检发现，抑郁症患者大脑中5-HT2受体结合率增加，而经过治疗的抑郁症患者脑内的5-HT2受体结合率正常。这些证据都支持双相情感障碍NE和5-HT功能低下的假说。近年来越来越多的神经生化和精神药理研究显示某些抑郁症患者的DA功能低下。

4. 生物节律的变化　有研究表明，双相情感障碍患者很多的生理功能出现了改变，如体温、睡眠、皮质醇分泌有昼夜节律的变化，主要表现为相位的偏移，主要是相位的前移。抑郁症患者睡眠脑电图主要有以下表现：总睡眠时间减少，觉醒次数增加，快速眼动睡眠的潜伏期缩短（即前移），非快速眼动睡眠的第一期增加，第三、四期减少。有学者认为这是抑郁症的生物学指标，具有诊断意义。

四、双相情感障碍的临床表现

（一）躁狂发作

1. 情感高涨　表现为情绪的轻松、愉快、乐观、热情、喜悦、兴高采烈、洋洋自得。患者把这种情况形容为“从来没有这样好”，体验到周围的一切都是美好的，自我感觉良好，精力充沛，身体健康，没有烦恼。情感高涨的体验生动鲜明，与内心和周围环境协调一致。这些表现常在周围人中产生共鸣，赢得大家的欢迎和笑声。

2. 容易激惹　患者的情绪很容易受到周围环境的影响，一旦患者雄心勃勃的计划遭到周围人的反对，则常发脾气，勃然大怒，或认为周围人在害自己。患者的情绪一般不稳定，反复无常，具有一定的易激惹性，常因为一些小事或自己的需求没有获得满足或遭到批评而大发脾气、愤怒、辱骂和敌意。有时在混合型的患者中，常因为激惹性和抑郁情绪往掩盖了情感的高涨。这些患者并没有愉快感。

3. 思维奔逸　患者思维的联想过程明显地加速而跳跃，概念接踵而来，在他们的语言中常有双关语和文字游戏，话多，滔滔不绝，口若悬河。自己感到自己的脑子变得灵活了，非常聪明，常感到言语跟不上思维的速度。患者的语速快，难以打断，这使得他们的声音变得嘶哑。还常用音联、意联来表示语言之间的联系。

4. 夸大妄想　在情感高涨的背景下，患者常有自我评价过高，对自己的能力、健康和社会地位估计过高，认为自己才华出众，具有非凡的能力，或是腰缠万贯，神通广大，可出现夸大妄想，夸大自己的才华、智慧和能力。如认为自己在执行特殊的任务，肩负特殊使命，或出生于名门望族，或认为自己有过人的才华，能主宰世界或地球。有些人甚至盲目地签署一些商业计划和商业合同。

5. 精神运动性的兴奋　患者常活动过度，社交活动增多，爱串门，对人热情，好管闲事，打抱不平。整日忙忙碌碌，但是做事虎头蛇尾，一事无成。经济上慷慨大方，常买东西送人，花钱请人吃饭，乱买东西，造成浪费。一些患者丧失了正常的社会习惯性行为，导致行为的轻率，对陌生人过分亲近，或辱骂别人或有攻击性言语和行为。

6. 躯体症状　患者常有一些自主神经系统症状，如睡眠的需求量减少，食欲增加。有些患者应极度兴奋的过程中表现为几天不进食，不睡觉，导致身体的快速疲劳和衰弱。性行为和性兴趣增加，导致性行为的轻浮，发生新的和混乱的性关系。

（二）抑郁发作

1. 抑郁心境（情绪低落）　这是双相情感障碍的组成部分，通常在躁狂发作之前或之后出现，从轻度的心情不佳、心烦意乱、忧伤、苦恼到悲观绝望。患者常表现为无精打采，郁郁寡欢，度日如年，痛苦难熬，不能自拔。

2. 自我评价较低　患者的自我评价和自信心降低，对过去和未来产生歪曲的认识，过分地贬低自己，把自己说得一无是处，没有任何价值和作用。对前途感到暗淡，总用批评的眼光和消极否定的态度来看待自己的现在、过去和未来，认为自己活在无助和无望之中。有的患者在此基础上还可出现自责和自罪，感到自己罪孽深重，应当受到惩罚。

3. 兴趣丧失或减退　不能体验到生活中的乐趣，对日常生活失去了兴趣，对以前感兴趣的活动丧失了兴趣，对能享受乐趣的活动失去了愉快感。不愿意参加正常的活动，如聚会、走亲访友、串门和异性交往等。常闭门独居、疏远亲友、回避社交。患者常描述自己“没有感情了”“变得麻木了”。

4. 精力不足　患者自感精力明显减退，疲乏无力，白天常卧床或被动地参加社会活动。无精打采，做任何事情都感到困难、吃力，丧失了生活的主动性和积极性，感到无能为力和力不从心，变得非常懒散。

5. 精神运动性迟缓　约有 50% 的患者出现精神运动性迟滞，其整个的精神活动处于显著的和普遍的抑制。思维迟缓，联想困难，反应迟钝，记忆力减退，活动和语言减少，走路缓慢，常卧床或独居一室，严重时不语、不动、不食，达到木僵状态，需要他人照料。

6. 自杀的观念和行为　随着症状的加重，可出现自杀观念，并越来越强烈，感到生活是负担，感到活着没有意思，生活不值得留恋，千方百计地想了结此生。自杀是双相情感障碍患者最严重和最危险的症状。

7. 自主神经功能障碍　一些患者出现自主神经的症状，如抑郁情绪呈一定的节律性，表现为昼重夜轻，这种节律性的表现在双相抑郁中最为常见，约 1/2 的患者可出现这样的节律。该节律的出现与5-羟色胺的分泌有关，一般情况下，5-羟色胺在早晨分泌减少，在下午后分泌增多。80%的患者出现睡眠障碍，主要表现为入睡困难和早醒。在疾病早期，有些患者就出现性功能障碍，尤其是男性患者在早期就可出现阳痿、早泄；女性患者则出现性感缺失和闭经。

五、双相情感障碍的诊断和诊断标准

（一）躁狂发作

诊断双相Ⅰ型必须符合躁狂发作。

1. 在持续至少1周的时间内，几乎每天大部分时间里，有明显异常的、持续性的高涨、扩张和心境的易激惹，或异常的、持续性的活动增多或精力旺盛（如果有必要住院治疗，则可短于1周）。

2. 在心境障碍、精力旺盛或活动增加的时间内存在3项（或更多）以下症状（如果心境障碍仅为易激惹，则为4项），且表现出与平常行为相比明显的变化，达到显著的程度。

（1）自尊心膨胀或夸大。

（2）睡眠需求减少（如仅睡了3小时就感到休息好了）。

（3）比平时更健谈或有持续讲话的压力感。

（4）意念飘忽或主观感受到的思维奔逸。

（5）自我报告或被观察到的的随境转移（即注意力太容易被不重要或无关的外界刺激所吸引）。

（6）有目标的活动增多（工作或上学时的社交，或性活动）或精神运动性激越（即无目的、无目标的活动）。

（7）过度参与那些结果痛苦的可能性高的活动（如无节制的购物、轻率的性行为、愚蠢的商业投资）。

3. 这种心境障碍严重到足以导致显著的社交和职业功能损害，或必须住院以防止伤害自己或他人，或存在精神病性的特征。

4. 这种发作不能归因于某种物质（如滥用毒品、药物、其他治疗）的生理效应或其他躯体疾病。

注：由抗抑郁治疗（如药物、电休克疗法）引起的一次完整的躁狂发作，持续的全部症状超过了使用治疗的生理效应，这对于躁狂发作而言是足够的证据，因此可以诊断为双相Ⅰ型障碍。

注：诊断双相Ⅰ型障碍，需要个体一生中至少有1次躁狂发作。

（二）轻躁狂发作

A. 在持续至少4天的时间内，几乎每天大部分时间里有明显异常的、持续性的心境高涨、膨胀和心境的易激惹，或异常的、持续性的活动增多或精力旺盛。

B. 在心境障碍、精力旺盛或活动增加的时间内存在 3 项（或更多）以下症状（如果心境仅为易激惹，则为 4 项），并持续性地表现出与平常行为相比明显的变化，且达到显著的程度。

（1）自尊心膨胀或夸大。

（2）睡眠需求减少（如仅睡了 3 小时就感到休息好了）。

（3）比平时更健谈或有持续讲话的压力感。

（4）意念飘忽或主观感受到的思维奔逸。

（5）自我报告或被观察到的随境转移（即注意力太容易被不重要或无关的外界刺激所吸引）。

（6）有目标的活动增多（工作或上学时的社交，或性活动）或精神运动性激越。

（7）过度参与那些结果痛苦的可能性高的活动（如无节制的购物、轻率的性行为、愚蠢的商业投资）。

C. 这种发作与明确的功能改变有关，个体无症状时没有这种情况。

D. 这种发作不能归因于某种物质（如滥用毒品、药物、其他治疗）的生理效应。

E. 此发作并未严重到产生社交或职业功能的显著缺损，或严重到需要住院的程度，并且无精神病性表现。

F. 这些症状并非由于某种物质（如某种物质滥用某种治疗药品，或其他治疗方法），所致直接生理效应。

注：由抗抑郁治疗（如药物、电休克疗法）引起的一次完整的轻躁狂发作，持续的全部症状超过了使用治疗的生理效应，这对于躁狂发作而言是足够的证据，然而需要谨慎的是，1 项或 2 项症状（尤其是使用抗抑郁药后出现的易激惹的增加、急躁或激动）不足以作出轻躁狂的诊断，也不足以说明个体有双相的素质。

注：诊断标准 A ～ F 构成了轻躁狂发作，虽然常见于双相Ⅰ型障碍，但对于双相Ⅰ型障碍的诊断而言并不重要。

（三）重性抑郁发作

1. 在同一个 2 周的时间内，出现了 5 个以下的下列症状，表现出与先前功能相比的变化，其中至少 1 项是心境抑郁或丧失兴趣和愉快感。

注：不包括能归因于其他躯体疾病的症状。

（1）几乎每天和每天大部分时间都心境抑郁，既可以是主观的报告（如感到悲伤、空虚、无望），也可以是他人的观察（如表现为流泪）（注：儿童和青少年表现为心境易激惹）。

（2）几乎每天和每天大部分时间，所有或几乎所有活动兴趣和愉快感都明显减少（既可以是主观陈述，也可以是观察所见）。

（3）在未节食的情况下体重明显减轻，或体重增加（如 1 个月内体重变化超过原体重的 5%），或几乎每天都有食欲减退或增加（注：儿童可以表现为未达到应增的体重）。

（4） 几乎每天都有失眠和睡眠过多。

（5）几乎每天都有精神运动性激越或迟滞（由他人看得出来），而不仅仅是主观体验到的坐立不安或变得迟钝）。

（6）几乎每天都有疲劳或精力不足。

（7）几乎每天都感自己毫无价值，或过分地、不适当地感到内疚（可达到妄想的程度，并不仅仅是因为患病而自责或内疚）。

（8）几乎每天都存在思考能力减退或注意力不集中，或犹豫不决（既可以是主观陈述，也可以是他人的观察）。

（9）反复出现死亡的想法（而不仅仅是恐惧死亡），反复出现没有具体计划的自杀意念，或有某种自杀企图，或有某种实施自杀的特定计划。

2. 这些症状有引起临床症状的痛苦，或导致社交、职业或其他重要功能方面的损害。

3. 这些症状不能归因于某种物质的生理效应，或其他躯体疾病。

注：诊断标准 1 ～ 3，构成了重性抑郁发作。重性抑郁发作虽然常见于双相 Ⅰ 型障碍，但对于双相 Ⅰ 型障碍的诊断而言并不重要。

注：对于重大丧失（如丧痛、经济破产、自然灾害损失、严重的医学疾病或伤残）的反应，可能包括诊断标准 1 所列出的症状，如强烈的悲伤，沉浸于丧失，失眠、食欲缺乏和体重的减轻，这些症状可类似抑郁发作。尽管此类症状对于丧失来说是可以理解的或反映恰当的，但除了对重大丧失的正常反应之外，也应该仔细地考虑是否存在重性抑郁发作的可能。这个决定必须要基于个人史和在丧失背景下表达痛苦的文化常模来作出临床判断。

（四）双相 Ⅰ 型障碍的诊断标准

1. 至少符合 1 次躁狂发作的诊断标准（上述躁狂发作 1 ～ 4 的诊断标准）。

2. 这种躁狂和重性抑郁发作的出现不能用分裂情感性障碍、精神分裂症、精神分裂症样障碍、妄想障碍或其他特定的和未特定的精神分裂症谱系及其他精神病性障碍来更好地解释。

（五）双相 Ⅱ 型障碍的诊断标准

1. 至少符合 1 次轻躁狂发作（上述轻躁狂发作 A ～ F 的诊断标准）和至少 1 次重性抑郁发作（上述重性抑郁发作 1 ～ 3 的诊断标准）的诊断标准。

2. 从未有过躁狂发作。

3. 这种轻躁狂和重性抑郁发作的出现不能用分裂情感性障碍、精神分裂症、精神分裂症样障碍、妄想障碍或其他特定的和未特定的精神分裂症谱系及其他精神病性障碍来更好地解释。

4. 抑郁期和轻躁狂期的频繁交替所致的抑郁症状或不可预测性，引起有临床意义的痛苦，或导致社交、职业或其他重要功能方面的损害。

（六）环型心境障碍的诊断标准

1. 至少 2 年（儿童或青少年至少 1 年）的时间内有多次轻躁狂症状，但不符合轻躁狂发作的诊断标准，且有多次抑郁症状，但不符合重性抑郁的诊断标准。

2. 在上述 2 年（儿童和青少年为 1 年）的时间内轻躁狂和抑郁期至少有一半的时间，且个体无症状的时间每次没有超过 2 个月。

3. 从不符合重性抑郁、躁狂或轻躁狂发作的诊断标准。

4. 诊断标准 1 的症状不能用分裂情感性障碍、精神分裂症、精神分裂症样障碍、妄想障碍或其他特定的和未特定的精神分裂症谱系及其他精神病性障碍来更好地解释。

5. 这些症状不能归因于某种物质的生理效应（如滥用的毒品、药物），或其他躯体疾病（如甲状腺功能亢进）。

6. 这些症状引起有临床意义的痛苦，或导致社交、职业或其他重要功能方面的损害。

六、双相情感障碍的治疗

（一）住院治疗

轻躁狂的患者可在门诊治疗，但如果患者出现冲动攻击行为，或奢华和挥霍无度的行为，夸大妄想和轻率的性行为，以及出现物质滥用时应当住院治疗。住院可使患者得到休息，使他从过度的兴奋和过度的活动中解脱出来。

（二）抗躁狂治疗

1. *非典型抗精神病药物*　轻躁狂可使用非典型的抗精神病药物，奥氮平、富马酸喹硫平都是较好的药物选择。

2. *苯二氮䓬类药物*　对于严重的躁狂还可以用苯二氮䓬类药物治疗。如地西泮 10 ～ 20mg 静脉注射，口服 30mg。咪达唑仑等苯二氮䓬类药物肌内注射吸收较快，局部疼痛轻，可控制急性激越。具有抗惊厥作用的苯二氮䓬类药物，如氯硝西泮，每日 4 ～ 16mg，具有镇静作用和抗躁狂作用。

3. *心境稳定剂的使用*　在使用抗精神病药物后，部分患者的治疗效果较差，或在初期治疗效果好，以后又出现症状的反复，有时甚至增大剂量也效果不好，这种情况下可应用卡马西平和丙戊酸盐治疗或可用锂盐治疗。

4. *锂盐的治疗*　锂盐作为药物使用经历了两个时期。第一个时期是在 19 世纪时使用锂盐治疗痛风。1876 年 Garrod 曾用锂盐治疗躁狂症。1949 年有几名患者在使用锂盐治疗后死亡，锂盐的毒性作用被医生认识。美国禁止在心脏病患者中使用锂盐。锂盐使用的第二个阶段是在 1949 年，澳大利亚的 Cade 医生研究了锂盐在重性精神疾病患者中的使用，发现对 10 名躁狂症患者有效。由于锂盐的治疗剂量和中毒剂量相近，在某种程度上妨碍了锂盐的使用。20 世纪 60 年代后期，医生通过监测将患者的血锂浓度控制在一定的水平之下，解决了中毒副作用的发生。Bowden 在对躁狂症的平行对照的研究中发现，锂盐和丙戊酸盐比安慰剂更有效。

（三）抗抑郁治疗

双相情感障碍在给予足剂量情感稳定剂的情况下，仍有抑郁情绪明显的患者，可给予抗抑郁药物治疗，尽量选择转躁率低的 SNRI 类药物，从而改善患者生活质量的同时，降低了转躁风险。抗抑郁药物服用时间不宜过长，务必控制于 5 个月以内。在用药过程中仍需持续观察患者躁狂反应，定期评估躁狂症状相关评分，一旦出现不良反应及时给予针对性处置。

（四）电休克治疗

电休克治疗躁狂症具有良好的效果，有研究显示，约有 2/3 的患者有效。在最近的一项回顾性研究中，电休克治疗双相情感障碍的有效率为 78%，而锂盐的有效率则为 62%。有学者认为电休克适合最严重的患者，或是对药物治疗不敏感的患者。

七、关于双相情感障碍的复发

绝大多数双相情感障碍的患者都有一次以上的发作，因此有学者认为这是一种复发性疾病。随着发作的频繁，发作的间期逐渐缩短。如 Kraepelin 发现第 1 次发作和第 2 次发作的平均时间是 5 年，而第 5 次和第 6 次发作的间期缩短为 2 年。在某些特殊的时间如照顾孩子困难或离婚时有频繁发作的情况。对于此类患者需定期随访，加强监护，防止病情反复。

（984 医院　尚金丽　王晓慧）

参考文献

［1］Price AL，Marzam-Nissen GR. Bipolar disorders：a review［J］. *Am Fam Physician*，2012，85（5）：483-493.Published at http：//www.aalp.org/alp/2012/0301/p483.html.

［2］王晓慧，孙家华 . 现代精神医学［M］. 北京：人民军医出版社，2002：709.

［3］Wyant M，Diamond BI，O’Neal E，et al. The use of midazolam in acutely agitated psychiatric patients［J］. *Schizophr Bull*，1990，26：126-129.

［4］Amdisen A. In depression and Mania［M/OL］//In Johnson N. Modern lithium therapy. USA: *Oxford ILR Press*，1984：24-28.

［5］Bowden CL，Brugger AM，Swann AC，et al. Efficacy of Divalproex vs lithium and placebo in the treatment of mania［J］. *JAMA*，1994，924-928.

［6］张晓阳 . 抗抑郁药物在双相情感障碍治疗中应用的疗效分析［J］. 中外医疗，2015，34（1）：119-

120.

[7] 赵靖平 . 提高对双相抑郁的诊断认识和药物治疗水平［J］. 中华精神科杂志，2004，37（3）：129-131.

[8] 周广玉 . 抗抑郁药物治疗对双相情感性精神障碍的作用研究［J］. 中国现代药物应用，2016，16（12）：184-185.

[9] Small JG，Klapper MH，Kellams JJ，et al. Electroconvulsive treatment compared with lithium in the management of manic states［J］. *Arch Gen Psychiatry*，1988，45：727-732.

[10] Cutler NR，Post RM. Life course of illness in untreated manic-depressive patients［J］. *Comprehensive Psychiatry*，1982，23：101-115.

病例 19　反复思考，反复检查强迫障碍 1 例

王某，女，28 岁。硕士文化，未婚，工程师。主因“反复思考、心情差 8 年余”由母亲陪同入院。

【现病史】缘于 2010 年高中二年级时学习压力大，上课不愿意听讲，喜欢自己钻研。每天无时无刻不在想解题的方法，背英语作文、历史事件表等相关学习问题。有时感觉脑子都快炸了，仍不能控制自己的思维。若强制中断思考问题便感觉烦躁不安，严重时会有头痛现象。自己上网搜索药物治疗方法，服用盐酸舍曲林片 50mg/d，服药后症状减轻，间断服药 5 年余，自行停药。2016 年 8 月感觉自己体态肥胖，通过节食、大量剧烈运动开始减肥。严格控制自己食物的重量，每餐所吃食物必须通过天平称量，吃过饭后通过精细体重秤测体重，若体重增加超过所吃食物，需要锻炼出汗来弥补差额，直到满意为止。上厕所前需要一个专用体重秤测体重，上厕所后需要另外一个体重秤测体重。日间喝水需要用量杯测量毫升数，日间补水量需要精确到毫升。每天睡觉前都要计算身体所需能量，以及日间吃的食物补充的能量。因其每天将所有精力都集中在减肥上，严重影响生活，难以完成工作。故来我院就诊，门诊以“强迫障碍”收入我科。

【个人史】独女。幼时发育正常。适龄上学，研究生学历，成绩优秀。2017 年参加工作，工作表现一般。性格内向，好强、固执。人际关系一般。无不良嗜好。

【家族史】未查及阳性家族史。

【精神检查】意识清楚，接触被动，注意力尚集中，检查合作，生活自理。目前未查及幻听、幻视、错觉，无感知觉综合障碍。思维联想反应略显灵敏，未引出被害、被跟踪等妄想内容，无病理性赘述及象征性思维，计算力及记忆力尚可，分析综合能力尚可，一般常识能理解，情绪显低落，表情愁苦，无明显精神运动性兴奋及抑制，对时间、地点及人物定向力正常，有求治欲望，自知力存在。

【治疗】草酸艾司西酞普兰 10mg 口服，1 次 / 早，米氮平片 7.5mg 口服，1 次 / 晚。3 天以增加至 20mg 早晨口服，米氮平加至 15mg 早晨口服，效果不好，加用 12 次 ECT 治疗，合并心理治疗。治疗 9 周后症状缓解。

病例解析

一、强迫症的概念和特征

普通人群中强迫症的发生率 2% ～ 3%，美国、德国、波多黎各和新西兰的数据很接近。估计的终身患病率中女性与男性的比例为 1∶2（波多黎各）到 3 ∶8（新西兰）。在社区样本中 20% ～ 60% 的人有强迫性思维，而与此相反，在精神科的临床中既有强迫思维又有强迫行为占 70% ～ 94%。强迫症患者的身心存在着巨大的痛苦，症状较重，社会功能损害较为明显，也正是这些特点，在 DSM-5 中把强迫症从神经症中剔除出来，将其单列。强迫症是以反复持久出现的强迫观念和强迫行为为主要症状的症状群。强迫观念是刻板的形式反复进入患者意识领域中的表象、意向和思维，强迫动作则是反复出现的刻板的行为和仪式动作，患者明知道这些观念和行为没有任何的现实意义，是不必要和多余的，也很想摆脱，但无法控制和无能为力，因而感到十分苦恼。

强迫症有如下特征：①症状来源于自我，而非外力所致。②违背自己的意志，强迫观念和强迫行为反复出现。③强迫观念和行为被认为是无意义的和不真实的，患者明知道没有必要，想摆脱，即反强迫，但又摆脱不掉，患者感到痛苦和不快。但如果患者的强迫症状持续时间较长，往往反强迫会减弱，这样就造成了诊断上的困难。④患者在症状出现和摆脱症状的过程中，深感苦恼和不安，有强烈的内心冲突。⑤对自身的症状内容有批判能力，有自知力，求治心切。

二、强迫症的病因和发病机制

（一）病因

1. *人格因素*　有学者注意到强迫症和强迫性人格之间的关系，认为强迫性人格是强迫症的基础。1974 年 Blaok 综合了 8 份研究报告，在 254 例强迫症患者中 31% 的人有显著的强迫性人格；在 166 例强迫症患者中有 54% 的患者有中等程度的强迫性人格；在 383 例强迫症患者中 71% 的患者有中等到显著的强迫性人格；在 451 例强迫症的患者中 29% 没有强迫性人格。研究发现，强迫型人格的人格结构特点是原我与超我明显对立，本能的愿望与良心都很强，自我的灵活性差，无法协调原我和超我之间的平衡。这种性格的形成与儿童时期的教育过于严厉、过于条理性、干净整洁有关。

2. *遗传因素*

（1）高发家系的研究：强迫症患者双亲中有 5% ～ 7% 患有强迫症，虽然这一患病率并不高，但比一般人群高。在强迫症患者的一级亲属中，焦虑障碍的发病危险率显著高于对照组的一级亲属。强迫症患者父母的强迫症状的危险率为 15.6%，而正常人父母的强迫症状的危险率只有 2.9%，这提示强迫症是可以遗传的。

（2）双生子的研究：研究表明，强迫症单卵双生子中的同病率高于双卵双生子。

3. 与其他精神疾病共病　有研究表明，强迫症可与许多精神疾病如精神分裂症、抑郁症、惊恐障碍、恐惧症、进食障碍、孤独症及抽动症共病。1991 年 Lewis 报道了同患强迫症的 3 对单卵双生子，每对双生子都有 1 例还同时患有精神分裂症、分裂情感性精神病，但在与其相匹配的另一对双生子患有分裂性人格障碍，无精神病性症状。这一结果提示强迫症和精神分裂症可在同一患者身上共存。

4. 器质性因素　有学者发现在昏睡脑炎流行后的患者出现强迫症状，因此提出脑器质性疾病是强迫症的一个病因。但在临床上，大部分强迫症患者无脑器质性疾病。

5. 生化的改变

（1）5- 羟色胺系统的功能增强

①精神药理学证明强迫症患者的 5- 羟色胺系统的功能增强。如氯丙咪嗪、氟西汀、舍曲林、氟伏沙明等药物抑制 5- 羟色胺的再摄取治疗强迫症有效。而没有此作用的三环抗抑郁药如阿米替林、丙咪嗪、去甲咪嗪等对强迫症的治疗效果不佳。有研究表明，强迫症患者在治疗前血小板中的 5- 羟色胺和脑脊液中的 5- 羟色胺水平明显增高，应用氯丙咪嗪的治疗效果佳。

②随着强迫症治疗症状的好转，常有血小板的 5- 羟色胺下降，脑脊液中的 5- 羟色胺代谢产物 5- 羟吲哚乙酸含量明显下降。

③给强迫症患者服用选择性的 5- 羟色胺激动剂，可使患者的强迫症状暂时地加重。

（2）激素水平的改变：强迫症患者激素水平的改变预示着可能与抑郁症有关联。

①地塞米松抑制试验：强迫症患者中 25% ～ 40% 具有地塞米松抑制试验不抑制的情况。

②促生长素反应迟钝：一些强迫症患者注射可乐定后，促生长素的反应迟钝。

6. 中枢神经系统的改变　许多研究表明，强迫症患者有基底核功能障碍，有如下证据：

（1）抽动秽语综合征与基底核的功能密切相关。在这些患者中 15% ～ 18% 有强迫症状，远地高于一般人群强迫症的发生率。

（2）当基底核受损时，如外伤、出血或梗死，以及风湿性舞蹈症时，可见患者有强迫症状。

（3）脑 CT 检查，可发现强迫症患者的尾状核缩小。

（4）强迫症患者基底核 5- 羟色胺和去甲肾上腺素含量增高。

（二）发病机制

1. 精神分析学派关于强迫症的发病机制

（1）强迫症是强迫型人格进一步发展的结果，由于患者的心理防御机制不能处理好强迫性人格形成的焦虑，而产生强迫症状。强迫症形成的心理防御机制有固执、退化、孤立、解除、反作用形成等。

（2）弗洛伊德认为强迫症状是由压抑攻击和性本能的冲动所引起，许多强迫症患者具有强烈的性幻想，他们对自己的性和攻击性冲动有着巨大的克制性。

（3）强迫症状的出现是由于在肛门发育期退行作用的结果，它是在排便训练的肛欲期留下的。幼儿在训练排便时是顺从还是反抗留下的初期焦虑，这种潜意识的症结在心理作用下使人退行到肛欲阶段。未得到解决的冲突通过心理防御机制以矛盾情绪表达出来，形成强迫症，因此强迫症来自童年。

2. *行为主义学派关于强迫症的发病机制*　行为主义学派认为，强迫性仪式动作是通过经典的条件反射由某些特殊情境引起的焦虑，为了逃避和回避这些焦虑反应，而形成强迫性的仪式性动作。如果这些强迫性的仪式性动作能够回避焦虑，则通过操作条件反射使这些强迫行为得以重复出现、持续。

巴甫洛夫认为，强迫症是在强烈的情感体验下大脑皮质兴奋或抑制的过程过度紧张和相互冲突形成了孤立的病理惰性兴奋灶，由于条件联系的形成，使强迫症固定下来，持续存在。

3. *森田正马关于强迫症形成的机制*　森田正马认为人的精神活动有着类似屈肌和伸肌相互调节的拮抗作用，在某种情况下产生一种观念、情感和意向，同时也会产生与此相反的观念、情感和意向，以调节人的行动，这就是精神拮抗作用。这种观念活动在一般人只是一闪而过，不留痕迹，而在有疑病素质的人中，即精神的拮抗作用很强，这种观念会固执地反复出现，形成拮抗对立，通过精神的交互抑制而形成强迫症状。

三、强迫症的临床表现

强迫症的基本症状是强迫观念，包括强迫思维、强迫情绪和强迫意向，以及强迫动作或行为，可存在一种或几种并存。

（一）强迫观念

1. *强迫怀疑*　患者对自己行为的准确性产生了怀疑，明知这种怀疑是多余的，但却不能控制和摆脱。如患者怀疑周围的环境不清洁或被污染；写信后怀疑地址写错了，是否封好了；外出时怀疑房门是否锁好；是否在外出时把自己家的存折带了出来；做饭后怀疑煤气是否关好等。在此基础上常伴有强迫性的行为、强迫检查，如门锁好后反复检查几遍，外出时把自己全身里外检查几遍，写信后反复检查多次，由于反复地检查，常影响工作和生活，如出不了门，上班迟到。

2. *强迫性的思维反刍*　较为复杂地反复出现令人担忧的内容，如世界末日降临。

3. *强迫回忆*　患者常担心做错了事情，因此把一天经历过的事情反复回忆，虽然明知没有任何实际意义，但却无法控制，感到苦恼。

4. 强迫性穷思竭虑　患者对于一些自然现象或日常生活中的一般事情，反复思考，寻根问底，明知毫无意义，但却难以控制，有时达到穷思竭虑的程度，甚至影响进食和睡眠。如反复想人为什么有2条腿，而其他动物（狗和猫等）长4条腿；到底是先有鸡还是先有蛋。这种问题无休止地在内心争辩。

5. 强迫联想　脑子里出现一个想法或听到一句话，便不由自主地联想起另一个想法和语句，如果出现的想法和语句与原来相反，称为强迫性对立性思维。如想到“战争”则立即想到“和平”，想到“富有”则立即想到“贫穷”，由于违背了患者的主观意念，常使患者感到苦恼。

6. 强迫性表象　患者脑子里反复出现形象性的内容，如脑子里经常出现生殖器、性行为、自己脱光衣服被人围观的情景，其形象内容可和强迫观念有某种联系，也可以并存。

7. 强迫情绪　是患者对某些事物的担心和厌恶，明知道不必要和不合理，自己却无法摆脱，如担心自己受到毒物的侵害，担心自己失去控制，做出伤天害理的事情，担心自己会伤害别人，或看到某个人就立即产生强烈的厌恶感等。

（二）强迫意向

在某些场合下患者反复体验到某种与当时意愿相反的意向所纠缠的内心冲动。明知这样做是荒谬的、不对的，但却控制不住这种意向的出现，如母亲抱着心爱的婴儿在河边，却突然出现将婴儿扔到水里的想法；又如走到高处，有一种想跳下去的内心冲动。这些冲动常是伤害性的，是不合时宜的，尽管这种冲动十分强烈，但患者有自知力，因此不会出现相应的行为。

（三）强迫动作和强迫行为

1. 强迫性计数　患者不由自主地计数一些事物，在马路上行走时计数路旁的电线杆或树木，或行驶的车辆、商店的玻璃窗，或某些数字，明明知道这样做毫无意义，但却无法摆脱。

2. 强迫清洗　因担心受到细菌污染、毒物脏物污染，而控制不住地反复洗手、洗澡、洗衣服，甚至把皮肤和衣服都洗破也不能停止，有的患者则要求家人同自己一起清洗。

3. 强迫检查　患者反复检查房门和煤气是否关闭，电视机和收音机是否关好，检查衣袋中是否有贵重钱物，有的患者甚至检查垃圾中是否混进了存折。强迫检查体现在生活中的方方面面，其主要目的是减轻由于强迫性怀疑引起的焦虑所采取的措施。

4. 强迫性仪式动作　这是一套反复出现的刻板性的动作，在别人看来是不合理的，但对于患者来说往往有特殊的意义，是为了减轻患者的紧张、焦虑情绪，也是对心内的一种安慰。例如患者走路时，往前走两步，再向后退一步，然后再走。又如在外出时先迈左脚，再迈右脚。患者梳头时，左边梳5下，右边梳5下。如果患者做错或在做的过程中有人打扰，忘记了程序，则从头再来。

5. 强迫性迟缓　患者往往因仪式性的动作，或强迫性检查，以至于影响日常生活、工作、学习，因此效率常很低下，写作业很慢，上班常迟到，工作完成不了，患者常感到苦恼，极端的病情可影响到患者的社会功能，什么事情也不能干，每天不停地进行这些强迫性动作。

四、强迫症的诊断和鉴别诊断

强迫症的诊断需要符合以下条件：首先要有强迫观念和强迫行为；这些强迫症状起源于患者的内心，而不是外力和外界；强迫症状反复出现，患者认为没有意义，并且感到不快和痛苦，因此试图抵抗，但无法控制，不能奏效。这些症状明显地影响患者的社会功能，并且病程持续 3 个月以上。

强迫症需与以下疾病相鉴别：

1. 抑郁症　抑郁症患者有时伴有强迫症状，当病情明显好转时，其强迫症状也随着好转，患者同时还有严重的抑郁症状，如情绪低落、悲观、精力不足、兴趣减退。

2. 精神分裂症　部分精神分裂症患者在其疾病的早期有强迫症状，但其内容往往是荒谬离奇，不可理解。与强迫症不同的是患者不为此感到苦恼，缺乏强烈的情绪体验，症状多变且容易泛化，缺乏自知力。此外，患者还有一些精神病性的症状，如幻觉、妄想等。

3. 恐惧症　恐惧症患者的恐惧对象往往来自于客观现实，常有回避行为。而强迫症患者的强迫观念往往来自于患者的主观体验，是自己跟自己作对，不相信自己。

4. 脑器质性疾病　如散发性脑炎、癫痫、基底节区的病变等，常可以看到强迫症状，但这些强迫症状不丰富，大多是一些刻板的动作和行为，症状单调，缺乏相应的情感体验，结合病史及可以查到的一些神经系统的阳性体征，就可以明确地鉴别。

五、强迫症的治疗

（一）药物治疗

可以使用 5- 羟色胺再摄取抑制剂，其中以氯米帕明和盐酸舍曲林的效果最好，但是在治疗时剂量要大，通常氯米帕明要用到 150 ～ 300mg/d，盐酸舍曲林要用到 200 ～ 300mg/d。疗程要长，通常需 6 ～ 12 个月的治疗期，以后需要用维持量维持治疗 1 ～ 3 年。由于强迫症的治疗非常困难，因此还需要合并其他非药物治疗的方法。

（二）心理治疗

1. 支持性的心理治疗　在治疗时，治疗师要使患者正确和客观地认识自己的个性和所患疾病的性质，正确和客观地判断周围环境和现实状况，对患者最担心的问题给予解释，告诉患者强迫症不会转变成其他精神疾病，也不会失去自我控制；指导患者把注意力从自己身上的症状转移到学习、工作和生活中去，以减轻焦虑，提高安全感，丢到思想包袱，增强自信；不好高骛远，减轻其不完美感。

2. *家庭治疗* 强迫症患者的父母往往有一位非常强势，把手插入孩子的生活中，替其做任何的决定，强迫症的潜意识的台词是：我什么都做不了主，我的强迫症状可以自己做主。这样就需要对患者进行家庭治疗，解决患者家庭的边界不清、主客体没有分离及家庭角色功能差的问题。

3. *行为治疗* 行为疗法对强迫性思维无效，但对强迫行为有良好的效果。可以对患者进行系统脱敏治疗，可逐渐减少患者强迫行为的次数和时间，如强迫洗手；暴露疗法可使患者面对引起其焦虑的环境和物品，可减轻患者强迫症状伴随的焦虑；反应防止技术能抑制患者的强迫行为，如强迫性的仪式动作和强迫思维出现的频度，国际上治疗强迫症获得实证研究最多的是暴露和反应阻止疗法，有 60% ～ 85% 的患者取得了明显效果。如系统脱敏对强迫洗手的治疗是，列出最容易让患者洗手的情景刺激，按照恐惧的大小由低到高排列：一般需要排列成较为细的等级，如手上沾 1 ～ 2 滴墨水，手上沾 3 ～ 5 滴墨水，手上沾 6 ～ 10 滴墨水，手上沾一大块墨水，手上沾满墨水 5 个等级。然后对洗手的时间作出限制，洗手的时间开始定在以前洗手的 120%，以后每天减少 5 ～ 10 分钟，这样经过一段时间的脱敏，最后达到每次洗手的时间等同于正常人洗手的时间。行为疗法和药物疗法合并使用往往效果较好。一般来讲，随着强迫行为的消退，强迫观念也随之减轻。对于强迫观念的行为治疗一般效果正好，可用思维骤停法，即当强迫观念出现后立即大声喊“停”，使强迫思维暂停。

4. *认知治疗* 认知疗法对于合并严重抑郁和超价观念的患者有效。

5. *正念治疗* 基于东方古老禅修提炼出来的正念治疗，有学者已经用于治疗躯体形式障碍和抑郁障碍。近 10 年来西方学者将正念治疗逐步融入于认知行为治疗技术中，以增强患者在暴露治疗中出现的焦虑症状的疗效。因此，有学者提出可将其应用到思辨较强的强迫症患者身上。其治疗机制是正念训练可通过训练患者的观察、不评价、接受，而不是试图改变和逃避，改变个体对待想法和体验的态度，增强患者面对负性情绪和不良感觉的意愿，从而增强其暴露在恐惧性情景或事件中的信心。

（三）电休克治疗

电休克治疗对于强迫症有效，但需要 1 ～ 2 个疗程，并且需要合并药物治疗。

（四）精神外科手术治疗

对于少数病情严重，社会功能损害明显的患者，在患者和家属的要求下可进行精神外科手术治疗。手术可采取立体定向的方法，精准地破坏相关的核团，如扣带回、眶叶、额叶内下侧等部位，且损伤小。手术的适应证：应当是经过 1 年以上系统性的治疗，包括使用三环抗抑郁药氯丙咪嗪和 5- 羟色胺再摄取抑制剂治疗，以及行为疗法在内的心理治疗，效果不好，才可进行手术治疗。还有学者应用定位精确的伽马刀对强迫症患者进行扣带束切断术或额叶底部尾状核下神经束切断术，安全且不用开颅，效果较好。

（984 医院 张 路 王晓慧）

参考文献

［1］Kamo MG，Golding M，Scrensen SB，et al.The epidemiology of OCD in five US communities ［J］. *Arch Gen Psychiatry*，1988，45（12）：1094–1099.

［2］Foa EB，Liebawitz MR，Kozak MJ，et al.Treatment of obsessive–compulsive disorder by exposure and ritual prevention ，clomipramine ，and their combination ：a randomized，placebo controlled trial ［J］. *Am J Psychiatry*，2005，162（1）：151–161.

［3］Abramowitz JS.Effectiveness of psychological and pharmacological treatments of obsessive–compulsive disorder： A quantitative review ［J］. *Jconsult Clin Psychol*，1997，65（1）：44–52.

［4］刘兴华，宋斐．一例严重强迫症的暴露与仪式行为的阻止治疗［J］．中国临床心理学杂志，2009，17（2）：246–249.

［5］Baer RA. Mindfulness training as a clinical intervention：A conceptual and empirical review［J］. *Clinical Psychology*：*Science and Practice*，2003，10（2）：125–143.

［6］Hunnan SE，Tolin DF. Series in anxiety and related disorder [M].New York：Springer Science，2005.

病例 20 分离转换性障碍

齐某，女性，33岁。已婚，汉族。因“反复发作气急、心慌，肢体不能动14年，加重2年”就诊。

【现病史】患者于2000年无明显诱因下出现气急，喘气深快，心慌，全身无力，不能言语，肢体无法活动，感觉自己快死了，未给予特殊治疗，之后又反复发作几次。2004年患者自觉脖子痛、全身不适，自认为得了“颈椎病”，到多家医院检查，行胸部后前位X线片、颈部正侧位X线片、脑部磁共振等结果均未见明显异常，后又到某精神专科医院就诊，考虑“抑郁症、焦虑症”给予“塞乐特20mg/d”并间断服用氯硝西泮片最大1mg/d，服用半年后自行停药。2007年病情反复，症状较前加重，出现呼吸困难，紧张、恐惧，预感到自己不好，但控制不住，发生抽搐，有濒死感，想晕，并逐渐出现情绪低落，自己不想活了，想到自杀，感觉自己的东西都用不到了，把东西送人，害怕、不敢出门，怕再次发作。2008年到安定医院就诊，诊断不详，给予“米氮平片30mg/d”，服用1年余，自觉效果不佳，改用“塞乐特20mg/d”，自觉症状减轻50%，2011年初停药，停药7个月余，再次出现上述症状，并加重，心慌，走不动，抽搐，发作性突然不能行走，无法言语，之后诉“没有信号了”，休息后如常人，未治疗。2013年4月到北京某医院就诊，具体不详，服用“氢溴酸西酞普兰片20mg/d，舒必利0.1g/d”，服用3个月后因影响月经停舒必利，服用“氢溴酸西酞普兰片20mg/d”1年，治疗效果欠佳。2014年4月再次到北京某医院就诊，给予“氢溴酸西肽普兰片20mg/d，富马酸喹硫平片0.1g/d”，治疗效果仍是欠佳。2014年5月到我院就诊。

【家族史】两系三代无精神疾病史和传染病史。

【个人史】适龄上学，学习成绩优良。本科文化程度。性格内向，爱好较少。

婚姻史：2010年12月因自己做义工时照顾的老人想临终前看到儿子结婚故与丈夫结婚，丈夫懒散、无业游民，夫妻关系欠佳。

【体格检查】2006年行阑尾切除术，右下腹有约3.5cm手术瘢痕。余无特殊。

【精神检查】意识清，病情发作时不能言语、不能活动，不发作时如常人。服饰整洁，注意力不集中，问话应答切题，个人生活自理，检查尚合作。未查及幻觉、错觉及感知综合障碍。语量少，语速快，谈及自己病情时语调偶尔升高，自觉常“没有信号”，“没有信号时”不能动，不能言语，休息后如常，有时走一会儿就会发作一次，外出时会带毯子好随时休息。远近即刻记忆力正常，计算力尚好。粗测智力正常。表情愁苦，着急、心烦，情绪低落，情感反应与内心体验尚协调。想法较悲观，无厌世情绪流露。饮食可，睡眠轻易醒，对治疗护理欠合作，常觉得自己的病自己懂，医生不能了解其痛苦。无伤人毁物行为。无精神运动性兴奋或抑制。定向力正常。能同意自己得了“癔症”，但具体不了解，自知力不完整。

【辅助检查】2014 年 4 月 28 日在医院完善检查，脑 CT、胸部后前位 X 线片未见明显异常。心电图结果窦性心律、T 波改变。血、尿、粪常规正常。肝肾功能、出凝血、甲状腺功能、女性激素未见明显异常。乙肝五项均阴性。艾滋病、梅毒、丙肝抗体阴性。

MMPI：疑病、抑郁、癔症、精神衰弱、精神分裂为异常。焦虑自评：轻度焦虑。抑郁自评：重度抑郁。

【诊断】分离转换性障碍。

【治疗经过】

1. 口服药物治疗：马来酸氟伏沙明片最大量至 250mg，1 次 / 晚。服用药物期间，剂量达到 150mg，1 次 / 晚时患者偶尔心慌，临时给予康欣片 2.5mg 治疗，剂量加至 250mg，1 次 / 晚时患者整日感觉心慌，心率加快，给予阿替洛尔片 6.25mg/d，治疗药物副作用，并给予更换药物，为氢溴酸西肽普兰胶囊逐渐加量至 60mg/d，无不适主诉。

富马酸喹硫平片最大量至 0.2g，1 次 / 晚。

丙戊酸镁缓释片 0.5g/d（对周围人敌对，对母亲发脾气，常卧床，治疗护理不合作，给予劝解时发脾气）。

枸橼酸坦度螺酮片最大量至 10mg，3 次 / 日。

2. 入院即刻开始心理治疗、行为矫正、针灸治疗等。

病例解析

一、分离［转换］性障碍概述

分离［转换］性障碍，也就是我们常说的“癔症”，癔症是由精神因素，如生活事件、内心冲突、暗示或自我暗示作用于易病个体引起的精神障碍。在 DSM 颁布之前，很多躯体形式障碍和分离障碍的症状都归为癔症。Pierre Janet 关于癔症的理论认为，创伤性事件、重大疾病、疲劳导致个体的整合功能减退，使得“构成人格的思维和功能系统”分离。“癔症”自 1980 年“分离障碍”作为一个独立诊断概念进入到《美国精神障碍诊断与统计手册》（第三版）（DSM- Ⅲ）中，逐渐被废弃。在我国，“癔症”仍被多数人接受，《精神病学》（第五版）、CCMD-3 仍保留这一诊断名词，《沈渔邨精神病学》（第六版）中，“癔症”

这一诊断虽然未独立出一个章节，但多处被提到。西方趋向于使用“分离性障碍”和“转换性障碍”而不用“癔症”，原因是“癔症”一词在西方日常语言中通俗化了，“歇斯底里”（hysteria 的音译）成了一种描述无礼行为的贬义词。

二、分离［转换］障碍患病率

在 1982 年流调资料中，癔症还是仅次于神经衰弱的一种神经症。无论哪个时期，医生都观察到女性比男性患病比例高。现在比较受关注的留守儿童中，某研究报道重庆农村留守儿童癔症发病率呈明显上升趋势。

三、分离［转换］障碍的发病机制及诱因

癔症的发病机制目前尚不完全清楚，影响较大的可归纳为两种，一种观点认为癔症是一种原始的应激现象，另一种观点认为癔症是一种有目的的反应。发病诱因也多种多样，如生物学因素（遗传、素质与人格类型、躯体因素），心理因素，社会文化因素，常是生活事件和内心冲突、暗示和自我暗示、情绪激动作用于易感的个体。所以虽然分离［转换］障碍的症状丰富多彩，但是其是由于生活中的精神因素和性格双重作用的结果。生活中的精神因素主要有生活事件和内心冲突等，此外癔症性格则是导致分离［转换］障碍发病的重要因素。癔症性格主要表现为：寻求关注，人格不成熟，情绪不稳定，常以自我表演和过分地做作以及夸张地询问以引起人的注意，暗示性和依赖性强，自我为中心，自我放任，不为他人考虑；极端的情绪化，做事容易为情绪所左右，缺乏理性，情感的变化多端，容易激动；对人的情感肤浅，难以与周围人建立起稳定而持久的友谊；渴望受到周围人的理解，且容易受到伤害；具有高度的幻想性，往往把理想当作现实。这样性格的人在受到挫折后往往容易出现内心冲突或者在接受暗示后出现分离［转换］障碍。

四、分离［转换］障碍的临床表现

癔症以症状变化多端、缺乏显著的特征为特点，其发作几乎可表现为任何精神障碍，误诊率较高。主要有以下表现：

（一）分离性障碍症状

1. 分离性遗忘　多为急性发病，由导致患者内心冲突的应激性的社会心理环境引起，表现为突然对自己经历的重大事件失去记忆，而被遗忘的事件往往与精神创伤有关。患者既没有脑器质性的损害，也不是偶然想不起来。如果患者只对生活事件中某一时期内发生的事情不能记忆，则为局限性和选择性遗忘；对全部生活失去了记忆，甚至忘记了自己的名字、年龄等，称为广泛性遗忘。患者的意识清晰，认知和适应能力良好，这些与他们的记忆功能不相称。不能用一般的遗忘来解释。有些患者对自己的遗忘感到悲哀，有些患者

则漠然视之。

2. *分离性漫游*　有分离性漫游的患者往往伴随着对自己身份的遗忘，多急性发病，表现为突然地和非计划性地去旅游。患者突然从家中或工作场所出走，到外地旅游，所走的地点往往是熟悉的地方或是有情感意义的场所，此时患者的意识范围狭窄，但日常的基本生活能力和简单的社会接触能力如购物、乘车购票、问路均保留，历时几十分钟和几天，清醒后对病程中的事情经过不能回忆。常在数小时和数天后发现自己在一个陌生的环境中，却不知道自己如何来到这里。甚至个别的患者在发病期可以做相当复杂的活动。

3. *分离性朦胧状态*　处于这种状态的患者意识范围缩窄，精神活动往往局限在与发病有关的不愉快体验上，其动作言语反映了其精神创伤的内容，对周围反应迟钝或不理睬，定向力不完整，情感方面鲜明生动，作出的动作也富有戏剧性和幻想性，常突然发生，并可以完整终止，一般持续几十分钟，清醒后不能回忆。

4. *情感爆发*　这组症状随着社会的进步有减少的趋势，以前是分离 [转换] 障碍最常见的症状之一。一般在与人争吵，尤其是没有占上风等精神因素的作用下突然发作，患者表现为哭笑、喊叫、打滚、撕扯头发和撞头、撕衣毁物、捶胸顿足等夸张的表演姿态。其语言和行为有尽情发泄自己内心愤怒、不满情绪的特点，发作呈阵发性，在人多和围观的场合下尤为剧烈。一般发作时间持续几十分钟即可安静下来，患者的意识改变不明显，即使有意识范围的狭窄，事后也有部分的回忆。有的患者还可伴有心因性的幻觉、附体症状，以及冲动毁物、伤人和自伤、自杀姿态。病程短暂，一般最长持续 2 天。

5. *癔症性的假性痴呆*　一般在精神创伤后突然出现严重的智力障碍，患者对于自身的状况或最简单的问题也不能作出正确的回答，或给予近似回答，连日常生活中的穿衣也是错误百出，给人以呆滞的印象或让人怀疑是否装疯卖傻，这是由于他们傻得太快、太重。通过检查没有发现患者有脑器质性的疾病。以下是两种特殊类型的假性痴呆：

（1）童样痴呆：患者在精神创伤后突然表现为儿童样的幼稚语言、表情和动作，自称为或自认为自己是儿童，其说话的声调、内容、表情和动作与儿童一模一样，把周围人称为“叔叔”“阿姨”。

（2）Ganser 综合征：患者急性起病，有轻度的意识模糊，对提问可以理解，但常给予近似回答，如 2+4=5，或用钥匙开门时倒过来往锁孔中插，给别人故意做作的印象，常伴有行为的怪异。典型的 Ganser 综合征具备以下特征：①近似回答；②分离 [转换] 障碍的精神或躯体症状；③生动的视听幻觉；④波动性意识障碍。

6. *出神和附体症状*　患者暂时性地丧失了个人的身份感和对周围环境的完全意识，对过程有全部和部分的遗忘。处于出神症状时患者意识范围缩窄，处于自我封闭状态，其注意和意识活动只对环境中的个别刺激产生反应，典型地见于催眠、巫术者迷信活动中，施术者与“鬼”“神”之间的交往，以及某些气功诱导的入迷状态。附体状态是一种自我意识障碍，患者自称被鬼神、已经死去的人的灵魂或狐仙等附体，此时患者以这些附体者的口吻和身份讲话，声调变得特殊，所讲的内容与情感体验有关，其动作、姿势、语言多单调和重复。这些症状也被称为人格解体。

7. 现实解体　患者对周围环境感觉异常，感觉不真实了，或不鲜明了，对于陌生的地方经常有非常熟悉的感觉，称之为似曾相识；对于熟悉的地方则感到陌生，称之为旧事如新。

（二）转换性障碍症状

1. 转换性木僵　常在精神创伤之后或精神刺激之后发生，患者表现为精神活动的全面抑制，相当长时间内维持一个固定的姿势，不语不动，仰卧或坐着，对光线、声音和疼痛的刺激没有反应。患者的肌张力不高，心跳和呼吸没有明显异常，用手拨开患者的眼睑，可以看见患者的眼球在明显地转动，或患者对拨开自己的眼睛有抵触，紧闭双眼，拨开困难。患者既不是在睡眠状态，也不是昏迷，行躯体检查没有任何的阳性发现。

2. 转换性抽搐　是本病最常见的形式之一，常在情绪激动时或在受到暗示时突然发生。患者在发作时缓慢倒地，或卧于床上，呼之不应，全身僵硬，或呈阵发性的四肢挺直，或在床上翻滚，可以有揪衣服、扯头发、捶胸、咬人、屏住呼吸等富有强烈情感色彩的表现。患者的面部可以有各种各样的表情，如有的表情痛苦，双眼噙泪。不同于癫痫发作，转换性抽搐发作时患者有角膜反射，无伸性跖反射，大多历时数十分钟，症状缓解。

3. 转换性肢体瘫痪　患者表现为单瘫、截瘫或偏瘫，以截瘫较为多见，可伴有肌力的增强或松弛，或肌张力正常。被动活动时多有明显的抵抗，有肌张力增强的患者常固定于某种姿势。慢性病例可有肢体痉挛或呈现失用性肌肉的萎缩，没有病理反射，有的患者没有肌肉的萎缩。患者表现为不能站立，扶起则向一侧歪斜，一步不能走，或走路时双足并拢，呈雀跃状跳行，但双下肢可以活动，如果周围有人或加以扶持须上述症状则更加严重，而通过检查时并没有双下肢麻痹或共济失调现象。

4. 缄默症或失语　患者不用言语来回答问题或表达自己的想法，只用手势、表情或书写进行交谈，称为缄默症，而患者阅读和书写能力完全保存，智能也无障碍。失音症患者是想说话而发不出声来，或可以发出耳语声及嘶哑声，咳嗽声正常。体格检查未发现发音器官及神经系统有器质性病变。

5. 耳聋（听觉障碍）　常突然出现两耳听力丧失，但无前庭功能障碍，听反射存在，电测听和听觉诱发电位正常，或可以在睡梦中叫醒。

6. 视觉障碍　常见视野改变、弱视、失明、管视、单眼复视等，多在精神因素的作用下或自我暗示下突然发病，经过治疗和暗示，也可以迅速恢复，但常反复发作。视觉诱发电位常正常。

7. 感觉异常　通常有以下三种形式：

（1）癔症球：又称为梅核气，患者感到咽部有类似球形的异物感或梗阻感，咽部检查无异常。该症状为间断或持续性存在，中年是癔症球的高发年龄。女性更倾向于寻求专业帮助。

（2）蚁行感：患者感到面部、四肢、躯干有如蚂蚁或小虫爬行的感觉。

（3）皮肤感觉缺失：这种症状很少来源于患者的主诉，多源自医生的检查和询问。皮肤感觉缺失不符合神经解剖和生理规律，如以身体中线及关节为界，各种感觉检测结果矛盾。

五、分离 [转换] 障碍的诊断

在新出版的 DSM-5 中把分离 [转换] 障碍分成了两组疾病，一组是分离障碍，单独列为一组疾病；另一组是转换障碍，归类于躯体症状及相关障碍中。在分离障碍中主要是对两组疾病进行了诊断，如人格解体和癔症性的遗忘。

在人格解体中是这样描述的：存在 2 个或更多的以截然不同的人格状态为特征的身份瓦解，这可能是在某些文化中被描述为一种被（超自然的力量）占有的经验。身份瓦解涉及明显的自我感和自控感的中断，伴随与情感、行为、意识、记忆、感知和认知和（或）感觉运动功能相关的改变。这些体征和症状也可以被他人观察或报告。

在分离性遗忘中是这样描述的：回忆日常事件、重要的个人信息和（或）创伤性事件时，存在反复的空隙，它们与普通的健忘不一致。其中分离性漫游包含在分离性遗忘中。对于分离性漫游是这样描述的：似乎有目的的旅行或遗忘身份或其他重要的个人信息的困惑的流浪。

在转换性障碍中是这样描述的：一个或多个自主运动或感觉功能改变的症状；临床检查的结果提示了其症状与公认的神经疾病或躯体疾病之间不一致的证据；其症状或缺陷不能用其他躯体疾病或精神障碍来更好地解释。其类型主要包括伴有无力或麻痹；伴有不正常的运动（如震颤、肌张力障碍运动、肌阵挛、步态障碍）；伴有吞咽困难；伴有言语症状（如发声障碍、言语含糊不清）；伴有癫痫样发作或抽搐；伴有麻痹和感觉丧失；伴有特殊的感觉症状（如视觉、嗅觉或听力的异常）。

六、分离［转换］障碍的治疗

癔症治疗的原则：①早期充分治疗，防止症状反复和疾病的慢性化；②在诊断基本明确后避免反复检查，以免使病情复杂化；③诊治过程中应当避免环境中的不良刺激。

治疗方法有药物治疗、物理治疗和心理治疗。其中有研究报道，药物治疗或物理治疗结合心理治疗，对比单用药物治疗或物理治疗，前者明显优于后者。认知疗法及心理疏导配合疾病知识宣教对于防止患者出现心理问题，疏导不良情绪有着积极意义。其中通过暗

示治疗和心理分析，消除当时症状，只能获得短期或中期效果，只有经过认知治疗提高心理素质，才能预防复发，获得长期效果。当然，人格的完善并非一朝一夕，需要长期随访并进行指导和鼓励，而家庭治疗和社会支持则贯穿于整个治疗的过程。

（984 医院　冯程程　王晓慧）

参考文献

[1] 沈渔邨．精神病学［M］．第 5 版．北京：人民卫生出版社，2009：611-618.

[2] 陆林．精神病学［M］．第 6 版．北京：人民卫生出版社，2017：514-542.

[3] 胡君，蒋莉，洪恩琪，等．重庆地区农村留守儿童癔症的发生及干预［J］．中华实用儿科临床杂志，2013，28（2）：138-140.

[4] 龚传鹏，向东方，张淑芳，等．108 例首发癔症患者的临床特征及 3 年随访研究［J］．中国神经精神疾病杂志，2006，32（3）：239-243.

[5] Galmche JP, Clouse RE, Balint A, et al. Functional esophageal disorders[J]. *Gastroentrology*, 2006, 130(5): 1459-1465.

[6] Batch A. Golobus pharyngeus［J］. *J Laryngol Otol*，1988，102（2）：152-158.

[7] American Psychiatric Association. Diagnostic and statistical manual of mental disorders［M］. 5th Edition. Washington Psychiatric Association，2013.

[8] 王万章，储小军．心理治疗对癔症的疗效观察［J］．中国民康医学，2007，19（9）：792、794.

[9] 许洪英．癔症 19 例心理干预［J］．齐鲁护理杂志，2011，17（25）：103-104.

病例 21 痴呆的精神科早期干预

张某，女，58 岁。某银行退休职员。因“记忆力减退，言语少，反应慢 2 年”。

【现病史】就诊 3 年前患者退休后逐渐与人交往减少，但在家中喜欢玩电脑游戏，玩游戏水平较高，赢多输少积累了很多的分值。2 年前患者发现自己的记忆力减退，经常忘记重要的事情，有时很熟悉同事的名字也想不起来。患者自己知道记忆力减退，因此用笔记本把一些重要的事情记录下来。1 年前，患者玩游戏的水平下降，输多赢少，把以前积攒的分值全部输光，近 8 个月来几乎不能玩游戏，言语逐渐减少，多问少答，无法进行有效的交谈，做饭时有时忘记关火，曾经烧坏 2 个锅，所以家人不让其进厨房。爱发脾气，经常为小事而大发脾气，有时敏感多疑，感到自己的衣服丢了，家里进小偷了。

【精神检查】表情呆板，接触被动，主动言语少，言语含糊不清，语速慢，语调低。思维迟缓，多问少答，患者往往需要思考较长时间才回答，思维内容贫乏，回答问题时只能简单作答，认为自己经常丢东西，但是丢什么东西想不起来，近、即刻记忆差，远记忆经过提醒能回答。计算能力差，不能进行 100–7 的递减计算。分析综合能力差，一般常识不能回答。情绪不稳，急躁，容易发脾气。精神运动性抑制，少语少动。对时间、地点及自身处境辨别不清楚。无自知力。

【CT 检查及记忆检查】6 个月前在当地医院神经科检查。CT 显示：两侧大脑前额叶、颞叶萎缩。MMSE：16 分。

【诊断】痴呆。

【治疗】治疗：给予安理申 5mg，1 次 / 日，口服。效果不佳。3 个月前到我院就诊。诊断：痴呆。应用草酸艾司西肽普兰片 5mg，1 次 / 日，口服；阿立哌唑口腔崩解片 5mg，2 次 / 日，口服。1 周后草酸艾司西肽普兰片加至 10mg，1 次 / 日，口服。1 个月后复诊，患者表情明显活跃，言语增多，能与家人对生活上的事情简单地沟通，记忆力仍差，但能够用笔记录重要的事情，在医生的建议下开始恢复玩电脑游戏，但该游戏较以前玩的游戏难度小，赢多输少，有兴趣，有时仍有疑心。2 个月后复诊，面带笑容，与人能进行简单的交流，可以与医生谈所玩的游戏，敏感多疑消失。

病例解析

国际阿尔茨海默病协会在2015年报道：估计每年老年痴呆的新发病例990万，也就是每3秒增加1名患者。随着年龄的增长，每增长5岁，患病率长1倍，因此每4位85岁的老年人中就有1位患痴呆。在美国65岁以上的老年人口中痴呆的患病率约为15%，在80岁以上的老年人口中痴呆的患病率为45%。因此，在美国65岁以上的人群中约有570万人患有痴呆。随着预期寿命的延长，我们所面对的痴呆患者越来越多，预计阿尔茨海默病（AD）患者在今后数十年中将增加4倍。在我国，痴呆的发生率也不容乐观，有资料显示：65岁以上每20人就有1人患各种痴呆。65岁以上的老年痴呆患病率为6%～7%。2010年我国老年痴呆的人数居世界第一，保守估计有919万人。有学者估计到2050年，我国的老年人将达到5亿人，因此可能将有3000万～3500万老年痴呆患者。据估计，全球约有2400万人罹患痴呆，患病人数每20年翻一番，到2040年达到8100万。这将给社会带来巨大的社会负担和经济负担，虽然痴呆患者是不可治愈的，但如果在早期能够进行识别和干预，其进展是可以得到缓解的。因此，对老年痴呆进行早期诊断和早期干预非常必要。

一、目前老年痴呆诊断和治疗现状

由于对老年痴呆结局的悲观认识，使得目前对老年痴呆的诊断和治疗不积极。老年痴呆一经确诊往往已到晚期，因此有学者主张在早老年人中重视轻度认知功能损害（mild cognitive impairment，MCI）和主观认知功能减退（subject cognitive decline，SCD）者中进行早期诊断——这或许是早期干预的突破口。早在20世纪90年代，著名的老年精神病学家高之旭教授在55岁以上人群中筛查痴呆患者，并进行早期干预，取得了很好的效果，所以在老年前期进行痴呆患者的筛查很有必要。

老年痴呆常有以下症状群：①认知功能障碍；②抑郁症状，其产生的原因是由于痴呆患者受累的部位如基底节区、前额叶和颞叶往往也是导致抑郁症状的部位；③睡眠障碍；④幻觉妄想；⑤行为障碍。而医生往往只重视对认知功能损害的干预，而忽视了其他症状的治疗。

这也就产生了目前的问题：

（1）没有进行积极的早期诊断，治疗干预晚。

（2）重视认知功能的评定，不重视精神行为异常的诊断与评估。

（3）由于对治疗的悲观，康复训练项目少。

其实在临床上我们可以看到，所有的痴呆患者都绕不过精神行为的异常（焦虑、抑郁；

睡眠障碍；幻觉妄想；行为障碍），因此精神科干预非常重要。

二、精神科早期干预的意义

老年痴呆患者的生存周期是 8 ～ 10 年，部分患者 15 年。如果没有经过积极的诊断与治疗，3 ～ 5 年患者完全失忆，不会说话，不会走路，大小便失禁。这样会给患者带来低质量的生活，给其家庭和社会带来巨大的压力。如果进行早期干预，将患者的失能期控制在 1 年或 2 年，则痴呆患者的生活质量可大为提高。

三、痴呆的早期诊断

（一）在何时诊断

在美国《精神障碍诊断和统计手册》（第 5 版）中，对痴呆的诊断强调记忆障碍是必要的症状，但仅有记忆障碍是不能诊断痴呆的，如果要诊断痴呆还需要至少有下列认知功能障碍中的一项：失语（说话、听话、阅读和书写能力残缺或丧失），失用（后天已掌握技能的应用障碍，如不会使用钥匙和笔），失认（大脑局部损害所导致的后天性认识障碍）和执行功能障碍（包括抽象思维）；此外，还可以出现判断力的受损，人格改变和自知力缺乏等。但是当有上述症状出现后，往往痴呆已经较为严重，所以有学者提出，痴呆的早期诊断是对轻度认知功能损害（MCI）进行诊断。很多老年人主诉记忆力减退，尤其是他们难以识记新的信息、新的名字，不能正确地使用词汇，MCI 就是描述这一类正常的与年龄相关的认知功能减退，这是正常与痴呆之间的移行地带。MCI 的主要特征是明显的记忆力减退，以及与同龄人相比表现出明显的认知功能的减退。2011 年美国 NIA-AA 发布了新版的 MCI 诊断指南中核心的临床标准是：①对认知改变的担忧；②一个或多个认知领域的损害；③保持日常生活能力的独立性；④没有痴呆。因为大部分 MCI 患者在数年后发展为痴呆，所以在此时进行诊断并早期干预，会使患者发展成痴呆的时间延长。尽管如此，还有的学者仍然认为早期诊断工作还要前移，所以提出对主观记忆力减退（SMD）进行早期诊断，这种状况是正常人感到自己的记忆力有所减退，此时应当干预的关口前移，对这些人进行早期评估和早期干预，或许可使痴呆患者的不良结局更晚到来。

（二）痴呆的诊断

诊断痴呆，除了患者有上述方方面面的认知功能障碍，还要考虑患者是否有社会和职业功能的受损，如果患者仅有认知功能的障碍而没有社会和职业功能的受损也是不能诊断为痴呆的。

1. 对症状的特点进行详细了解　医生应对患者认知功能改变的病史进行详细了解，包括是在什么时候和何时起病的，是如何发展的，先有什么症状，后有什么症状，与其并发的症状是什么。在对症状了解的过程中，患者的症状主诉往往只能作为参考，这是由于患者记忆力已有明显的损害，有时有失认和自知力的损害，所以患者的主诉往往是不完整和不准确的，因此要向其周围人，尤其是照顾者详细地询问病史是非常必要的。在询问病史的过程中，以下几个方面是非常重要和不能遗漏的。

（1）患者认知功能损害的表现：许多患者家属报告的主要症状常是记忆力的损害，但事实上患者认知功能的损害涉及方方面面，如有些患者在描述一些日常事物的语词使用上的困难或不合适；有些患者的动手能力下降，如安装家具物品出现困难，以前使用熟练的工具发生困难，寻找熟悉的地点发生困难，所以患者常迷路或走失。

（2）患者认知功能损害的时间和发展的速度：某些疾病的认知功能损害的速度非常快，如克雅病。了解这些有助于对患者进行诊断和照顾者安排患者今后的照料计划。而阿尔茨海默病患者起病非常缓慢，很多的患者是隐匿起病，所以其家属不知道患者从什么时候开始有认知功能损害了。血管性痴呆的患者则成阶梯性的波动，也就是说患者认知功能的损害时好时坏，其认知下降一点就稳定一个时期，以后慢慢再下降。

（3）患者精神行为方面的改变：这些信息也有助于对患者进行诊断，一般阿尔茨海默病患者在疾病早期就可出现被动、情感淡漠，而额颞叶痴呆患者在其发病早期就出现人格改变，如原来一个非常谨慎的人变得大大咧咧，不遵守规范，有时甚至出现不当的行为。此外还要注意患者情绪方面的改变，如许多患者尤其是一些早发的患者表现为对工作的焦虑和抑郁，这些症状往往是痴呆患者常见的共病症状，有时甚至掩盖了患者认知功能的损害，如很多患者出现焦虑和抑郁症状是由于难以应付生活中复杂的状况和难以记住新工具的使用方法。

（4）患者认知功能损害恶化的原因：患者合并躯体疾病，如肺炎、骨折等，往往使患者出现认知功能的急剧恶化；或遇到一个强烈的生活事件，往往使患者的认知功能障碍凸显，如患者爱人去世或在一个集体中被排挤等；还有的患者在变换环境后，尤其是进入一个新的环境时，使得患者平素的生活习惯被打乱，因此其认知功能的缺陷就显现出来。

2. 精神检查　在精神检查时尤其是要注意患者的情绪和精神病性症状的检查，因为这些症状在痴呆的干预治疗中是要处理的。医生需要测查患者的情绪状态，是否有情绪的低落和焦虑，是否有担心害怕，是否有消极悲观的念头和自杀的想法。有研究表明，中、重度阿尔茨海默病患者精神病性症状的发生率为 40% ～ 80%，其常有偏执性的妄想，实际上是他们遗忘了自己把东西放在什么地方，则坚信自己的东西被小偷偷了；有些患者出现被害妄想，感到自己的饭里被下了毒；有些患者出现了鲜明的幻视，如看到一些小人潜入自己的家中折腾自己；有些患者则出现激越症状，表现为爱发脾气，摔东西，打人，有学者将其称之为“日落综合征”，也就是患者的激越症状在白天轻，晚上重；还有的患者则出现睡眠障碍，其典型的睡眠障碍是昼夜规律的颠倒，白天困倦、嗜睡，晚上则不睡。

3. 体格检查　医生需要检查与痴呆患者相关的内科和神经系统的体征，如果患者有明显的肌力减退或锥体束的症状，则提示有血管性痴呆的可能。轻、中度阿尔茨海默病也可能会出现锥体外系的症状和其他的神经系统症状。全面的神经系统检查包括眼球功能、步态和动作的检查。

4. *患者认知功能减退的评估*　主要包括：注意力、思维、仪表 / 行为、语言、记忆、视空间、失认和失用。注意力检查在认知功能检查中非常重要，即使是做一个简单的认知任务，都需要注意力。注意力检查可通过数字广度和文字划消试验进行，这些检查主要是进行视听觉注意力的检查。数字广度试验要求患者每隔 1 秒重复一串数字，当一个任务完成后，测查者提供的数字的位数可以增加，甚至可以进行反向的数字复述，也就是从最后一位数字开始复述，正常者往往可以复述 5 ～ 7 位的数字。文字划消试验要求患者在一串随机的文字或字母中找到一个特定的文字或字母并划去。知觉和思维检查往往是包括知觉的形成、抽象概念、知觉转换、对概念的理解等，往往通过找同义词和理解谚语与成语来进行检查。患者的外表和行为主要需要医生的观察，要观察患者的生活自理能力。患者的视空间障碍和失用也可以从患者的生活中观察，如患者系错纽扣或穿反鞋，往往提示患者有视空间障碍和失用。失认是患者不能识别既往熟悉的物体。患者的视空间障碍用画五边形、立方体或者画钟试验最为有效，具有视空间障碍的患者往往不能完成上述任务。失用是指患者具备正常的运动系统和对任务的理解能力存在，但是实施任务的能力受损，患者不能模仿常用物品的使用如刷牙、开锁等，或是不能做既往已经习得的行为如吹蜡烛等。记忆功能的检查是诊断痴呆的最重要条件，在检查时不仅要对患者的近记忆力进行检查，还要对患者的远期记忆力进行检查。近记忆力检查主要是回忆新的信息，如让患者回答昨天晚饭吃了什么？此外还要检查患者的计算能力，如进行 100–7 连续减的测验，该测验既可以检测患者的计算能力，还因为在连减的过程中能检查患者的短时记忆力，也就是患者需要回忆上个减 7 所得的数值，并用这个数值再减 7。远记忆力要测查患者个人重要的时间，如什么时候结婚的，老伴的生日，孩子的年龄等；或是检查重要的历史事件。

在认知功能测查中还有一些标准化的认知功能检查，主要有以下几种：

（1）MMSE（简易精神状态检查）：这是在临床上最常用的痴呆测查工具，其主要涵盖了认知功能的各个方面，如注意力、记忆力、语言、视空间觉等，患者通常可以在 5 ～ 15 分钟完成，分值为 0 ～ 30 分。26 ～ 30 分为正常，20 ～ 26 分为轻度认知功能减退，10 ～ 20 分为中度认知功能减退，10 分以下具有重度认知功能减退。23 分被认为是区分痴呆和非痴呆的界限。该检查工具在运用时还考虑了患者受教育的水平，根据不同的受教育水平，其正常值也不同。该量表只能用于重度认知功能障碍测查，对于轻度的认知功能障碍往往不敏感。

（2）MoCA（蒙特利尔认知评估量表）：该量表可以筛查轻度认知功能障碍，一般患者在 10 分钟内可以完成。该测验要比 MMSE 难度大，主要测查患者的视空间结构、执行功能、抽象概括能力、注意力、记忆力、定向力等。测验分值为 0 ～ 30 分，＞ 26 分为正常。

5. 社会功能的缺损　对于痴呆的诊断往往不能仅按照患者的认知功能障碍来进行，还要关注患者是否有社会功能的减退。一方面可以通过家属来了解患者的日常生活能力，是否能进行自我的照料；另一方面还可以使用工具对患者的社会功能进行评估。主要可以使用以下工具：

（1）ADL（日常生活能力评定量表）：主要是评估患者的日常生活能力，通过询问患者是否能够独立或在帮助下完成一些社会功能，主要 6 个基本功能：洗澡、穿衣、如厕、转移、自我克制和进食。

（2）IADL（工具性日常生活能力量表）：主要是测查患者的执行功能，一般从以下几个方面进行测量：使用电话、购物、准备食物、整理家务、洗衣、转移模式、安排自己的药物、理财。如果患者的执行功能与认知功能差异较大，往往提示患者存在着精神障碍。

四、痴呆的早期精神科干预

（一）痴呆治疗指南的解读

广义上的痴呆，除了阿尔茨海默病，还有皮质下痴呆（如路易体痴呆、帕金森病痴呆）和血管性痴呆，在精神科的干预中往往有着共同点，也就是除了改善患者的认知功能障碍，还要处理精神科症状。综合世界各国痴呆治疗的指南，认为在痴呆诊断的早期就该应用抗抑郁药物。这是因为痴呆与抑郁有着共同的发病基础和复杂的关系。①前面提及的具有相同的病变部位。②痴呆患者除了有乙酰胆碱功能的异常，还有 5- 羟色胺、多巴胺、去甲肾上腺素的异常，而这些异常与抑郁症一样。③ 75% 的患者合并抑郁症状，其他 25% 由于其不配合无法诊断。④老年性抑郁和海马的萎缩明显相关，而海马萎缩则是痴呆患者记忆力损害的主要部位。⑤白质疏松是抑郁的独立危险因素，而白质疏松是皮质下痴呆发病的基础 。⑥有证据表明抗抑郁治疗可延迟痴呆患者的认知功能减退。

（二）痴呆的精神科干预

1. 认知功能障碍的治疗　主要是两种经典药物——胆碱酯酶抑制剂（ChEI）和谷氨酸 NMDA 受体拮抗剂，它们的疗效确切。

（1）胆碱酯酶抑制剂：代表性药物有多奈哌齐、卡巴拉汀和加兰他敏，可治疗轻、中度认知功能障碍和非认知功能障碍。他可林由于具有较大的肝脏毒性，目前在临床上已不再应用。消化道的副作用最常见，如恶心、呕吐、腹泻，此外还有失眠、多梦、疲劳、肌肉痉挛、尿失禁、心动过缓、晕厥。由于此类药物可致心动过缓，所以心动过缓和病态窦房结综合征患者禁用。其相对的禁忌证为哮喘和胃溃疡。有研究表明，所有的胆碱酯酶抑制剂都能改善阿尔茨海默病患者的认知功能、社会功能和神经精神行为症状。

（2）谷氨酸 NMDA 受体拮抗剂：谷氨酸是一种与学习记忆有关的神经递质，过量可造成神经的退行性变。谷氨酸 NMDA 受体拮抗剂的代表性药物为美金刚，能够把谷氨酸水平维持到正常，可治疗中、重度认知功能障碍和非认知功能障碍（如激越、妄想）。美金刚常见的副作用为头晕、头痛、激越、行为紊乱。有研究显示，中、重度阿尔茨海默病患者，其中部分患者已经在此前使用多奈哌齐，加用美金刚后可在认知功能、日常生活功能和行为三个方面获得明显的改善。

2. *抗抑郁的治疗*　对于痴呆患者的抑郁症状要积极地、早期地进行评估和治疗，如果分不清楚患者的情绪症状和痴呆症状时，有必要尝试进行抗抑郁治疗。SSRI 类药物是各国指南提出的痴呆患者抗抑郁治疗的一线药物。其推荐的原因是其不良反应少、耐受性好和药物的相互作用少。通过抗抑郁治疗可改善和延缓患者的认知功能减退，缩短患者的无用期。在治疗的过程中尽量避免使用较强抗胆碱能药物如三环抗抑郁药和帕罗西汀。

3. *睡眠障碍的治疗*　根据各国的指南，苯二氮䓬类药物有时对有明显焦虑的患者有一定作用，苯二氮䓬类药物比抗精神病药有更多的副作用和更少的益处。苯二氮䓬类药物的副作用包括过度镇静、影响认知功能、谵妄、增加情绪低落的风险及抑制呼吸等。劳拉西泮和奥沙西泮没有活性代谢产物，其作用优于半衰期较长的药物，如地西泮或氯硝西泮。所以当患者有睡眠障碍时，小剂量应用具有镇静作用的抗抑郁药物，如米氮平是优于苯二氮䓬类药物的。

4. *幻觉妄想和行为障碍的治疗*　抗精神病药可治疗痴呆患者的精神病性症状和易激惹，对行为症状一般也有适度的改善作用。在指南中强调：与传统抗精神病药相比，非典型抗精神病药副作用较少，不会造成更大的卒中或死亡危险。当有行为障碍时，还可以用心境稳定剂，如丙戊酸盐。有研究表明，氯氮平可以很好地控制帕金森病痴呆患者和路易体痴呆患者的精神病性症状，因为这两组疾病本身就有锥体外系症状，所以氯氮平可以减少锥体外系反应的出现，但是也要注意到这些患者对氯氮平也敏感，仍然会出现锥体外系症状，因此在使用时剂量要小，从 6.25 ～ 12.5mg 起始。

痴呆患者常有情感淡漠、意志活动减退的症状，这是阿尔茨海默病患者最常见的行为改变，患者表现为缺乏主动性，有目的的行为减少，没有主动思维，情感反应减退，这组症状要与抑郁症状相鉴别。情感淡漠和意志活动减退需要应用多巴胺受体激动剂（如阿立哌唑、安非他酮、金刚烷胺等）和胆碱酯酶抑制剂（如多奈哌齐等）给予治疗。

5. *激越的治疗*　抗精神病药物或镇静催眠药物的使用。能口服尽量口服，不能口服则尽量使用氟哌啶醇或氯硝西泮，小剂量使用。由于氯丙嗪有直立性低血压、肝脏毒性、减低癫痫阈值等副作用，应尽量避免使用。对于 Lewy 体痴呆和其他具有锥体外系综合征的患者，则应当尽量避免使用氟哌啶醇，可应用非典型抗精神病药物或氯硝西泮。

（三）痴呆患者的用药原则

尽量少用药，避免患者的认知功能受损，在用药的过程中要注意：小量起步，缓慢加量，全程监护。很多痴呆患者对抗精神病药物非常敏感，有些患者在使用后加重了静坐不能和锥体外系症状，此时如果存在妄想和幻觉，但并不严重影响患者的话，不要一味加药把症状控制到零，因为这样的治疗会给患者带来严重的副作用，如麻痹性肠梗阻，舌咽肌群麻痹导致噎食和误吸入，甚至使患者出现恶性综合征。

用药的目标：减轻痛苦，防止器官衰竭，保证获得适当的睡眠。

（四）痴呆精神科干预中存在的问题

1. 治疗的矛盾性

（1）在抗抑郁治疗和抗精神病药物治疗中具有矛盾性，可引发患者兴奋和肌张力的增高（恶性综合征和5-羟色胺综合征，以及舌咽肌群的麻痹）。

（2）在帕金森病治疗中可引发患者幻觉和妄想，如果抗帕金森病药物的剂量不足则肌张力增高。

由于上述治疗的矛盾性，医生在治疗过程中须谨慎小心，防止出现偏颇。这就需要摸索出精确的、最佳的药物剂量，甚至需要有一定症状的残存。那到底需要残存什么症状呢？是精神症状，还是患者的肌张力增高，当然还是轻微的精神症状好。不要为了消除患者的妄想，造成患者的肌张力障碍和舌咽肌群的麻痹。这些都需要医生在治疗过程中有一个正确的决定。

2. 治疗的困难　由于痴呆患者的以下原因导致治疗上的困难：①患者对药物的耐受性差，容易出现各种不良反应；②患者不能主诉，需要密切观察，否则可出现严重的副作用。

因此在治疗过程中要仔细进行副作用的观察和处理。主要观察患者以下躯体状况：①吞咽功能。有无吞咽困难或咀嚼慢的情况。②舌的变化。能否伸展自如，还是成为“球状”。③肌肉张力。是否强直，是否肌张力增高。④消化功能。有无便秘，有无肠梗阻。

此外还要进行各种生化功能的检查，尤其是注意抗精神病药物和抗抑郁药物引起的异常，如对转氨酶、肌酸磷酸激酶及其同工酶、肌红蛋白等进行监测。

精神科医生一定要关注痴呆患者的早期干预和早期治疗，并积极进行相关的研究，这样可极大地减少老年痴呆患者失能期，提高患者的生存质量，减少家庭和社会的负担。在这个领域中精神科医务工作者任重道远。

（984医院　王晓慧　李清亚）

参考文献

[1] Evans DA, Funkenstein HH, Albert MS, et al. Prevalence of Alzheimer’s disease in a community population of older person [J]. *JAMA*, 1989, 262: 2551-2556.

[2] Fratiglioni L, Launer LJ, Andersen K, et al. For the Neurologic diseases in the Elderly Research Group:

incidence of dementia and major subtypes in Europe: a collaborative study of population-based cohorts [J] . *Neurology*, 2000, 54: S15.

[3] Ferri CP, Prince M, Brayne C, et al. Global prevalence of dementia: a Delphi consensus study [J] . *Lancet*, 2005, 366: 2112-2117.

[4] Drevets WC, Rubin EH. Psychotic symptoms and the longitudinal course of senile dementia of Alzheimer' s type [J] . *Biol Psychiatry*, 1988, 25: 39-48.

[5] Hill K. Acute stroke management expert working Group [J] . *Int J Stroke*, 2008, 3 (2) : 120-129.

[6] Trin N, Honlyn J, Mohanty S, et al. Efficacy of cholinesterase inhibitors in the treatment of neurosychiatric symptoms and functional inpairment in Alzheimer disease [J] . *JAMA*, 2003, 289: 210-216。

[7] Tariot PN, Farlow MR, Grossberg GT, et al. Memantine treatment in patients with moderate to severe Alzheimer disease already receiving donepezil: a randomized controlled trial [J] . *JAMA*, 2004, 291 (3) : 317-324.

[8] Jeodorezuk A. Instrumental activities of daily living quality of life [J] . *Br J Psychiatry*, 2007: 191-212.

[9] Lauren B. Cognitive vulnerability to emotional disorders [J] . *Clin Neuropsychol*, 2009, 23: 205-230.

[10] Copoulos, Meryers BS, Young RC et al. Vascual depression Hypothesis [J] . *Arch Gen Psychiatry*, 1997, 54: 915.

[11] Friedman JH, Lannon MC. Clozapine in the treatment of psychosis in Parkinson' s disease [J] . *Neurology*, 1989, 39: 1219-1221.

[12] Chacko RC, Hruley RA, Jankovic J. Clozapine use in diffuse Lewy body disease [J] . *J Neuropsychiatry Clin Neruosci*, 1993, 5: 206-208.

病例 22　痴呆伴发失眠 1 例

陈某，男，65 岁。已婚，汉族，初中文化。因“记忆力进行性减退、四肢僵硬，伴生活不能自理、眠差 5 年余”于 2013 年 7 月入我院。

【现病史】患者缘于 2008 年无明显诱因下出现记忆力下降，到超市买东西必须让家人列好清单，主动言语少，开车不认路，家里水龙头坏了不会修，丢三落四，经常忘拿手机和钥匙，夜间睡眠较差，日间犯困明显。后家属带其到某医院神经内科就诊，考虑“老年痴呆”，给予石杉甲碱片、奥拉西坦胶囊及营养神经等药物对症治疗，效果不明显。2009 年病情渐加重，言语表达困难，记不住单位人姓名，需旁人提醒，只能简单对话，不能完整分析问题，孩子结婚等问题均由妻子张罗，在单位不能正常工作，无法开车，后到打印室工作，仍不能完成任务。情绪低落，易哭泣。再次到人民医院就诊，给予茴拉西坦片、盐酸美金刚等改善痴呆症状。2012 年 5 月患者情绪不稳定，易因小事与家人发脾气，经常无诱因哭泣，家属带其到北京医院就诊，诊断同前，停用美金刚，给予盐酸帕罗西汀 20mg 口服 1 次 / 日，患者情绪明显改善，但出现躁动不安，易激惹，怀疑妻子有外遇，经常与人发生争执。后家属再带其到北京医院就诊，加用富马酸喹硫平片 0.05g 口服，1 次 / 晚，利培酮 1mg 口服，1 次 / 日，米氮平片 7.5mg 口服，1 次 / 晚，症状有所缓解，大小便有时失禁，体重明显增加。2013 年 4 月停用利培酮、富马酸喹硫平片、米氮平片，换为盐酸文拉法辛缓释胶囊 75mg 口服，1 次 / 日，脾气暴躁，有冲动行为，情绪变化无常，打人、骂人，亢奋、不睡觉，饮食不规律，不洗脸、不洗澡，拒绝服药，乱穿衣服，后再次到医院门诊复查，建议将文拉法辛缓释胶囊增加至 75mg 口服，1 次 / 日，服 2 天未见明显好转，晚间不睡觉，到处走动，加用利培酮 1mg 口服，1 次 / 晚，米氮平片 7.5mg 口服，1 次 / 晚，效果欠佳。6 月患者骂人、打人，有时到马桶里抓大便，早上犯困，下午闹腾，有时整夜不睡觉，家属带患者到北医六院就诊，诊断同前，加用奥氮平片（最大剂量 10mg 口服，1 次 / 日），奥沙西泮片 15mg 口服，1 次 / 晚，丙戊酸镁缓释片 0.5g 口服，1 次 / 日，效果欠佳，患者无明显诱因大发脾气，打妻子，并有自伤行为。于 2013 年 7 月在家属陪同下来我院，门诊以“脑器质性精神病、痴呆”收入我科。

【既往史】2009 年患者在某医院查脑 CT 示脑萎缩、垂体瘤，并在北京天坛医院等就诊，均排除垂体瘤与精神症状相关。否认患有其他内外科重症疾病。有“小三阳”病史，具体不详。否认药物、食物过敏史。

【个人史】适龄上学，初中学历，学习成绩一般。1969 年下乡，1978 年回北京，在绒毯厂工作 8 年，1986 年到北京工程咨询公司开车，为专职司机，工作表现积极，能胜任本职工作。2010 年病退。病前性格外向、倔强，人际关系好。无烟酒等不良嗜好。

【家族史】两系三代无相同疾病史和精神疾病史。

【体格检查】步行入科，步态不稳，肌张力高，有时躯体向后仰，不能弯曲，检查欠配合。瘢痕体质。

【精神检查】意识清，服饰欠整洁，接触被动，注意力不集中，生活自理差。主动言语少，言语表达困难，思维贫乏，内心体验无法查及。未引出明显幻觉、妄想等内容。计算力、记忆力均较差，对笔、手表等实物均不认识，一般常识不能理解。情绪不稳，有时哭泣，表情呆滞，情感反应与客观环境不协调。来回在病房走动，有时抱着东西往外走，有冲动、伤人行为。时间、地点、人物定向力均不正常，无自知力。

【辅助检查】脑部磁共振：垂体增大，脑积水。

【初步诊断】①痴呆；②脑萎缩；③脑积水。

【治疗】入院后积极完善相关检查及化验。

入院第 1 天给予抗精神病药物：奥氮平片 5mg 口服，1 次 / 晚，丙戊酸镁缓释片 0.25g 口服，2 次 / 日，安理申 5mg 口服，1 次 / 晚。患者夜间不睡觉，发脾气，要往外走，临时给予奥沙西泮片口服、地西泮注射液肌内注射处理。

入院第 3 天奥氮平片加至 10mg 口服，1 次 / 晚。丙戊酸镁缓释片调整至 0.75g 口服，1 次 / 晚。患者睡眠仍较差，晚上睡眠时鼾声较大，经常出现睡眠 – 呼吸暂停。白天因为缺氧常出现嗜睡，呼之不应，抽搐。

入院第 5 天联合小剂量米氮平片 7.5mg 口服，1 次 / 晚，效果仍不明显。

入院 1 周后奥氮平片加至 12.5mg 口服，1 次 / 晚，丙戊酸镁缓释片维持 0.75g 口服，1 次 / 晚，米氮平片加至 22.5mg 口服，1 次 / 晚，并间断给予安定类药物辅助睡眠。后因患者出现尿潴留，完善泌尿系超声示：前列腺增生。请外科会诊后，给予加用盐酸坦索罗新缓释胶囊 0.2mg 口服，1 次 / 晚，非那雄胺片 5mg 口服，1 次 / 日治疗，并插尿管，留置导尿管。5 天后体温升高，尿常规可见大量白细胞，考虑泌尿系感染，给予抗生素治疗。服药期间患者肌张力较高，考虑联合用药副作用较大，且患者基础状态较差，逐渐减量。调整为奥氮平片 5mg 口服，1 次 / 晚，丙戊酸镁缓释片 0.5g 口服，1 次 / 晚，逐渐停用米氮平片，加用草酸艾司西酞普兰片 10mg 口服，1 次 / 日。行睡眠脑电监测，诊断为睡眠呼吸暂停，入院 2 个月后睡眠时应用简易呼吸机。

住院 72 天患者睡眠改善，白天嗜睡和缺氧症状改善，抽搐消失，情绪尚稳定，未再出现明显发脾气，冲动、伤人行为，但言语功能未见明显改善，肌张力偏高，走路步态不稳。

病例解析

一、痴呆与睡眠障碍的关系

睡眠障碍导致痴呆的发生率和患者的死亡率升高，并成为照料者的负担。睡眠障碍在轻度认知功能障碍（MCI）中有较高的患病率，它们常以共病的形式存在。睡眠障碍与患者行为问题的严重性呈正相关，在一定程度上还影响患者的认知功能损害，并使其加重。

睡眠障碍在社区AD患者中的发生率较高，而且在其他类型痴呆中也很普遍，如额颞叶痴呆（FTD）、路易体痴呆（LBD）、帕金森病痴呆（PDD）、血管性痴呆（VaD）。

AD以落日征和睡眠呼吸暂停多。而LBD、PDD更多地表现为睡眠中的运动和控制障碍，如快速眼动异态睡眠尤其是快速眼动期行为障碍（RBD）、下肢不宁综合征——Willis Ekbon病（RLS-WED）和周期性的肢体运动（PLM）。

意大利痴呆研究协会发布的一项针对431例痴呆（AD、VaD、FTD、LBD、PDD）MCI患者的研究结果表明，大部分患者有睡眠障碍，最常见的睡眠障碍是睡眠呼吸障碍（SDB），其发生率在该人群中为60%，其次为昼间过度嗜睡（EDS，50.1%），失眠（49.9%）、快速眼动期行为障碍（RBD，22.6%）和RLS-WED（6.1%）。经过贝克抑郁量表－Ⅱ评定有各种类型睡眠障碍人群中抑郁症更加严重。睡眠障碍在LBD和PDD发生率最高，为90%。AD和MCI患者睡眠障碍发生率基本相同，在MCI发展至AD的过程中并无任何预测的价值。另一方面，一些研究提出可能预示MCI发展为LBD和PDD较高的风险。

痴呆患者的睡眠障碍往往不是单一出现的，在意大利痴呆研究协会的研究中发现，2个或多个相关的睡眠障碍总是存在于同一个患者身上，但没有出现特定的组合模式。失眠和昼间过度嗜睡（EDS）常单独发生。

指南的证据级别：

证据Ⅰ：证据至少来源于一个设计合理的随机对照试验。

证据Ⅱ：证据至少来源于一个设计良好的非随机对照试验。

证据Ⅲ：证据来源于学术权威、临床经验、描述性研究或专家委员会报告。

推荐强度A：有很好的证据支持，医生应当坚持遵守（至少有一项说服力的Ⅰ级研究，或至少有两项结果一致，可信的Ⅱ级研究）。

推荐强度B：适当证据支持建议使用，临床医生大部分情况应当遵守（至少有一项可信的Ⅱ级研究或者大量的Ⅲ级证据）。

推荐强度C：缺少证据支持或拒绝建议使用，临床医生可以参考或不参考该建议（至少有2项可信的Ⅲ级证据）。

推荐强度 D：中度的证据，反对建议使用，临床医生应当避免使用。

推荐强度 E：很好的证据，反对建议使用，临床医生应当避免使用。

睡眠障碍可增加 AD 患者的认知功能损害。

下丘脑腹外侧——穹窿周围区有一些神经元群，包括表达神经肽食欲素（下丘脑分泌素）或是黑色素浓集激素的神经元，这些激素对觉醒和能量平衡相关的整体稳态过程有影响。食欲素系统可能代表一种新的重要的底物，连接老化和痴呆人群的稳态与认知功能障碍，而且可能是预防和改善睡眠障碍的一个新的药物和基因修复的治疗靶点。

临床前期的 AD 患者脑内淀粉样蛋白沉积似乎与睡眠质量下降有关，但是并不改变睡眠的时长。痴呆的弥漫性病变累及许多睡眠觉醒促进神经元，中枢呼吸系统与自主神经元也可出现退行性变，所有这些因素都与痴呆患者的睡眠障碍相关。

另外，痴呆患者的睡眠障碍也有可能是继发于疼痛、抑郁或药物影响。

二、痴呆患者睡眠障碍的类型

1. 入睡困难　很多痴呆患者的入睡非常困难，多在晚上 12 时以后才能入睡。睡眠脑电图显示往往显示有睡眠时相的延迟。

2. 夜间躁动　是在傍晚和夜间出现的躁动，或是谵妄状态。有的学者将其称之为日落综合征。

3. 昼间过度嗜睡（EDS）　在白天却出现精神不振和嗜睡，有时在看电视或坐着就可以睡着。

4. 睡眠－觉醒节律障碍（CRSD）　通常患者在夜间睡眠差，但在白天却出现精神不振和嗜睡。

5. 睡眠呼吸障碍（SDB）　包括阻塞性睡眠呼吸暂停、原发性中枢睡眠呼吸暂停、陈－施呼吸综合征和睡眠相关的低通气 / 低氧综合征、快速眼动异态睡眠尤其是快速眼动期行为障碍（RBD）、下肢不宁综合征——Willis Ekbon 病（RLS–WED）和周期性的肢体运动（PLM）。睡眠呼吸暂停在 AD 患者中比一般人群具有更高的患病率。

6. 睡眠结构的紊乱

（1）AD 患者觉醒次数增加，觉醒时间延长。睡眠第一阶段的百分比增加，慢波睡眠减少。睡眠第二阶段特有的 EEG 表现消失，睡眠的梭状波和 K– 复合波形成较差，波幅低，时间短，且数量明显减少。难以将睡眠的第一段波和第二段波区分开来，有学者认为，这样的睡眠将进一步加重 AD 患者的病情。由于慢波睡眠的 δ 波消失，不确定的非快速眼动睡眠（NREM）的比例进一步增加。REM 睡眠的百分比减少，平均的 REM 睡眠减少，其他的 REM 的变量不变，如 REM 睡眠的密度、REM 睡眠的发作次数、REM 睡眠的潜伏期没有变化。

（2）PD 患者 REM 睡眠减少。有学者认为 REM 睡眠越少，患者的幻觉越严重。

（3）DLB（路易体痴呆）与 AD 相比，DLB 更容易出现睡眠障碍、睡眠时的运动障碍和日间嗜睡，具有较高比例的睡眠呼吸暂停发生率和较高比例的睡眠期周期性腿运动发生率。

（4）VD（血管性痴呆）中主要研究的 MID（多发梗死性痴呆），有研究表明 MID 比 AD 患者睡眠周期紊乱和睡眠质量差更为明显。睡眠呼吸暂停和 MID 的关联与 AD 相比更为密切。

（5）额颞叶痴呆。具有较多的睡眠觉醒的紊乱。

三、痴呆患者睡眠障碍的诊断

（一）睡眠评估的证据级别

一些问卷和量表被广泛地应用于一般人群睡眠质量的评估，但并未真正用于有认知功能障碍的患者。针对老年人的建议也可适用于同年龄段的 MCI 患者和痴呆患者（Ⅰ级）。

转诊到睡眠专家处后，经过仔细的临床检查发现具有睡眠障碍特殊症状和体征的患者，应当考虑使用多导睡眠仪器检查来明确诊断（Ⅰ级）。

睡眠障碍评估：认知功能障碍患者总是伴随着睡眠障碍，对这类患者应仔细询问睡眠史、行体格检查并填写调查问卷和睡眠量表。尽可能地提供可接受性、敏感性和特异性好的问卷和量表，直接由患者填写，可能的话可以在照料者的帮助下进行（推荐强度 A）；当专业建议不满意和不充分时， 对于同年龄段的 MCI 和痴呆人群的建议，可以认为是一个好的工具（推荐强度 A）；患者转诊到睡眠专家处时，考虑用多导睡眠仪器进行检查（推荐强度 A）。

在美国国家卫生研究所所在的一项关于失眠的研究中提出：很难从那些共病的抑郁症和疼痛中区别失眠的作用。由于大多数痴呆的患者是老年人，他们存在着多种与年龄相关的共患疾病风险，这些疾病可以进一步加重睡眠障碍。因此在失眠的管理中，要评估患者所患的躯体疾病，以及治疗疾病的各种药物（Ⅰ级）。患者在就诊和进行睡眠问卷调查时，检查睡眠的第一步是要询问睡眠觉醒的问题。Terzano 等提出的筛选问卷是一个评定夜间失眠和昼间嗜睡的极好工具，虽然还没有在认知功能障碍患者中使用，但是研究者已经在大量的意大利人中进行了测量（Ⅱ级），匹兹堡睡眠质量指数（PSQI）可用于评价患者的整体睡眠质量，具有很高的信度和效度，一般以 5 分以上的界值来评价患者睡眠质量的好坏，敏感性 89.6%，特异性 86.5%。近几年意大利版的 PSQI 已经在共患的躯体疾病和精神疾病，痴呆患者中使用（Ⅱ级）。尤其是与情绪相关的精神疾病及环境问题应当是失眠的原因（Ⅱ级）。Terzano 筛选问卷或匹兹堡睡眠质量指数（PSQI）诊断共病认知功能障碍，睡眠质量差的患者需要进一步地调查患者的睡眠觉醒障碍（Ⅰ级）。多导睡眠图分析（PSG）

监测已经成为研究痴呆患者睡眠、觉醒模式的工具，尤其是美国睡眠医学院关于多导睡眠活动记录仪（ACT）关于睡眠昼夜节律的参数，可用于评估失眠患者的治疗效果和每晚的变化（Ⅱ级）。

（二）睡眠评估的推荐强度

（1）共病躯体疾病、精神疾病、环境问题是引起失眠的可能原因（推荐强度 A）。

（2）认知功能下降的患者存在失眠和持续失眠时可使用 Terzano 筛选问卷进行评估（推荐强度 B）；可以使用匹兹堡睡眠质量指数（PSQI）评估患者的全面睡眠质量（推荐强度 A）。

（3）Terzano 筛选问卷评估和匹兹堡睡眠质量指数（PSQI）评估睡眠质量差的患者需要进一步调查其是否存在其他睡眠和觉醒障碍（推荐强度 A）。

（4）ACT 用于失眠的诊断及睡眠觉醒障碍（CRSD）和失眠的鉴别诊断，也可以用于评估治疗效果，以及个人在睡眠模式中每晚的差异。但是中、重度痴呆患者使用 ACT 存有疑问（推荐强度 B）。

（三）昼间过度嗜睡（EDS）

EDS 在神经退行性疾病中较为常见，甚至在夜间无失眠患者中也可以见到。多个短暂的昼间小睡发作通常可扰乱患者的昼间活动，部分患者有日落综合征。

1. EDS 评估的证据级别

（1）应关注 MCI 和痴呆患者的 EDS（Ⅰ级）。

（2）评估中度和重度痴呆的白天嗜睡情况，详细的病史，由照料者和经过训练的工作人员观察患者的临床表现（Ⅰ级）。

（3）EDS 的评估量表有爱泼沃斯嗜睡量表和博洛尼亚嗜睡量表（Ⅲ级）。

（4）痴呆患者在转诊到睡眠专家处后，可以接受 ACT 检测，评估 7 天睡眠觉醒模式。一部分患者可利用多次潜伏期试验、PSG 检测或觉醒维持试验来评估 EDS（Ⅲ级）。

（5）EDS 可能与中枢性的嗜睡障碍有关，如发作性睡病或特发性嗜睡，应当由睡眠专家处理（Ⅱ级）。

（6）认知功能下降的患者如果有 EDS，医生应当怀疑患者患有 SDB，特别是住在护理机构的患者（Ⅱ级）和 VaD 患者（Ⅰ级）。

2. EDS 评估的推荐强度

（1）MCI 和痴呆患者要评估 EDS，特别是护理机构的患者（推荐强度 A）。

（2）中度和重度的患者其详细的病史资料和来源于照顾者的临床印象很重要（推荐强度 A）。

（3）在 MCI 和轻度痴呆，EDS 及其严重程度可通过问卷调查进行评估，可应用爱泼沃斯嗜睡量表和博洛尼亚嗜睡量表（推荐强度 B），也可使用 ACT（推荐强度 C）。

（4）转诊到睡眠专家处，可进行客观的神经电生理检查，如多次潜伏期的试验者觉醒维持试验（推荐强度 B）。

（5）怀疑有中枢性嗜睡的患者如发作性睡病或特发性睡眠过度，要转诊到睡眠专家处（推荐强度 A）。

（6）伴有 EDS 的患者必须检查 SDB，特别是在护理机构的患者（推荐强度 B）和 VaD 患者（推荐强度 A）。

四、痴呆患者睡眠障碍的治疗

痴呆患者的睡眠障碍与正常人一样也需要注意患者的睡眠卫生状况，并加以改善。此外，还要处理影响患者睡眠的疾病和药物。睡眠卫生状况的改善：①避免晚上饮用茶、咖啡和酒精；②睡眠的环境应当安静，避免嘈杂和环境的灯光过亮；③避免晚上吃得过饱，固定进餐的时间，睡前只可进少量的食物；④遵循睡眠觉醒规律，避免睡眠过晚或过早，中午避免午睡或短午睡（30 ～ 60 分钟）；⑤鼓励进行规律的锻炼，尤其是增加日间运动，避免在晚上进行剧烈的运动和较为兴奋的娱乐活动，鼓励在早晨和傍晚进行有规律的光照。一些躯体疾病引起的疼痛和抑郁焦虑障碍往往也会影响患者晚上的睡眠，因此要积极进行治疗。

（一）入睡困难

1. 对患者疼痛、伴发疾病和使用的药物进行评估。一些抗抑郁药具有影响睡眠的作用，如氟西汀等，应当把这些药物放在早晨服用。抗痴呆的药物，胆碱酯酶抑制药如多奈哌齐、加兰他敏也可引起患者的失眠，因此应当尽量在中午前服用。还有一些治疗躯体疾病的药物，如利尿剂、β 受体阻滞剂、支气管扩张剂、皮质类固醇、心血管药物、H_2 受体阻滞剂可引起和加重患者的失眠，因此在使用时要加以注意，尽量在睡前 4 ～ 6 小时不使用该类药物，如果必须使用则应当减小剂量。

一些患者伴发抑郁症也可引起失眠，应及时给予具有镇静作用的抗抑郁药物进行治疗，如米氮平、米安色林等。

2. 禁止应用苯二氮䓬类药物和非苯二氮䓬类镇静药物，因为其可加重患者的认知功能障碍和睡眠呼吸暂停，并能引起日间嗜睡和跌倒风险、药物成瘾和停药后的反跳性失眠、戒断综合征等。如果必须服用，则应当选用短半衰期的药物，小剂量使用，最长使用时间不超过 1 个月。

3. 褪黑素受体激动剂可能是目前最为安全和最为有效的药物。

4. 推荐使用盐酸曲唑酮 50 ～ 200mg/ 晚。奎硫平 25 ～ 100mg/ 晚。

5. 如果患者伴有幻觉妄想和激越，可在晚上使用小剂量的非典型抗精神病药物，如奥氮平、喹硫平等。

（二）下肢不宁综合征

下肢不宁综合征在 AD、PD、DLB、FTD、VD 中很常见。多巴胺受体激动剂普罗克索（森福罗）0.25 ～ 0.75mg 晚上服用；罗匹尼罗 0.25 ～ 2mg，1 次 / 晚；加巴喷丁 300 ～ 1800mg，1 次 / 晚。丙戊酸镁缓释片有效。

（三）日间嗜睡

首先应当改善患者的睡眠习惯，尽量干扰患者的白天睡眠，可让其看电视或在户外活动，不能给患者营造白天睡觉的环境。可应用没有镇静作用的抗抑郁药物治疗，如草酸艾司西肽普兰。

（四）阻塞性睡眠呼吸暂停综合征（OSAS）

OSAS 经过持续气道正压通气治疗（CPAP）能缓解。有研究显示，CPAP 治疗可改善痴呆患者的技能和智能，但目前没有 CPAP 改善患者认知功能的相关研究。OSAS 患者睡眠时要有家人的陪伴。如果 OSAS 患者呼吸紊乱指数（RDI）＞ 30% 或为 5 ～ 30，有明显的症状或合并心脑血管疾病，均可行 CPAP 治疗。CPAP 治疗还可改善血管性痴呆患者脑部缺血半暗带的缺氧情况，并挽救其中的神经元，从而可以缓解其功能缺失。避免使用苯二氮䓬类药物，因为其可加重 OSAS。多奈哌齐可改善 OSAS 的症状和认知功能障碍。

（五）睡眠觉醒节律紊乱

失眠与嗜睡是早期睡眠和觉醒节律紊乱，光照有效。尤其是进行日间光照治疗，睡眠时相延迟的患者疗效较好。夜间的光照，尤其是蓝光治疗，可改善患者睡眠维持困难和睡眠时相的提前。鼓励患者在白天参加一些有意义的活动。选择性褪黑素激动剂拉迈酮可高度选择地兴奋视交叉上核细胞褪黑素受体 1（MTI）和褪黑素受体 2（MT2），缩短患者的睡眠潜伏期。该药吸收较快，通常＜ 1 小时，半衰期短（1.3 小时），能调整患者睡眠和觉醒规律，对患者的认知功能影响小，而且睡眠反弹和滥用少，适合老年痴呆患者使用。如果在下午 13：00—14：00 使用褪黑素，可改善痴呆患者睡眠时相提前。阿戈美拉汀用于治疗失眠，已获得欧洲的批准，其既可以兴奋褪黑素受体 1（MTI）和褪黑素受体 2（MT2），又可以拮抗 5- 羟色胺（5-HT2C）受体产生抗抑郁作用，并通过提高患者的情绪和注意力，间接延缓患者认知功能的减退，对于老年痴呆患者是一个好的选择。

（六）夜间过度活动

1. REM 睡眠行为障碍（RBD） RBD 更多地存在于多种脑变性疾病中。REM 睡眠行为问题的诊断主要是通过睡眠脑电图来确定。仅有 50% 的患者能够确定诊断。RBD 的诊疗包括以下几方面。

（1）确保患者的安全。去除卧室中的危险物品，床边地板上放一个软床垫。

（2）可应用多巴胺受体激动剂普拉克索治疗原发性 RBD，但其疗效差的，还要警惕路易体痴呆加重的风险。

（3）睡前服用 3 ～ 12mg 的褪黑素治疗 RBD 有效。

（4）因为安定类药物可加重患者的认知功能障碍，并且可增加患者跌倒的风险。除了抗抑郁药奈法唑酮外，还可选用其他抗抑郁药。因为奈法唑酮可加重患者的总 REM 睡眠，诱发 RBD。

2. *睡眠期周期性的肢体运动* 痴呆患者睡眠期周期性的肢体运动较以往增高，尤其是帕金森病患者和路易体痴呆患者。其诊断方法主要是依据睡眠脑电图评估。如果因为其睡眠的片段，导致患者的日间嗜睡和情绪的改变，可使用多巴胺受体激动剂治疗，如普拉克索。但在治疗过程中，如果发现患者合并精神症状，如幻觉和妄想，则应当慎用多巴胺受体激动剂。

3. *夜间躁动和游动* 各种类型的痴呆都可以发生夜间躁动和游动，这给家庭护理带来了问题，造成了家庭的负担，这就是痴呆患者的“落日征”。也就是说，痴呆患者的精神症状在傍晚和夜间加重，患者可表现为谵妄、意识模糊、激越、幻觉、摸索动作、游动、言语和行为的攻击。

其产生的原因可能是身体不适引起的如疼痛、便秘、尿潴留、感染、压疮等，也可以是由环境因素如噪声、光线等引起。

其治疗主要是应用小剂量的抗精神病药物，如奥氮平、利培酮、喹硫平、氯氮平等。之所以小剂量使用，是因为有些痴呆患者对药物的耐受性较低。此外，有些具有镇静作用的抗抑郁药物，如曲唑酮、米氮平、米安色林也可以使用。胆碱酯酶抑制药如多奈哌齐、加兰他敏可减少患者的幻觉，因此在某种程度上可改善患者的夜间精神症状，尤其是幻视。由于苯二氮䓬类药物对患者的认知功能具有加重的作用，且由于其肌肉松弛的作用，容易造成患者的跌倒，加重患者睡眠呼吸暂停，因此应当禁止使用。

一些抗帕金森药物，如左旋多巴、多巴胺受体激动剂、抗胆碱能药物、金刚烷胺、司来吉兰可加重患者的上述症状，应当减少药物的剂量或禁止使用。

（984 医院　王晓慧　李清亚）

参考文献

[1] Guarnieri B, Musicco M, Caffarra P, et al. Recommendations of the sleep study Group of the Italian Dementia Research Association （SINDem） on clinical assessment and management of sleep disorders in individuals with mild cognitive impairment and dementia: a clinical review [J]. *Neurol Sci*, 2014, 35: 1329-1348.

[2] Guarnieri B, Adorni F, Musicco M, et al. Prevalence of sleep disturbances in mild cognitive impairment and dementing disorders : a multicenter Italian clinical cross-sectional study on 431 patients [J]. *Dement Cogn*

Disorder, 2012, 33: 50–58.

[3] Sadowsky CH, Galvin JE. Guidelines for the management of cognitive and behavioral problems in dementia [J]. *J Am Board Fam Meri*, 2012, 25: 350–366.

[4] McCarter SJ, Boswell CL, St Louis EK, et al. Treatment outcomes in REM sleep behavior disorder [J]. *Sleep Med*, 2013, 14: 237–242.

[5] Malhotra R, Avidan AY. Neurodegenerative disorder and REM behavior disorder [J]. *Curr Treat Options Neurol*, 2012, 14: 474–429.

病例 23　1 例反复要求手术的便秘患者

王某，女，80 岁。已婚，初中文化。主因“反复情绪低落、失眠，腹胀、便秘 10 年，多次要求手术，加重 1 周”而入院。

【现病史】患者 10 年前因排便困难（布里斯托评分 2 分），在外院给予导泻治疗后，症状未缓解。2010 年在我院就诊，诊断为：顽固性便秘。药物治疗无效后，行逆蠕动盲肠直肠吻合术，术后患者病情好转，可以解稀便，每日 1 次，量约 150g。两年后再次排便困难，口服药物治疗无效，诊断为顽固性便秘（慢传输 + 出口梗阻型），2013 年行乙状结肠单管造瘘术。患者术后排便功能略缓解。于 2013 年 10 月行永久性骶神经刺激电极植入术，术后患者排便功能明显改善。两年后，再次腹胀，出现顽固性便秘。于 2016 年 2 月行回肠造瘘术。患者造瘘口可以排稀便。近 1 周，患者自觉腹胀加重，不能耐受。自觉眼珠外凸，手胀，肛门及阴道突出体外。心情差，烦躁，白天倦怠、乏力，不愿活动，对任何事情提不起兴趣。睡眠差，每晚睡 2 ～ 3 小时，入睡困难（服用劳拉西泮 1mg，2 次 / 日，共两年余）。记忆力好，脑子灵活。食欲差，进食少。悲观。小便量少，每日约 500ml。

【体格检查】患者坐在轮椅上被推入诊室，哀愁面容。腹软，左侧乙状结肠造口处肠管红润，右侧回肠造瘘口通畅，内有稀便及气体流出。全腹无压痛、反跳痛、肌紧张。肠鸣音活跃。

【精神检查】

一般情况：患者坐在轮椅上被推入诊室，哀愁面容，不时呻吟。年貌相称，消瘦，衣着整洁。反复谈及自己身体不适，要求再次手术。问答切题，语速、语量适中。交谈注意力集中，智能粗测正常。

情感活动：自述下腹胀痛、难受，心情差，烦躁，白天倦怠、乏力，不愿活动，对任何事情提不起兴趣。有感知综合障碍，认为肠道和阴道已经突出在体外，睡眠差，每晚睡 2 ～ 3 小时，入睡困难，睡眠浅，多次醒转。记忆力差，脑子灵活。食欲差，进食少。悲观，觉得活着就是受罪，有时想还不如死了算了。反复要求行手术治疗，对于前一阶段医生的医嘱不愿意遵守。

量表及心理评估：

自杀风险评分：13 分，自杀倾向（危险）。

失眠重度指数：总分：24 分，临床失眠（重度）。

总体失眠障碍量表：总分：62 分，平均分：3 分，正常。

焦虑自评量表 SAS：粗分：43 分，标准分：53 分，轻度焦虑。

蒙特利尔认知评估量表：总分：21 分 /30（正常≥ 26/30）。

抑郁自评量表（SDS）：总分：49 分，指数：61 分，轻度抑郁。

MiNI 量表：抑郁发作，有自杀倾向。

90 项症状清单：总分 136 分，其中躯体化 26 分（36 分以上表明躯体化症状明显）。

VAS 评分：8 分。

PPI：痛苦的。

【实验室检查】

T3：1.06nmol/L，TSH：7 μIU/ml，ATG：707U/ml，白蛋白：39.6g/L（40 ～ 55g/L），钠：131mmol/L，钙：1.97 mmol/L。余未见异常。

脑 ET 检查：γ-GABA 增高，谷氨酸增高，ACH 降低，NE 增高。提示患者大脑呈明显的抑制状态，以及智力减退，明显的焦虑。

眼动检查：NEF 21（正常值 28），RSS 2（正常值 7），提示注意力不集中，脑功能减退。

自主神经功能检查：自主神经系统不平衡。

【既往史】口服地西泮（安定）约 20 年，10mg/ 晚。高血压病史 35 年，口服拜新同 1 粒 / 日，柯素雅 1 粒 / 日，控制欠佳，最高达 200/100mmHg。

【诊断】①抑郁症；②桥本甲状腺炎；③甲状腺功能减退；④高血压（3 级，极高危）；⑤安定类药物依赖。

病例解析

Lipowski 把“躯体化”称为是医学和精神病学之间的桥梁，其实不管是精神科医生，还是内科和外科医生总是要面临一些患者过多的主诉，经过一系列的检查可发现患者没有异常或有一些轻度的异常，经内外科的治疗效果不佳。而在患者疾病发展过程中，我们可以看到情绪障碍、疑病症状、睡眠障碍及其他精神症状，所以一些精神病学家把这些症状归为一类，就是“躯体化”。有研究表明，20% ～ 84% 的患者以躯体不适就诊，并不能找到相应的器质性损害的证据，因此这类患者有可能是功能性疾病“躯体化”。有学者说躯体化是对精神科医生和所有医生的一个挑战。

一、抑郁障碍与躯体证状

抑郁障碍患者具有很多的躯体不适，这是由于一部分患者有自主神经功能障碍，表现为失眠、食欲差、消瘦和身体的疲劳。还有一些功能躯体症状如便秘、疼痛、头晕、耳鸣等。

因此，在一些上述症状久治不愈时一定要考虑患者是否有情绪的障碍。该患者始终有睡眠障碍和便秘，各种检查表明患者有符合诊断标准的抑郁症。

二、关于 Munchausen 综合征

这是做作性障碍的一种特殊类型。做作性障碍属于功能性躯体症状的范畴，在美国的《精神障碍诊断和统计手册》（第 5 版）（DSM- V ）中，做作性障碍主要有三个亚型：表现为躯体症状和体征者；表现为心理症状和体征者；同时表现为躯体与心理症状和体征者，那么在做作性障碍的未定型中还包括典型的 Munchausen 综合征。这种类型是最严重的、慢性的做作性障碍，主要有以下三个特点：①反复住院治疗，在各医院间辗转就医和有幻想性的谎言癖，这种谎言癖是将事实和虚构相混淆，经常反复叙说自己的病，带有夸大的色彩。他们把看病当作自己的事业，连续反复地住院，有时甚至在长期住院过程中和反复手术过程中使其身体功能进一步丧失。②他们常有特殊的就诊方式，在非常规上班时间就诊住院，以避开熟悉的医生，一旦住院后就有特殊要求，如手术或应用特殊药物，而要求得不到满足就对医务人员心生怨恨，然后到另外一家医疗机构就诊。有的患者常在晚上和周末出现，因为这样的话，当班的医生由于经验不足，常会把他们收住院。曾经有报道，某个患者住院 423 次之多。还有一些患者已经做了很多次手术，却还反复纠缠医生给他们做手术，以至于很多医生把这些患者列入“黑名单”。③许多患者伴有情绪障碍和其他的精神症状，如焦虑、抑郁和失眠。对于 Munchausen 综合征的治疗，首先要治疗患者情绪障碍和睡眠障碍，但这样的治疗常是困难的，因为患者在其潜意识中并不想好，常不遵医嘱，而导致治疗失败。早期诊断有助于避免患者受到额外和潜在有害的干预，避免医源性疾病的发生（该病例要高度关注其是否患有 Munchausen 综合征的可能性）。

三、关于桥本甲状腺炎与抑郁的关系

桥本甲状腺炎是一种自身免疫性疾病，甲状腺常呈弥漫性和局限性肿大。在疾病早期甲状腺功能常正常，随着甲状腺滤泡的破坏，甲状腺素释放入血，患者常出现一过性的甲状腺功能亢进，但随着病情的进展，甲状腺滤泡明显受损，甲状腺功能则减退。桥本甲状腺炎常与抑郁症共病，并且其症状与抑郁症的症状有一部分重叠，表现为精力不足，动作缓慢，疲乏，懒动，有时感到心慌气短等，因此不易鉴别，合并桥本甲状腺炎也是抑郁症难治的原因之一。因此在抑郁症的治疗过程中，一定要注意监测患者的甲状腺功能，并对患者的甲状腺功能减退进行治疗。可以给予左甲状腺素钠治疗，起始剂量 25 ～ 50μg，以后可缓慢增加药物的剂量，并且每月监测患者的甲状腺功能。

四、关于物质滥用造成治疗上的困难

在临床工作中，医生常会面对一些治疗困难的患者，这些患者有很多的躯体症状，而对于这些躯体症状的关注占据了患者的大部分时间，因此患者常给医生展示他们是虚弱的、痛苦的，而医生则感受到这些患者是令人讨厌和可恶的。他们常依赖和多疑，有时医生感到被患者控制。患者往往有共同的特征，即人格有问题，而且他们很容易出现物质的依赖和滥用，其中最常见的是镇静催眠药物的滥用。药物滥用的结果可造成治疗上的困难，如因为药物的耐受性，患者的睡眠问题常在服药一段时间后相同的剂量药物并不能获得刚开始用药时的效果，为了获得同样的效果，患者往往要求增加药物的剂量。这些患者对于来自医生的拒绝非常敏感，有时希望治疗的愿望很强烈，但是对医嘱的遵从却很困难，治疗后常有较多的不适主诉。这种患者的依赖性和控制性常扰乱医生的治疗计划，干扰医生的工作，影响医生的医疗决策。因此治疗的成败往往取决于医生是否能够把医疗方案和计划落实下去。同样，处理镇静催眠药物的依赖和滥用也非常重要，药物的减停要慢，通常每周减少 10% ～ 20%，直至停用。

（空军军医大学西京医院　赵青川）

参考文献

[1] Asher R. Munchausen' s syndrome [J]. *Lancetm*, 1951, 1: 339-341.

[2] Ford CV. Deception syndrome : factitious disorders and Malingering [M/OL] //Levenson JL. The American Psychiatric publishing textbooks of Psychosomatic medicine. Washington DC: American Psychiatric Publishing, 2005.

[3] Von Maurer K, Wasson KR, De Ford JW, et al. Munchausen' s syndrome : a thirty year history of peregrination par excellence [J]. *South Med*, 1973, 154: 1690-1696.

[4] Dulit RA, Fyer MR, Hass GL, et al. Substance use in borderline personality disorder [J]. *Am J Psychiatry*, 1990, 147: 1002-1007.

病例 24　1 例精神疾病合并多种躯体疾病患者舒适护理和人文关怀

张某，男，70 岁。主因“失眠、行为冲动、语无伦次、懒散 36 年”入院。

【现病史】1982 年因其爱人患脑炎去世受刺激而出现夜眠差、语无伦次，爱发脾气，行为紊乱，冲动、打人、砸东西，诊断为精神分裂症。1988 年后，患者渐出现发呆、退缩，自我封闭，不与外界进行任何交流，自言自语明显，内容杂乱，生活上变得极为懒散，个人卫生差，渐丧失劳动能力。2009 年 1 月因支气管扩张出血住我院精神科。

【既往史】患者 2011 年开始糖尿病并发症加重，继而出现糖尿病性肾病、肾性贫血、慢性肾功能不全尿毒症期、低蛋白血症、尿毒症性心肌病、冠状动脉粥样硬化性心脏病、心力衰竭、血管性痴呆、骨质疏松、双眼白内障、胃肠动力失调、下肢静脉血栓等。

【入院诊断】①精神分裂症；② 2 型糖尿病；③高血压Ⅲ级；④脑梗死；⑤支气管扩张；⑥慢性支气管炎；⑦血栓性外痔；⑧缺铁性贫血；⑨慢性浅表性胃炎；⑩荨麻疹；⑪便秘。

患者 2011 年开始糖尿病并发症加重，追加诊断：①糖尿病性肾病；②肾性贫血；③慢性肾功能不全尿毒症期；④低蛋白血症；⑤尿毒症性心肌病；⑥冠状动脉粥样硬化性心脏病；⑦心力衰竭；⑧血管性痴呆；⑨骨质疏松；⑩双眼白内障；⑪胃肠动力失调；⑫下肢静脉血栓。

【护理措施】

1. *护理查体*　患者意识清楚，问话回答切题，语速较慢，由于牙齿掉光，说话口齿不清，体形消瘦，全身皮肤色素沉着，右侧锁骨下留置透析管，腹部膨隆，远端皮肤温度正常，双下肢皮肤干燥，有轻度水肿。大便：2 ～ 4 次 / 日，小便：100 ～ 400ml/d，睡眠：7h/d 左右，心理需求：渴望被关怀。

2. *护理问题及相关因素*　①营养失调：患者消瘦与长期透析导致蛋白丢失、消化吸收功能紊乱有关。②体液过多：由于患者有低蛋白血症、慢性肾功能不全，导致胸腔积液、腹水、下肢水肿。③有噎食的危险：与进食速度过快、牙齿缺失咀嚼不充分、长期用抗精神病药副作用有关。④有受伤的危险：与患者视物模糊、活动无耐力有关。⑤皮肤完整性受损。长期卧床、皮肤瘙痒、水肿都可能造成皮肤损伤。⑥护理不合作。患者无自知力，时有拒绝服药和透析表现。⑦有感染的危险：与患者患有多系统疾病，抵抗力低下有关。⑧潜在并发症：患者长期透析，使用抗凝剂，加之患者本身凝血机制异常，极易发生出血。另外，患者有慢性肾功能不全，大便 2 ～ 4 次 / 日，经常有腹泻，易导致电解质紊乱。⑨自我照顾能力缺陷：与患精神疾病及多种躯体疾病有关。⑩预感性悲哀：患者对疾病失去信心，有时自诉："反正也治不好了。"因长期住院而缺少家人关怀。

3. 护理措施及效果　①应从饮食入手，原则上给予低盐低脂优质蛋白糖尿病软食，请营养师制订营养餐菜单。平素患者喜食肉类，拒绝蔬菜，由于营养餐达不到患者口感需求，患者不接受，护士与营养师协调不断修正饮食单，与患者达成共识：吃肉必须要吃蔬菜，这一交换条件患者满意接受，结果患者的白蛋白水平增长，体重波动在正常范围，达到了护理制订的目标。②护士自制量表，记录每日出入量、腹围，透析前后的体重，每日限制入量（500ml+ 前一天的出量）。根据测量表记录，患者腹围无明显增加，水肿部位局限于双下肢，一直未加重。③严密观察患者的病情和药物不良反应。给予软食，避免给予带刺的食物。喝汤水用小汤匙，禁用吸管，以免引起呛咳。尽量让患者自己进食，专人守护，从未发生呛食和噎食。④防止跌倒 / 坠床。将患者安排到离护士站位置最近的病房，放置床挡，地面保持干燥，患者下床活动、如厕等由护士搀扶，常用的物品患者伸手可取到，准确检测血糖、血压，改变体位时延迟 10 秒，住院期间未发生跌倒 / 坠床。⑤按照护理评估，患者应使用防压疮气垫床。考虑到气垫床不透气，长期使用不舒适，采用床上铺三层棉褥，给予半卧位下肢抬高，协助和督促变换体位等措施，尽管患者卧床 6 年，但无压疮发生。⑥每次做各种检查和治疗前给患者解释，遇有不合作时尽可能不强迫患者，对不急于做的检查治疗延时进行，待患者配合后再进行，或采取奖励的办法。有一次患者拒绝透析，我们给其奖励一块糖，患者非常开心，主动配合透析，由于患者主动配合透析，透析室护士又送了一支玫瑰花给患者，自此以后患者一直愉快地配合透析治疗。⑦主要预防呼吸道、肠道、皮肤及各种留置导管并发感染。给患者安置在阳光充足、通风条件良好的病房，每日进行有效通风，天气情况不允许时将患者移出紫外线消毒 30 分钟，每日皮肤涂擦润肤止痒乳，指（趾）甲剪平锉光，留置管道部位定时更换无菌敷料，透析部位及留置导管、皮肤均未发生感染。⑧密切观察精神状态、生命体征、血糖、饮食、睡眠、大小便等情况，2 次发现血糖高、低钾和大便隐血阳性，早期配合医生处置解决。⑨做好"吃、喝、拉、撒、睡"的护理。根据患者情况进行协助或帮助，尽可能让患者做力所能及的事情，如扣纽扣、吃饭等。⑩为消除患者孤独感，将患者安置在双人病房，安排合适的病友与其同住，春、夏、秋季只要天气情况允许，就用轮椅推患者到室外沐浴阳光、呼吸新鲜空气，让患者保持愉悦的心情。护士每天与患者交流，不时给予肯定与表扬，使患者快乐地接受医疗和照护。

病例解析

该患者处于精神分裂症衰退期，共有医学诊断 23 条，疾病涉及多个系统，高血压病史 20 年余，糖尿病病史 15 年余，后期并发症涉及心、脑、肾等多个器官，通过心理－社会功能评估，护理上最主要是满足其基本需要，护理目标是减轻患者痛苦，给予舒适的生活照顾和心理上的关怀。

一、精神专科护士在涉及多学科疾病患者的护理技术与问题上的做法

利用我院在综合医院的优势，多科护理人员共同进行联合护理会诊。该患者的疾病涉及多个系统，病史长，护理问题多，又是老年患者，考虑到单科会诊可能出现护理会诊意见冲突，同时也是为了节约护理会诊的时间，所以采用多科间联合护理会诊的方法，在同一时间内完成多病种会诊，并形成综合意见。护理查房的过程也是对精神科护士培训的过程，在查房前护士结合患者病情查阅相关资料，做好充分的知识储备，听取护理专家的评价和建议，找出护理过程中存在的不足。合并躯体疾病多，患者的治疗和护理技术操作随之增加，护理专家现场规范化演示指导，护士在护理查房过程中边学边做，积累了操作经验，护理技能得到提升。通过联合护理查房，提高了精神科护士的综合素质能力和水平，掌握了疾病的相关知识，能够针对患者不同身体疾病提供及时评估，并根据评估结果进行更专业的护理，从而提高了精神科躯体疾病的临床护理水平和护理质量。

二、提高精神疾病合并躯体疾病重症患者生活质量的措施

该患者处于精神分裂症的衰退期，高血压病史 20 年余，糖尿病史 15 年余，后期并发症涉及心、脑、肾等多个器官病变，通过心理社会功能评估，护理上最主要是满足其基本需要，护理目标是减轻患者痛苦，给予舒适的生活照顾和心理上的关怀。按照患者疾病严重程度应安置在单人病房，而我们优先考虑的是患者孤独的问题，独处不仅会让患者感到孤单，更会引起紧张、害怕、不安全感，这些问题更会加重躯体疾病。基于此，我们安排了一名慢性分裂症同时患有脑梗死后遗症、行动一样不便的患者，与其同居一室，患者一直认为“还有跟我一样病的人”，或许这些心理因素使然，患者基本上一直平静地配合我们的治疗和护理。

患者患有高血压、糖尿病、肾病综合征、浅表性胃炎、胃肠功能紊乱、全部牙齿脱落，饮食营养是个难题，也是最重要的问题。按照疾病本身要求是低盐低脂优质蛋白糖尿病软食，而患者平时喜欢吃肉，不吃蔬菜，不配合戴义齿。对于营养师配给的治疗饮食，患者吃得非常少，饮食差，精神状况随之也差，生理、生化指标达不到要求。后来，我们对治疗饮食的尺度适当放宽，尽量满足患者口感要求，与患者“条件互换”，吃蔬菜才给肉吃，慢慢地患者不再拒绝蔬菜，甚至戴上义齿，嗑点瓜子等，各项功能指标也基本稳定。

患者的病房，白色墙壁上粘贴着绿树、红花的贴画，床头桌上摆放着医护人员与他的合影，粉红颜色的各种毛绒玩具挂在床头，粉红是他最喜欢的颜色，这些毛绒玩具来自护

士、医生、病友、病友的家人……爱是可以传递的，顽强的生命力，不仅源于合理的医疗，也源于舒适的护理，更源于人文关怀。

三、联合护理查房在精神病合并躯体疾病中的应用

随着医学科学的不断发展，医院临床科划分越来越细，专科性愈来愈强，护士的专科护理水平也越来越高，但对专科以外疾病的护理知识和技能却相对不足。联合护理查房是针对专科解决不了的患者多种疾病的护理问题，由相关科室经验丰富的人员集体讨论确定护理措施，评价护理效果。这种形式非常适合综合医院临床科室，联合护理查房在烧伤科和导管介入中的应用国内曾有报道。在精神病科，尤其老年精神患者大多数合并躯体疾病，患者对自身疾病及感受又无法准确表达出来，增加了精神病专科的护理难度。我院自 2010 年开始利用综合医院的优势，在精神科开展疾病相关科室间的护理人员共同进行联合护理查房，在国内首先进行了探索，结果表明：联合护理查房更能体现以患者为中心的服务理念，弥补了以往传统护理查房只注重本护理单元自身的问题，护士拓宽了知识面，打破了护理知识的局限性，掌握护理知识更加全面；通过联合护理查房促进了精神科与综合科之间的互相交流，使精神科护士对躯体疾病护理技能、理论知识提升更快，患者能得到有效的治疗护理。

（984 医院　蔡红霞）

参考文献

［1］蔡红霞，郑新红，孟文峰．联合护理查房对精神病合并躯体疾病患者护理质量的影响［J］．护理管理杂志，2013，11（13）：833-834.

［2］谢建美，王文玲，侯莉莉．联合护理查房在重度烧伤患者肠内营养中的应用［J］．当代护士，2014，（11）：48-49.

［3］边秀兰，申晓春．联合护理查房的临床应用［J］．内蒙古医学杂志，2006，38（7）：670.

病例 25　1 例服药依从性差的脑器质性精神障碍患者的护理

张某，女，77 岁。丧偶，高中学历。主因“间断情绪低落，全身不适，发抖 5 年余，加重伴眠差 3 个月余”入院治疗。

【现病史】患者 5 年前右侧肢体发抖，后来诊断为帕金森病，对症治疗后抖动缓解。但患者自觉吃药后身上起红疹，医生多次查体未见红疹，患者诉：晚上才起。此后患者没能坚持吃药，病情加重。患者因病情加重后出现情绪低落，抖动严重，血压偶有升高。后患者在多个医院就诊均未长时间坚持服药，自诉吃药副作用太大，血压高，起红疹，全身难受。后在精神科就诊，诊断为焦虑症，给予抗焦虑药物治疗。在患者家属监督下半年内患者坚持吃药，定期复诊，病情好转，临床痊愈出院。此后患者在一定诱因下再次发病，病情较前严重，表情愁苦，情绪低落，眠差伴四肢抖动，上午和下午各在 10 时和 14 时左右诉难受，不吃药时会难受，给予药物治疗却拒绝服用，诉吃药会过敏，会产生耐药，自己以后都离不开这些药了，给予心理疏导效果差。患者由我院急诊入科，诊断“脑器质性精神病”“药物瘾”。

【个人史】病前性格外向，善于交际，喜欢看书，对医学和药学知识有一定了解。

【家族史】两系三代无精神疾病史。

【体格检查】血压正常；皮肤未见红疹或其他斑丘疹；四肢在注意力集中情况下抖动明显，放松状态下好转。

【治疗情况】自住院来，得知自己之前服用安定类药物已产生药物瘾后，服药依从性更差，利用各种手段藏药，少服药，或自行减药。住院期间能在医护人员及其家属监督下服药，配合极化液治疗、心理治疗（以对患者的暗示治疗为主）、工娱治疗等。

针对性的护理措施和临床效果观察：护理以建立良好的护患关系为基础，加强沟通，实行一对一服药到口；做好病情观察，严格执行给药制度，并做好两次查对；积极做好患者藏药漏服药的应对措施；进行暗示性护理辅助治疗。针对患者服药依从性差的原因采取各类相应护理措施，约 2 个月后患者安定减量至最小量，但仍有全身不适和过敏的主诉，给予鼓励，其积极参与工娱治疗转移注意力后症状渐好转，约 3 个月后撤销患者安定用药，结合精神科药物及其抗帕金森病药物合并治疗，并坚持服药到口，患者基本痊愈出院。经过 2 个月时间的护理，患者刚入院的焦虑、惶恐、烦躁已基本消失，出院时气色好转，主动与人交流，对我们护理团队十分感激。

【护理问题】

1. 自知力缺乏　患者自身对疾病无自知力或自知力较低，不能充分认识到服药对疾病康复的作用，或由于精神疾病的原因否认患病而拒绝服药或间断服药。自我心理暗示强，患者对药物知识有所了解，但对药物治疗的作用，尤其是缺乏自我护理的知识。

2. 受幻觉妄想支配　患者有某些精神病性症状，如幻觉妄想，对自己使用的食物及其药物会担心有毒，或担心发药护士和家人均会加害自己，对所服药物尤其谨慎，常拒绝服药。

3. 恐惧药物副作用　患者本着“是药三分毒”的古语判断，加之长期服用抗精神病药物引起药物不良反应，如严重的锥体外系反应、心肌损害、肝肾功能障碍、血细胞异常、恶性综合征、5- 羟色胺综合征等，给患者的生理功能造成很大影响，也造成严重的心理阴影，所以患者对于服用抗精神病药物有多重顾虑，甚至有些患者心理作用导致某些暗示性疾病的产生，加重治疗难度。所以患者在用药上不配合，甚至总想指导医疗用药。

4. 消极悲观厌世心理　患者在诊断有精神疾病后心理压力大，对外界和人际交往有恐惧，对未来工作、生活充满悲观，甚至有的患者自暴自弃开始有厌世、了结生命的想法。患者此时有可能完全放弃治疗后对服药依从性趋近于零。

【护理措施】

1. 针对自知力缺乏的患者，护士要做好健康宣教，提高患者对疾病的自知力，讲解坚持服药对疾病治疗的作用。

2. 护士要先建立患者对自己的信任感，让患者相信药物对其有帮助，对严重被害妄想的患者可让其参与自己食物及其药物的发放过程，或同类药物有其他患者服用可让其做个示范，从而增加患者的信任感，排除有毒说。

3. 护士可为患者提供宣教，促进患者对自身疾病及其药物的认识，重视服药。护士详细分析药物对症治疗和药物副作用的利弊，帮助其走出恐惧药物的阴影。或者暗示治疗，改变错误认知，给予正确引导。通过对患者护理方式的改变引导患者了解坚持服药的重要性，告知此药为进口药物，副作用及其微小，在病情控制较好后医生会酌情更改疗法。这样就使患者由刚入院拒绝服药到一个阶段后能坚持按时服用部分药物，并且对此部分药物的治疗作用及其副作用都有所了解到能遵医嘱按时按量地坚持服药，并基本掌握所服药物的作用和坚持服药的重要性，最后达到出院后能长时间坚持服药的效果。

4. 护士应加大心理疏导的力度，与患者建立良好的沟通，掌握患者的情绪变化，为患者提供倾诉和发泄机会，帮助患者建立生活自信心，鼓励患者走出消极状态。护士要加强护患沟通，做好宣教，坚持做到服药到口。根据患者具体情况建议合理护理方案，如早醒的患者可加大药量或调整服药时间，多种药物服用时按顺序分别发放，做醒目标识。患者对于服药习惯形成后就会对现在的服药方式和时间感到较为满意，从而提升服药依从性。

5. 针对老年患者，护士应及时督促或建立醒目的卡片或闹钟定时提醒服药。

6. 护士针对社会、家庭支持系统差的患者给予积极的心理支持，同时对患者家属和朋友给予宣教：对患者增加在精神上和经济上的鼓励，看到患者病态的一面也要看到患者正常的情感需求，设身处地为患者着想，假如自己是患者会有何需求。

病例解析

脑器质性精神障碍患者由于大脑功能紊乱而导致认知、情感、意志等方面的改变，患者缺乏自知力，或自我暗示强烈，其所作所为常不按常理，有时患者会想各种方法逃避服药，出现藏药，漏服药，或服药后自我暗示各种副作用。而精神病患者目前其治疗主要为抗精神病药物对症治疗，服药对于病情的控制或康复作用甚大。服药依从性差会导致患者常病情反复，加大治疗难度，增加患者住院时间。目前服药依从性也是药物治疗的评价指标之一，且与疗效直接关联，对预后、转归有着重要影响。

一、关于服药的依从性及其影响因素

服药的依从性是指患者在治疗疾病的过程中，是否接受、同意、并正确地执行医生的治疗方案，这包括准确的服药时间、服药的剂量及是否按照医嘱遵守个别药物的饮食控制。通俗地说，就是患者能否按照规定进行治疗，遵从医嘱。如果患者的依从性差，用药缺乏依从性往往容易导致治疗失败，病情加重和反复，有时甚至可产生严重的不良反应。由于精神疾病患者自知力的缺乏和精神药物的副作用，导致有 30% ～ 70% 的精神病患者对治疗不依从。此外，患者的不依从还与以下原因有关：

1. *年龄* 研究表明，30 岁以上的患者要比 30 岁以下的患者服药依从性差，而 60 岁以上的老年患者服药依从性难度更大。老年患者记忆力不好，忘记按时按量吃药或觉得一两顿药漏服不影响病情，所以老年患者的服药依从性较年轻患者差。

2. *文化素质* 受过良好高等教育患者较其他患者更能按时按量服药，并对自己所患疾病有一定自知力，会衡量长期坚持药物治疗和药物副作用直接的利弊，从而作出正确的选择。相反，其他患者则会因认识疾病不足，会忽视坚持服药的益处。

3. *社会、家庭支持系统* 当一个人患病时，尤其是精神病患者，最渴望来自社会各方面的关爱，尤其是家庭、朋友、其他人精神和物质上的帮助和支持，家庭和亲人的关爱与关注有利于疾病的康复。即使是精神病患者在患病期间也有正常的情感需要，而精神疾病由于其病程的长期性及易复发性，对家庭造成精神和经济上的负担，是影响因素之一，许多家庭长此以往失去了耐心，久而久之，对患者的照顾和支持越来越少，因而导致患者精神依托降低，服药依从性变差。

4. *护理方案* 护理水平和护患关系影响患者服药依从性。

二、针对性的护理措施有利于提高患者治疗的依从性

对服药依从性差的脑器质性精神障碍患者原因进行调查研究后，分别针对每项护理问题提出了有针对性的护理对策。利用这些有效的护理措施不但能帮助精神病患者提高服药依从性，使他们认识到只有配合药物治疗及其他治疗手段，才能尽快恢复病情，以达到临床痊愈，早日康复回归社会的目的。通过查阅了相关文献，针对服药依从性差的护理措施基本都离不开建立良好的护患关系。与患者建立良好的关系是实施一切护理操作的基础，良好的沟通不但能够缓解护患之间的矛盾，更能帮助患者更快康复，实施有效的心理护理于医护人员、于治疗，更重要的是于患者康复有很大的推动作用。本例患者服药依从性大为提高，直至后期的康复都离不开良好的护患沟通。通过针对于特殊、难管理、自我暗示强烈的患者制订一对一护理服务，通过各班护理人员与患者接触与其建立护患关系，最终挑选患者信任的 2 名护士对其分别进行一对一护理。通过与患者以朋友为基础建立良好的沟通关系，以倾听为基础，期间参与患者话题，采用尊重、热情、真诚、共情、积极关注和鼓励、安慰等沟通技巧帮助患者解决自身痛苦的同时潜移默化地带入服药治疗的讲解，让患者接受逐步坚持按时按量服药。

三、针对性的护理措施有利于发现和纠正患者对治疗的不依从

针对患者藏药、漏服药和服药时间错误等方面问题，主要采取以下措施：

1. *护理着重放在查对上*　按“三、二、一”查对，早、中、晚三班分别服药到口，看患者将药物咽下后检查口腔后离开；各班发药后进行二次查对，防止患者去厕所催吐；各责任护士一对一再次检查核对，观察患者病情发展和药物效果。

2. *重点观察藏药行为*　查看患者是否采用了催吐方式吐出药物，或查看舌下、柜中、指甲中和衣袖、衣兜和裤腿等处是否藏药。

3. *服药习惯的养成和患者健康教育*　培养患者每天按时按量服药的习惯。对于患者的担心，或患者对何种药物有疑义不会自己盲目查阅资料而使自己过于惶恐，会咨询专家后对一些说明针对性地理解。

（984 医院　胡　婷）

参考文献

［1］沈渔邨. 精神病学［M］. 北京：人民卫生出版社，2001.

［2］林建荣，陈国中，关炳波，等. 影响精神分裂症患者治疗依从性的相关因素研究［J］. 中国神经精神疾病杂志，2000，26（3）：154–155.

［3］毕方红，李国红，邱花叶. 精神分裂症患者对治疗依从性的相关因素分析［J］. 四川精神卫生，

2003，16（4）：238.

［4］邱宁杰 . 老年精神病患者用药安全护理［J］. 中国民族医学，2010，22（17）：2298.

［5］熊应菊，杨立，熊启艳 . 影响精神分裂症患者治疗依从性的相关因素分析［J］. 实用护理杂志，2003，19（10）：41–42.

［6］Langford CPH，Bowsher J，Moloney JP，et al.Social support：a conceptual analysis［J］. *J Adv Nurs*，1997，25：95.

［7］Kramer M， Kushner S， Vijapurkar U， et al. Paliperidone extended release tablets for prevention of symptom recurrence in patients with schizophrenia： a randomized， double blind， placebo controlled study［J］. *Clin Psychopharmacol*，2007， 27（6）：6–14.

［8］张林全，武万琴 . 精神分裂症患者家庭的亲密度与适应性调查及护理指导［J］. 中国实用护理杂志，2005，21（2B）：43–44.

［9］程艮，李静 . 精神分裂症患者药物依从性影响因素的研究进展［J］. 中华护理杂志，2005，40（9）：699–701.

病例 26　1 例躯体化障碍患者的心理评估和护理对策

边某，女，50 岁。高中毕业。因“反复躯体不适，全身发痒、头痛、胃酸、怕风、怕凉，失眠和饮食欠佳 5 年，加重 3 个月”而入院治疗。

【现病史】近 5 年来，患者不明原因常感身体不适，不能见风，怕凉，冬季、春秋季节不能出门，室内不能开窗户，不能碰任何温度低的物质，遇到冷空气后出现头痛、全身发痒、脸肿等症状。多个医院体检和过敏原检查均无异常，患者不相信西医，遍寻中医专家治疗，开始效果可，约半年后病情反复。后又称胃酸、胃凉，在医院做幽门螺杆菌吹气试验和胃镜检查均无异常。不久后出现外阴瘙痒，难以入睡等症状，到妇科检查，诊断为外阴苔藓样变，给予对症治疗后好转，但瘙痒症状一直存在，并加重。后又出现偏头痛、头皮发麻，要求家人带其看神经内科，各项检查后均未见异常。患者近 5 年来到各大医院及小诊所就诊，找寻各种偏方治疗，病情一直反复，到冬季不能出门，少与外界交流，觉得别人不能理解自己的痛苦，同时产生了抑郁情绪，甚至偶有出现消极观念。患者热衷养生节目和医学专家讲坛，对饮食和生活习惯要求严苛。患者躯体不适症状近 5 年辗转多家大型医院进行各项检查，均未查出相关躯体疾病。

【个人史】曾任小学教师 5 年，后因孩子教育问题辞职在家做家庭主妇。患者发病前性格内向，少于人交流，与丈夫分隔两地，自己独自承担家庭重担，教育培养孩子。对自己和家人要求高，凡事追求完美，有轻微强迫。

【心理评估】SDS 评分为中度抑郁。

【诊断】躯体化障碍。

【治疗】采用药物、暗示、森田、心理咨询、心理护理等治疗后 2 个月临床痊愈出院。半年后随访，疾病未复发。

【心理状况分析】

1. *疑病心理*　患者对自身健康过分关心，喜欢看养生和疾病学类的书籍与电视节目，关注各种常见疾病的症状，每当出现类似感受时害怕自己得了相应疾病。特别害怕自己会得类似于癌症和肿瘤相关疾病，对自己身体的变化过分敏感，将身体微小变化扩大化，进行自我诊断，并对“诊断”坚信不疑。对各大医院的相关检查不信任，不相信西医诊断和家人的劝解，对自认为的疾病和躯体不适坚信不疑。

2. *求关注心理*　丈夫请假回家的 1 个月患者病情加重，卧床不起，丧失基本生活能力，不能做家务，不能外出，丈夫不能离开自己。丈夫由于工作离开后可恢复到从前自理状态。

在家人面前躯体不适加重，主诉增多，如不能满足需求或缺乏相应关心便哭泣、声讨。

3. 求治心理　有漫长而无效的求治经历。患者最初就诊皮肤科，认为自己吹风后全身皮肤瘙痒、脸发肿甚至内脏发痒；后因胃酸、消化不良就诊消化内科进行胃镜和吹气试验检查；又因头痛、头皮发麻就诊神经内科；还因“外阴苔藓样变”就诊于妇科，药物和物理治疗痊愈后仍旧反复主诉不适，各项检查均未发现复发和异常情况。还反复多次寻找老中医进行中药调理治疗，开始觉得效果可，服用几付药后觉得症状未改善甚至有加重情况，不断更换中医医生和中药治疗。

4. 抑郁心理　由于长时间疾病缠身，患者对家庭、工作无法顾及，影响了家人的正常工作和生活，甚至有些患者出现性格改变，变得自私和孤立。患者在疾病的折磨和家人的不理解中变得抑郁、消极。在量表检查显示中、重度抑郁。患者既害怕疾病无法治愈，希望摆脱疾病的痛苦，又不希望别人否定自己患病的事实和各种躯体不适的表现；不想给家人增添负担的同时又想通过疾病使家人更加关注自己。

5. 抵触心理　患者长期看关于各种疾病症状表现的电视和书籍，查看药物的治疗效果和副作用，认为自己“诊断“准确而坚信自己所患相关“疾病”的真实性，排斥心理问题和心理治疗。并以加重的躯体不适排斥医生的诊断和家人的劝解，不接受心理治疗和调节情绪改善躯体形式障碍相关的药物治疗。

【护理策略】

（1）与患者建立信任的护患关系，运用丰富的临床经验和案例说服患者接受相关检查和治疗，接受心理干预。同时要理解患者的痛苦和难受，站在患者角度去理解和感受她，并给予同情、安慰，给予恰当的非语言表达，不否认、不嘲笑患者，取得患者的充分信任，使心理护理顺利开展。可以以病区相似疾病案例现身说法，对患者进行疾病知识宣教的同时增强战胜疾病的信心。劝解患者正确对待疾病，减少疑病倾向，做好健康宣教，普及相关疾病知识，减少盲目自我“诊断”。

（2）引导家人对待患者的态度，医护人员和家人对患者关心而不过分关注。有躯体不适时进行各项检查和检验排除躯体疾病引发不适，正确指导患者日常生活能力训练，防止因为疾病或对待疾病的错误态度而引起患者生活失能和过度依赖家人。对患者进行注意力转移，将关注点从疾病转移到患者喜好、业余生活和家人身体健康状况上来。

（3）缓解患者抑郁恐惧心理。与患者多沟通，谈心、聊天，了解情绪和心理变化，鼓励患者多倾诉，适时给予心理疏导。帮助患者和家人用正确方式沟通交流，引导家人改变对患者的态度，多关心和鼓励患者，用积极的生活方式去改变患者的消极想法。同时为患者提供舒适、安静的修养环境，让患者增加安全感、信任感，改善睡眠，减轻躯体不适症状。

（4）引导患者对自身疾病的认识，因势利导、循序渐进，让患者了解疾病的病因、表现和治疗方法，肯定和配合医生的诊断，进行相关治疗。药物治疗和心理治疗、心理护理和疏导共同应用。同时给予患者信任的中医中药、按摩、针灸等相关治疗。在给予患者治疗疾病的同时给予恰当的暗示治疗，使患者由最初的排斥到妥协接受治疗到最后积极配合治疗护理，甚至增强该疾病的认知能力，进行疾病知识和康复的学习，更快、更完善地康复。

病例解析

一、关于躯体化障碍

躯体化障碍是躯体形式障碍的一个类型。躯体形式障碍是一类以各种躯体症状作为其主要临床表现，不能证实有器质性损害或明确的病例生理机制存在，是一种不能用生理过程或躯体疾病合理解释的持续性躯体不适，但有证据表明其是与心理因素或内心冲突密切相关的精神障碍。一般情绪冲突或心理社会问题可直接导致躯体不适的发生，多以疼痛表现为主。躯体化障碍是一种慢性的综合征，具有多个反复出现的躯体症状，这些症状不能用医学解释，并受社会心理因素的影响，与医疗求助行为相关联。这种疾病多见于女性。有研究显示，其往往出现在社会经济地位低，住在农村的人，在总人口中年患病率为 0.3%。在女性患者的一级亲属中 10% ～ 20% 患有相同的疾病。躯体化障碍产生的原因被认为与童年创伤有关，所以他们在寻求关心的过程中产生了不安全依赖关系和不适应的人际沟通模式，因此出现夫妻不和和对工作的不满意也不足为奇。

二、关于躯体化障碍的评估

由于躯体化症状较多，在临床上往往给医务人员的诊断带来很多困扰。Othmer 和 Desouza 提出了具有 7 项症状的简易清单来鉴别患者是否患有躯体化障碍。在这个 7 项症状清单中，患者出现助记符 2 个以上的症状，躯体化障碍的可能性极大（表 2）。

表 2　躯体化障碍 7 项症状筛查清单

助记符	症状	系统
躯体化障碍的困扰	呼吸急促 痛经 性器官灼热	呼吸系统 女性生殖系统 性心理
女性	喉咙的异物感 （吞咽困难）	假性神经系统
令临床医生烦恼	健忘症 呕吐 四肢疼痛	假性神经系统 胃肠道 骨骼肌

三、关于躯体化障碍的治疗与护理

这种疾病诊断和治疗很困难，易误诊误治，使病情难以控制，且容易反复，增加了患者各方面的负担。产生治疗困难的原因是由于患者有很多无法解决的内心冲突和现实困境，所以在患者的干预策略上要侧重于压力的管理、行为的调整、情绪的觉察、认知的重建和人际沟通。

在护理时做好患者的心理评估，针对评估采取良好的护理对策对该疾病的诊治可起到积极的辅助作用，更利于患者疾病的康复和更好地回归社会中工作和学习。该例躯体形式障碍患者经各项检查检验显示无相关躯体疾病，心理因素是主要致病原因，通过心理干预对患者进行相关评估，并针对各项评估采取正确的护理策略。配合药物和心理治疗，并根据患者的不同情绪变化和症状表现采取不同的护理和干预，建立良好的护患关系，同时知道家人与患者的沟通技巧和交流方式，并对患者的沟通和交流方式进行干预。既做好了疾病知识的相关健康宣教，使患者深入地了解自身病情，同时也建立起治疗疾病的信心。护理人员根据患者不同表现给予灵活机动的护理指导，既要有传统思维又要特殊案例特殊分析，对患者进行具体问题具体分析，最终给予患者正确、合理、周到的护理，使患者更快、更好地解除疾病的折磨，康复后走向正常的工作、生活和融入社会。

（984 医院　胡　婷）

参考文献

[1] Narrow WE, Rae DS, Robins LN, et al. Revised prevalence estimates of mental disorders in the United States[J]. *Arch Gen Psychiatry*, 2002, 59: 115–123.

[2] Cloninger CR, Reich T, Guze SB. The multifactorial model of disease transmission Ⅲ.Familial relationship between socipathy and hysteria（Briquer’ s syndrome）[J] . *Br J Psychiatry*, 1975, 127: 23–32.

[3] Waldinger RJ, Schulz Ms, Barsky AJ, et al. Mapping the road from childhood trauma to adult somatization: the role of attachment [J] . *Psychosom Med*, 2006, 68: 129–135.

[4] Othmer E, DeSouza C.A screening test for somatization disorder（Hysteria）[J] . *Am J Psychiatry*, 1985, 142: 1146–1149.

[5] Allen LA, Woolfolk RI, Escobar JI, et al. Cognitive-behavioral therapy for somatization disorder: a randomized controlled trial [J] . *Arch Intern Med*, 2006, 166: 1512–1518.

病例 27　1 例脑外伤所致精神障碍患者跌倒后并发症的护理

王某，男，53 岁。高中文化，工人。主因“记忆力减退，敏感多疑 4 个月”入院。

【现病史】2016 年 5 月 24 日因车祸致全身多发性骨折及颅脑损伤于 999 急救中心抢救并手术，病情稳定后至首都医科大学附属北京康复医院治疗，诊断为：左侧硬脑膜下血肿合并脑疝、脑挫裂伤、蛛网膜下腔出血等；患者双侧额窦、眼眶、上颌骨、腭骨、鼻骨、肋骨、锁骨、腰骶横突等全身多发性骨折。术后遗留智力下降，除家人外，亲戚、朋友、同事均不认识，不清楚自己的年龄。2016 年 7 月出现敏感多疑，看见陌生人聊天怀疑在说自己，认为妻子和别人合伙要害自己，怀疑护士在饭菜中下毒害自己而打护士。无故发脾气、摔东西、扬言要把房子点着等，康复医院建议家属将其送至精神专科医院治疗。于 2016 年 9 月 22 日入我院住院治疗。

【体格检查】体温 36℃，脉搏 80 次 / 分，呼吸 18 次 / 分，血压 138/90mmHg。患者意识清楚，左颞部颅骨缺损面积 10cm × 10cm，面部水肿，双侧不对称，鼻骨畸形，说话及进食时流口水，走路动作缓慢，右上肢肌力 4 级。

【精神检查】接触被动，注意力不集中，问话回答切题，声音低、语速慢，回答内容多不正确，问其年龄，回答“25”，家人予以纠正，患者发脾气。情绪不平稳，易激惹，情感脆弱，谈及车祸时流泪。食量可，进食时流口水，喝汤较困难，入睡困难，每天睡眠时间约 4 小时，夜间有尿床，治疗护理有时不合作。

【实验室检查】空腹血糖低、血小板计数低、红细胞计数偏低。

【入院诊断】①脑外伤所致精神障碍；②认知功能障碍；③睡眠障碍；④高血压病；⑤腔隙性脑梗死。

【入院治疗】给予情感稳定剂丙戊酸镁，小剂量抗精神病药富马酸喹硫平，降压药苯磺酸氨氯地平片，促大脑代谢药复方苁蓉益智胶囊等，同时配合中医中药治疗、辅助心理、工娱治疗。

【护理措施】该患者是脑外伤所致精神障碍，智力明显减退，且接受多次手术，身体免疫力差，生活不能自理，护理重点是加强基础护理和安全护理，辅助患者自理能力训练，给予心理上的关怀，督促陪护给患者提供舒适的生活照顾。通过心理社会功能评估，找出护理问题，确定护理措施，根据护理效果不断修正护理措施。住院 7 个月患者病情逐渐好转，督促每天下床行走 3 ～ 4 小时，自行进食，睡眠好，日间大小便正常，夜间偶有尿床，尿床后自言自语“不要埋怨我”，问话简单回答，情绪基本稳定，未发生冲动伤人，以及未并发其他感染。

1. 护理问题及相关因素　①跌倒：腰骶部骨折史，行走缓慢，右上肢肌力低，空腹血糖低，活动无耐力。②有噎食的危险：诊断腔隙性脑梗死，面部多发骨折，咀嚼功能受损，进食时流口水，以及与抗精神病药副作用等有关。③冲动伤人：患者有脑外伤史，敏感多疑易怒，怀疑别人害他，有摔东西、打墙、砸玻璃、伤人史。④有感染的危险：患者有脑外伤及重大手术史，用过大量激素，机体免疫力低下，加之认知功能障碍，不知饥饱和冷暖，不能正确表述。⑤护理不合作：患者无自知力，时有拒绝服药，拔输液管。⑥自我照顾能力缺陷：严重脑外伤、身体多处骨折，智力严重受损。⑦情绪不稳：情感脆弱，患者突遇车祸致生活改变，谈及车祸流泪。

2. 护理措施及效果　①防跌倒：反复告知陪护跌倒风险，教会陪护防跌倒措施，在陪护搀扶下活动，固定活动范围，保持光线明亮，避免地面湿滑，夜间加床挡，患者不脱离陪护视线，观察血压、血糖情况及有无抗精神病药的副作用，及时给予处理。住院 7 个月，期间未发生跌倒、坠床。②防噎食：集体进餐，固定餐桌，专人守护，给予软食避免带刺的食物，喝汤水用小汤匙，禁用吸管以便引起呛咳，尽量让患者自己进食，未发生呛食和噎食。治疗和护理效果显现，患者流口水较前减少。③冲动伤人：提供安静舒适的环境，尽量避免不必要的干扰，减少刺激，接触患者时态度亲切，建立良好的护患关系，满足其合理要求，出现极度兴奋或伤人毁物迅速给予隔离，必要时给予保护性约束。患者偶有发脾气，未发生过伤人自伤。④主要预防呼吸道、肠道、皮肤感染。把患者安置在阳光充足、通风条件良好的病房，每日引领患者活动不少于 2 小时，保证营养供给，夜间尿床及时更换，每周洗澡 1 ～ 2 次，协助患者舒适生活，住院 7 个月未发生其他感染。⑤每次做各种检查和治疗前给患者解释，遇有不合作时，尽可能不强行患者，对不急于做的检查治疗延时进行，待患者配合后再进行。⑥日常自我照顾能力训练，家属雇请专人看护，患者近事记忆好于远事记忆，固定病床号，督促陪护对患者进行日常生活、个人卫生、饮食的训练，夜里定时唤醒患者小便，引导和训练患者如厕。住院 2 个月后，患者没有再发生随地大小便，夜间偶有尿床现象。⑦心理护理：接触患者，态度温和，给患者安慰与鼓励，联系家人定期探望。

3. 意外跌倒经过及处理　患者 2017 年 4 月 18 日晨 6 时走路时不慎跌倒，右髋先着地，自己起来后继续行走，护士观其右下肢跛行步态，问“腿痛吗？”患者回答“不痛”，随行 CT 检查，提示右股骨颈头颈型骨折，转入我院骨科治疗，抗精神病药稍减量。2017 年 4 月 20 日全身麻醉下行右股骨颈骨折切开复位 INTERTAN 固定术，术后第 5 天（4 月 25 日下午）转回精神科病房，测体温 36.1℃，脉搏 67 次 / 分，呼吸 19 次 / 分，血压 90/64mmHg。实验室检查：血红蛋白 102g/L，白蛋白 29.5g/L，总蛋白 54.8g/L，钙 1.9mmol/L。

手术创面干燥无异常渗血，敷料包扎固定完好，术后留置尿管给予保留，管路通畅。请外科总护士长和骨科护士长床头护理指导，给予平卧，每 2 小时健侧翻身卧位，加强营养，给予高蛋白、高维生素、易消化饮食适量多餐饮食，定时翻身叩背，防止坠积性肺炎及皮肤压疮等并发症的发生。患者神志清晰，情绪欠平稳，反复用手撕手术创面敷料，治疗护理欠合作，有时无故哭泣，予以安抚有效，生活起居由陪护专人照料，饮食及睡眠好。术后第 6 天（4 月 26 日下午），患者出现寒战、呼吸急促、面色苍白，测体温 39.4℃，脉搏 116 次 / 分，呼吸 26 次 / 分，血压 144/82mmHg。给予持续吸氧、冰袋降温，肺部 CT 显示双肺底部感染，听诊双肺底中小水泡音，患者偶有咳嗽、咳痰，痰液为褐色黏痰，不易咳出，定时给予叩背，请呼吸科会诊，给予抗生素等对症治疗，体温波动在 37.1 ～ 37.5℃，脉搏波动在 70 ～ 80 次 / 分，血压波动在 102 ～ 108/66 ～ 72mmHg。4 月 28 日体温 38.5℃，脉搏 134 次 / 分，指尖氧饱和度 84%，再次肺部 CT：双肺感染；胸腔积液，动脉血气氧分压 46 mmHg（报告危急值），听诊左侧无呼吸音，患者呈嗜睡状态，立即转入呼吸科 ICU 病房。诊断：①肺部感染；②感染性休克；③低血容量；④呼吸衰竭；⑤缺铁性贫血；⑥泌尿系感染；⑦白细胞减少症；⑧低蛋白血症；⑨低钙血症；⑩低钾血症。经抗感染、化痰、营养支持、抗炎平喘、升压、补液、升白细胞、保护胃黏膜、补钠、补蛋白、纠正贫血等对症治疗 30 天，肺部感染临床治愈，各项指标仅白蛋白 32g/L，余项正常。

病例解析

一、精神科住院患者常见跌倒因素及分析

近年来，跌倒已成为精神科常见意外事件之一。国外资料研究显示，患者跌倒有 37% 造成伤害，因跌倒增加住院天数的 71%，增加医疗费用的 61%。精神病患者的跌倒率为 9.5%，而精神病患者服用抗精神病药物后跌倒的意外发生率更高，且不良后果严重，常引起骨折、脑损伤，甚至脑出血等。住院精神病患者跌倒的主要人群为 60 岁以上老年患者，反复住院、病程较长、住院时间较长、有较多躯体合并症者。药物的副作用如头晕、反应迟钝、步态不稳、视物模糊、直立性低血压等极易造成患者跌倒。跌倒的时间多为夜间、清晨，患者起床如厕，主要原因为精神科患者晚间用药较多，镇静作用强，以及与夜间工作人员少、陪护也处于深睡中有关。跌倒在床边、走廊、卫生间的居多。本例患者有脑外伤所致精神障碍，智能严重受损，应变能力较差，腰骶部骨折史，行走缓慢，右上肢肌力低，空腹血糖低，活动无耐力，如果不小心突然滑倒坐地或有微小的扭转暴力等，都可导致骨折，所以风险评估跌倒为高风险，家人雇请专人陪护。患者跌倒时间在晨 6 时，起床去卫生间，陪护在熟睡，护士忙于晨间治疗，特殊患者、时间、地点、人力，每个环节都没有得到控制。

当然，由于该患者智力低下，不能正确表述，或许还有低血糖、直立性低血压等不可控制和不可预测的其他因素在里边。该患者住院 7 个月没有发生跌倒，在患者整体状况好转以后发生，与陪护的懈怠也有关。患者因车祸致其颅脑外伤及全身多发性骨折，期间经过大剂量激素冲击治疗，骨质疏松，轻微的外伤或跌倒即可引起骨折。该患者跌倒后自己起来继续行走，护士观察到患者跛行，及时检查确诊骨折，提示我们，很多精神障碍患者不能主动、正确地主诉自身不适，发现跌倒、坠床或其他异常行为，一定要仔细观察，及时报告医生进行检查处置。此例，对精神科如何更有效防范跌倒有着诸多的经验教训值得借鉴。

二、精神病患者骨折后并发症的预防与护理

患者骨折后术后第 5 天转回精神科病房，当日，生命体征正常，次日出现高热、寒战，双肺感染，给予对症处理，第 3 天（术后第 7 天）症状进一步加重，左侧肺不张，病情变化非常之快，是与多种因素有关。其主要原因：一是患者车祸致颅脑外伤、全身多发性骨折，曾行开颅硬膜下血肿清除术、去骨瓣减压术、脑膜修补术、硬膜下引流术、气管切开术等多项手术，曾发生肺部感染、泌尿系感染、应激性溃疡等不足 1 年，身体免疫力低下，极易导致并发症的发生。二是因为患者右侧股骨颈骨折，术后要求卧位保持健侧卧位和平卧位交替；术后患者不能有效咳嗽，痰液黏稠不能有效咳出，易导致坠积性肺炎，而左侧叩背排痰不力，痰液堵塞呼吸道，可能导致左侧肺不张。三是患者术前抗精神病药减量后，术后精神症状复发，治疗护理不合作，骨科护士把护理重点放在骨折护理上，生活照料家人依赖陪护来做，疼痛的折磨、食欲的下降、术后营养欠佳等多种因素加上患者的自身因素，造成机体免疫力进一步下降，致使多种并发症的发生。该病例提示我们，对器质性精神障碍、老年精神障碍、长期住院患者、免疫力低下患者，做好骨折后的并发症预防最为关键，不仅是观察伤情，更要注重基础护理和营养支持。只有补充足够的营养和热量，增强患者自身素质，才能加快受损组织的修复，加速骨折的愈合，针对不同患者采取准确、可靠、行之有效的护理措施，方能防止并发症的发生。

三、精神科患者跌倒风险评估及早期干预

精神病患者本身因疾病的特殊症状和药物治疗副作用已成为跌倒的易发群体，有效预防患者跌倒，减少跌倒所致的伤害，评估是识别跌倒的关键，国内外关于跌倒危险评估量表及跌倒原因和预防的报道也非常多。王苏娜介绍了中国香港地区对跌倒危险的评估方法及预防制度，陶筱琴等报道了精神病患者跌倒危险评估及早期护理干预的方法与效果，曹香报道了 196 例老年精神病住院患者跌倒的原因分析及护理干预，跌倒的常见危险因素有高龄、跌倒史、伴发慢性病、饮食睡眠差、药物副作用所致的视物模糊、过度镇静等。根据国内外诸多先进经验总结，我院统一制定使用跌倒评估工具，主要包括年龄≥ 65 岁、

跌倒史、意识障碍、活动障碍、视听障碍、直立性低血压、低血糖、使用特殊药物、饮食睡眠差、使用辅助工具 10 个条目每条 1 分。有 1 项危险因素则为跌倒危险人群，须采取防跌倒措施。总评分≤ 2 分为Ⅰ级危险，入院时评估 1 次。3 分≤总评分≤ 5 分为Ⅱ级危险，每班评估，每周记录 1 次。总评分＞ 5 为Ⅲ级危险，每班评估，每周记录 2 次，根据等级制定相应的护理措施并在护理实践中有针对性地进行干预，降低了精神病患者的跌倒风险。但引起精神病患者跌倒的因素很复杂，突然的冲动、直立性低血压、药物性癫痫等有时是不可预测的，在防范跌倒上有待于进一步研究。

（984 医院　蔡红霞）

参考文献

[1] 陶筱琴，陈恬茵．精神病人跌倒危险因素评估及早期干预［J］．国际护理学杂志，2010，29（6）：804-806.

[2] 王苏娜．香港医院预防住院患者跌倒的方法［J］．中华护理杂志，2003，38（5）：397.

[3] 陶筱琴，端木欣荣，陈恬茵，等．精神病患者跌倒危险评估及早期护理干预的方法与效果［J］．护理管理杂志，2011，11（11）：821-822.

[4] 曹香 . 196 例老年精神病住院患者跌倒的原因分析及护理干预［J］．中国民康医学，2010，22（17）：2303.

病例 28　1例合并股骨粗隆间骨折的脑器质性精神疾病护理——舒适护理+优质护理

秦某，女，84岁。初中文化，离异，北京昌平籍。主因“记忆力下降1年余，间断凭空视物1年，疑人害己1个月余，心情差、烦躁、睡眠差3个月余”于2017年11月以器质性精神病入院治疗。

【现病史】 2016年患者家人发现其无明显诱因记忆力下降，丢三落四。于2016年深秋某天半夜，给大儿子打电话，称家里进贼了，一男一女，床上有螃蟹、餐桌上有蚂蚁，让儿子把床单重新洗过。次日无异常言语，不能回忆昨晚的事情。2017年9月中旬认为二儿子要害自己，偷自己钱，要把自己轰出家，给大儿子打电话并报警（大儿子发现就母亲自己1个人）。大儿子带其到回龙观医院就诊，住院3天治疗不详，给予“富马酸喹硫平片12.5mg/晚，奥沙西泮烦躁时1片（具体剂量不详），佐匹克隆片睡不着时1片（具体剂量不详）”。患者诉跟“疯子”住一起不行，故出院。10月12日患者出现烦躁，感觉全身不舒服，问其具体又说不上来怎么不舒服。夜间入睡困难，易醒，间断睡眠约5小时。称病总是治疗不好还不如死了算了。记忆力明显下降，不记得自己没吃饭，诉已经吃了。2017年1月1日诊断“器质性精神病”住院治疗，给予“盐酸度洛西丁肠溶片40mg，1次/日；米氮平片22.5mg，1次/晚；富马酸喹硫平片25mg，1次/晚”。之后调整药物，目前服用“盐酸度洛西丁肠溶片40mg，1次/日；盐酸曲唑酮片50mg，1次/晚；奥氮平片6.25mg，1次/晚”。2017年11月28日患者因骨折须长期卧床。目前患者常情绪激动，发脾气，烦躁，表现显痛苦，反复要下床。有时凭空抓物送到嘴里咀嚼。入睡困难，易醒，家属无法管理，以“器质性精神病”入院治疗。自发病以来，入睡困难，易醒，留置胃管，鼻饲饮食。大便干燥。留置导尿管。

【既往史】 冠心病病史7年余，2010年因心肌梗死在安贞医院行冠状动脉支架手术，置入1个支架。常诉胸痛、胸闷，未规律服药。2017年9月在沙河医院诊断为“心房纤颤，心律失常”。2015年在安贞医院行脑CT检查结果显示“脑梗死，脑萎缩”。肾功能异常7年余。高血压Ⅲ级4年余。2017年11月28日左侧股骨粗隆间骨折给予非手术治疗。

【个人史】 胞4行1。适龄上学，学习成绩优秀。病前性格倔强、强势、做事认真、爱干净。人际关系较好。年轻时随18军进藏，在西藏工作40多年，在部队学习，成为军医，被西藏卫生厅评为副教授（具体不详），1994 年退休。无特殊兴趣爱好，无疫区旅居史。未发现有明显毒物、放射性物质、传染病等密切接触史。否认精神活性物质滥用史。

【家族史】两系三代无精神疾病史和其他遗传病史。

【诊断】①器质性精神病；②股骨粗隆间骨折（左）；③血管性痴呆；④腔隙性脑梗死；⑤高血压Ⅲ级；⑥冠状动脉粥样硬化性心脏病；⑦慢性支气管炎；⑧缺铁性贫血；⑨肾功能不全；⑩冠状动脉支架置入术后；⑪心功能不全；⑫低钙血症；⑬心律失常；⑭皮肤溃疡；⑮焦虑状态；⑯抑郁状态。

【治疗】给予抗精神病药物治疗，躯体疾病对症治疗，辅助心理治疗。现患者骨折卧床已近 2 个月余，主要治疗为奥氮平片抗精神病药物治疗；丙戊酸镁稳定情绪治疗；盐酸度洛西汀抗抑郁治疗；同时各系统疾病对症治疗：琥珀酸亚铁片治疗贫血；波立维片、硝酸异山梨酯片等治疗冠心病、心律失常和心功能不全；普伐他丁降脂治疗；百令胶囊治疗肾功能不全；康欣片治疗高血压；碳酸钙 D_3 补钙治疗。住院期间，患者各方面都有改善，现病情稳定。

【护理方案】针对脑器质性精神病合并多种躯体疾病重症患者，护理上对患者进行护理评估，先找出主要护理问题，实施护理措施，进行护理评价，根据护理效果不断修订护理措施，最终达到护理目标。

【护理查体】患者意识清楚，治疗护理不合作，生命体征波动情况为：体温 36.3 ～ 36.9 ℃，脉搏 70 ～ 110 次 / 分，呼吸 19 ～ 28 次 / 分，血压 110 ～ 148/60 ～ 94mmHg。发育正常，营养欠佳，神志清楚，长期卧床，全身皮肤无黄染。左侧足跟处皮肤溃疡，定期换药。左侧股骨粗隆间骨折，偶尔诉疼痛。大便：干燥，小便：留置尿管，1500 ～ 2500ml/d。睡眠：间断 4 ～ 7h/d。

【主要护理问题】

（1）有跌倒 / 坠床的危险：患者躁动，情绪激动，既往有股骨粗隆间骨折病史、跌倒 / 坠床史，活动不便。跌倒 / 坠床评分 5 分，给予Ⅱ级护理措施。

（2）皮肤完整性受损：长期卧床压疮评分 17 分，给予Ⅱ级护理措施。

（3）有脱管的危险：患者自知力差，脱管评分 15 分，给予Ⅱ级护理措施。

（4）护理不合作：患者既往有疑人害己，凭空视物，时而清醒，时而糊涂。

（5）营养失调：与患者长期鼻饲饮食，营养摄入不均衡，胃肠道消化功能差有关。

（6）有感染的危险：患者患有多系统疾病，抵抗力低下，主要应预防呼吸道、肠道、皮肤及各种留置导管并发感染。

（7）自我照顾能力缺陷：与患者年龄及患有精神疾病合并多种躯体疾病等有关。

（8）潜在并发症：患者既往有腔隙性脑梗死、高血压Ⅲ级、冠状动脉粥样硬化性心脏病、肾功能不全、冠状动脉支架置入术后、心功能不全，存在多种心脑血管高风险因素，随时有猝死的危险。

【护理措施】根据护理问题提供具体有效的护理措施如下：

（1）根据患者情况将其安置于离护士站近的病房，悬挂警示牌，讲解跌倒/坠床可能发生的危险因素，告知跌倒/坠床的注意事项，呼叫器及患者用物放于易取到的位置。固定床椅轮子，两侧加床挡，24小时专人陪护。

（2）按照压疮护理评估给予悬挂警示牌，讲解预防压疮的措施，定时为患者翻身叩背、更换体位，操作时避免对皮肤施加压力及脱拉拽，使用气垫床、海绵垫、气圈、软枕等。保持床单位整洁及皮肤清洁干爽。

（3）根据患者情况找到管路合适的固定方法，悬挂警示牌，进行预防导管滑脱的健康宣教，告知导管滑脱的注意事项。固定导管保持通畅，并有导管标识，加强巡视，24小时专人陪护，必要时给予戴防护手套或按要求使用约束带。

（4）做各种检查和治疗前给患者解释；遇有不合作时，尽可能不强迫患者，对不急于做的检查治疗延时进行（但不宜超过1周，具体情况根据病情变化进行），待患者配合后再进行。

（5）饮食方面：患者鼻饲饮食，制定营养食谱（研磨机磨碎，每日进食量具体到时间段和毫升数），根据营养师评估及各种检查结果及时更改营养食谱。

（6）将患者安置在阳光充足、通风条件良好的病房，每日进行有效通风，天气情况不好时应紫外线消毒30分钟。严格各项无菌操作，观察留置导管部位有无红肿热及渗出液，有压疮及时处置，注意保暖以防受凉，定时翻身、叩背、按摩，保持床单位整洁。

（7）严格管理陪护，保证24小时在位，护理上主要协助护士做好“吃、喝、拉、撒、睡”的观察和处理。

（8）护理上加强评估，多观察，早发现，早治疗。

病例解析

一、给复杂精神疾病的患者提供最好的护理方法

1. *护理查房*　护理查房的过程也是对精神科护士培训的过程，在查房前护士结合患者病情查阅相关资料，做好充分的知识储备，听取护理专家的评价和建议，找出护理过程中存在的不足。合并躯体疾病多，患者的治疗和护理技术操作随之增加，护理专家现场演示指导，护士在护理查房过程中边学边做，积累了操作经验，护理技能得到提升。通过联合护理查房，提高了精神科护士的综合素质能力和水平，掌握了疾病的相关知识，能够针对患者不同身体疾病提供及时评估，并根据评估结果进行更专业的护理，从而提高了精神科

躯体疾病的临床护理水平和护理质量。

2. 提高精神疾病合并股骨粗隆间骨折患者生活质量　该患者检查护理不合作，注意力不集中，生活需要协助，且入睡困难，早醒，偶有冲动伤人，无自知力。患者左侧股骨粗隆间骨折，根据骨科医疗和护理会诊后，结合高龄患者自身身体情况，除平卧位或右侧卧位外，床头可以摇高小于 30°，床脚抬高 15 ～ 30cm，以对抗皮牵引力量。患者足踝保持功能位，避免受压，须每日测量肢体长度，两侧对比，防止皮牵引力量不足或过度牵引。具体标准如下：

（1）牵引时，肢体置于身体纵轴外展 30° 位置，保持重量，索引绳与肢体在一条直线上。

（2）应注意患肢血循环和足背动脉搏动情况，出现肿胀、麻木、发冷、青紫等情况时，应及时查明原因，给予对症处理。

（3） 长期卧床牵引者，勤按摩受压皮肤，促进血液循环。保持床单位及皮肤的清洁干燥，预防骶尾部、踝部等皮肤处的压疮。

（4）在牵引过程中，早期应鼓励患者做力所能及的活动，如肌肉的等长收缩、关节活动等，加以肌肉按摩及关节的被动活动，以促进血液循环，保持肌力和正常活动度，防止肌肉萎缩与关节僵硬，减少并发症的发生。

（5）饮食宜选用含有高钙（骨头汤、牛奶、豆制品）、高蛋白（鱼、瘦肉）、高维生素（新鲜蔬菜、水果）的食物。

（6）预防呼吸及泌尿系统并发症，勤翻身叩背，多鼓励做深呼吸，多饮水，观察尿液的颜色、性状、量等以减少并发症的发生。

（7）预防血栓。

3. 康复和相关宣教

（1）进行患肢全面功能锻炼，防止深静脉血栓的形成。此期是功能锻炼的关键阶段。鉴于患者已经 84 岁，故功能锻炼时间可以延长，具体以患者的康复情况决定，一定要遵守循序渐进的原则。要加强观察患者的意识状态、生命体征及末梢循环；尤其是患肢血管神经功能，注意患者远端颜色、温度、感觉、运动功能。

（2）建议患者多饮水，增加尿量，预防泌尿系感染和结石。关注患者大便次数、量、性质、排便的难易程度等，必要时给予灌肠、腹部按摩等措施帮助患者排便。通过心理社会功能评估，护理上最主要是满足其基本需要，护理目标是减轻患者痛苦，给予舒适的生活照顾和心理上的关怀。按照患者疾病严重程度安置在单人病房。患者的病房，屋里床头摆放着医护人员准备的毛绒玩具，小音箱，故事书，绘本，手机电视，报纸，按摩仪等，这些东西都是来自护士、医生、病友、病友的家人……爱是可以传递的，患者顽强的生命力，不仅源于合理的医疗，也源于舒适的护理，更源于人文关怀。

二、跌倒 / 坠床的风险评估和护理措施

1. 跌倒 / 坠床风险评估　老年患者跌倒和坠床风险非常高，这是患者伤残、失能和死亡的主要原因之一。导致跌倒和坠床的主要高危因素有年龄、肢体障碍和生活不自理等。5% ～ 15% 的患者跌倒会造成脑损伤、软组织损伤、骨折和脱臼等。因此在具有这些高危因素的患者入院、转科时，病情变化和使用特殊药物时就应当对其风险随时进行评估。有 1 项危险因素则为跌倒 / 坠床危险人群，须采取防跌倒 / 坠床护理措施。每班评估，每周记录 2 次。如果 0 分，三级评估后不再记录，直到下次风险的出现（表 3）。

表 3　跌倒坠床危险因素评估量表

评估内容	跌倒 / 坠床危险因素评估	评估分值
年龄	≥ 65 岁或≤ 9 岁，约束无效者	
既往史	近 3 个月内有过坠床史	
	6 个月内曾有过意识不清、卒中及不明原因跌倒史	
现病史	外伤、出血、手术后及各类疾病引起的虚弱无力、眩晕、直立性低血压	
	持续高热患者、急性或重度贫血患者	
活动能力	平衡能力或运动功能受损或异常：活动障碍、肢体偏瘫、退行性改变、脑血管病后遗症引起的行动不稳	
感官能力	视力障碍、视物不清、视野缺失、偏盲、耳聋等	
意识精神状态改变	躁动不安、意识障碍、精神异常患者	
	近期有癔症、癫痫发作史	
使用特殊药物	服用影响意识或活动的药物 □散瞳药 □镇静催眠药 □降压利尿药 □镇静抗癫痫药 □麻醉镇痛药 □降糖药 □其他易引起跌倒（坠床）危险的药物	
其他	非正常饮食或体重下降幅度较大的患者	
	卧床 48 小时以上的患者	
	不配合，依从性差（酗酒或吸毒）	
	生活不能完全自理者	
	使用辅助工具	
	精神疾病合并妊娠妊娠患者	

评分标准

每 1 项为 1 分，总评分≤ 2 分为一度危险，3 分≤总评分≤ 5 分为二度危险。每班评估，每周记录 1 次；总评分＞ 5 分为三度危险。

2. 预防跌倒／坠床的护理措施　①患者不要单独外出，不要独自洗浴。②患者下床、行走、移动、如厕时要有人陪同，若无陪护，一定呼叫护士。③患者行走时应穿大小合适的鞋（或防滑拖鞋），穿合适的衣裤，避免衣裤太长。④服用特殊药物后，若感头晕、软弱无力时，确保在床上休息，并及时告知医护人员。⑤若有躁动不安、意识不清时，及时将床挡拉起，并给予约束带保护。⑥家属要 24 小时随身陪护，特殊情况经护理人员同意后方可离开。⑦教会患者及其家属正确使用床挡的起降方法，下床时先将床挡放下，切勿翻越。⑧改变体位应遵循“三部曲”：即平躺 30 秒，坐起 30 秒，站立 30 秒，再行走。避免突然改变体位，尤其是夜间。

三、导管滑脱的风险评估与护理措施

1. 导管滑脱风险评估　由于在精神科一些躯体疾病患者须置导尿管和各种静脉导管，因此需要对导管进行护理和评估（表 4）。

表 4　导管滑脱风险评估量表

项目	Ⅰ类导管		Ⅱ类导管					Ⅲ类导管		手术	年龄	意识		活动		沟通		疼痛			
危险因素	气管插管／套管		深静脉置管	PICC管	各类术部引流管	胃管及造瘘管		导尿管	外周静脉管	术后3天内	＜7岁或＞70岁	意识障碍	躁动	可自主活动	不能自主活动	一般，能理解	差，不配合	可以耐受	难以耐受	总评分	护理措施
分值	3	3	2	2	2	2	2	1	1	3	2	2	3	2	1	1	3	1	3		

使用说明：

（1）评估范围：凡留置导管者均需要做评估。

（2）评估频次：总评分＜ 8 分为一度危险，每班评估，每周记录 1 次；8 分≤总评分≤ 12 分为二度危险，每班评估，每天记录 1 次；总评分＞ 12 分为三度危险，每班评估记录 1 次；病情变化随时评估。

（3）Ⅰ类、Ⅱ类导管和“其他”栏可进行评分的累加。按照导管的重要性及脱出后的危险性分为 3 分、2 分、1 分（分值越大，危险性越大）。

（4）风险防范：根据评估结果采取相应的预防措施。

2. 预防导管滑脱的护理措施　见表 5。

表 5　预防导管滑脱的护理措施

Ⅰ级措施	悬挂警示牌
	进行预防导管滑脱的健康宣教
	主动告知导管滑脱的注意事项
	固定导管保持通畅，并有导管标识
	加强巡视，班班床头交接
	每班评估，每周记录 1 次
	情况变化时随时评估
Ⅱ级措施	悬挂警示牌
	进行预防导管滑脱的健康宣教
	主动告知导管滑脱的注意事项
	固定导管保持通畅，并有导管标识
	加强巡视，班班床头交接
	每班评估，每天记录 1 次
	24 小时专人陪护
	必要时按要求使用约束带
Ⅲ级措施	悬挂警示牌
	进行预防导管滑脱的健康宣教
	主动告知导管滑脱的注意事项
	固定导管保持通畅，并有导管标识
	加强巡视，班班床头交接
	每班评估，每班记录 1 次
	24 小时专人陪护
	必要时按要求使用约束带
	制定脱管预案

四、压疮的风险评估和护理措施

1. 压疮的风险评估　见表 6。

表 6　Braden 压疮评分表

项目	4 分	3 分	2 分	1 分	
感官知觉	正常	轻度丧失	严重丧失	完全丧失	
潮湿情况	不潮湿	偶尔潮湿	十分潮湿	持久潮湿	
活动能力	经常走动	偶尔走动	局限椅上	卧床	
改变体位	不受限	轻度受限	严重受限	完全不能	
营养情况	良好	适当	不足	非常差	
摩擦力或剪切力		无	潜在危险	有	
				总分	

总分为 23 分，一度危险≥ 18 分，二度危险 14 ~ 17 分，三度危险≤ 14 分

2. 预防压疮的护理措施　见表 7。

表 7　预防压疮的护理措施

Ⅰ级措施	悬挂警示牌，签告知书
	向患者及其家属讲解预防压疮的措施
	每班评估，每周记录 1 次
	皮肤发生变化时及时评估记录
Ⅱ级措施	悬挂警示牌，签告知书
	向患者及其家属讲解预防压疮的措施
	定时为患者翻身更换体位
	操作时避免对皮肤施加压力及施拉拽
	使有气垫床、海绵垫、气圈、软枕等
	保持床单位整洁及皮肤清洁干爽
	给予饮食指导，加强营养支持
	每班评估，每周记录 2 次
Ⅲ级措施	悬挂警示牌，签告知书
	向患者及其家属讲解预防压疮的措施
	定时为患者翻身更换体位
	操作时避免对皮肤施加压力及拖拉拽
	使用气垫床、海绵垫、气圈、软枕等
	保持床单位整洁及皮肤清洁干爽
	给予饮食指导，加强营养支持
	每班评估，每天记录 1 天

五、关于舒适护理

1. 舒适护理的起源及发展　弗洛伦斯·南丁格尔强调病房必须空气新鲜，条件舒适，环境清洁、安静，其理论形成了早期的舒适护理萌芽。20 世纪 90 年代初出现了有关舒适护理的报道。1995 年 Kolcaba 提出舒适护理概念，把舒适护理与整体护理联系起来，认为舒适护理应作为整体护理的过程和追求目标。1998 年中国台湾地区华杏出版机构总裁萧丰富先生提出舒适护理模式，又被称为“萧氏双 C 模式”，强调护理人员除目前的护理活动外，应加强舒适护理的研究，并将研究成果应用于患者，使基础护理与护理研究更加注重舒适护理和患者的感受。

2. 舒适护理的定义　舒适护理是一种整体的、个体化的、创造性的有效的护理模式，使人在生理、心理、社会、灵性上达到最愉快的状态或缩短、降低不愉快程度，也就是说护理人员能给予患者一个最舒适的状态，针对各种因素（房间舒适亮度、清洁度、颜色及冷敷、热敷、镇痛、婴儿抚触、老人护理、临终护理等各种原因引起的不舒适）的影响，研究出解决舒适问题的方法。

（984 医院　甄　真）

参考文献

[1]King MB, Tinetti ME.A multifactorial approach to reducing injurious fall[J]. *Clin Geriatr Med*, 1996, 12(4): 745–759.

[2] Kolcaba KY. The art of comfort carc [J] . *Image Nurs Sch*, 1995, 27（4）: 287–289.

[3] 廖红辉 . 拓展舒适护理研究，提供优质护理服务 [J] . 黑龙江护理杂志，1999，7（5）: 40–41.

病例 29　做作性障碍患者的护理 1 例

江某，男，23 岁。汉族，未婚，大专文化。主因“不能行走，四肢无力 1 个月”入院。

【现病史】患者 2017 年 9 月 12 日外出在高原执行任务期间劳累后感冒出现呼吸不畅，于单位卫生所诊断为“疑似肺水肿”，输液治疗后，自觉下肢发麻，并逐渐出现肢体抽搐，自己叫人后昏迷，给予吸氧好转，但仍有浑身麻木，肢体无力，行动需要搀扶。10 月 4 日由战友陪同回连队，自己不能行走，需要搀扶。回到宿舍后，与领导聊天时，其再次出现呼之不应，双眼呆滞，偶有双眼上翻、斜视等表现，不伴有尿失禁，被送到卫生所几分钟后躯体症状缓解，但意识未转清，间隔几分钟后再次出现四肢抽搐，全身发紫，无法动弹，约半小时后上述症状改善，发作同时伴有中下腹抽动，给予药物对症处理后好转。后被送到某三甲医院就诊，诊断为过度换气综合征，给予面罩吸氧，镇静，营养脑细胞，针刺疗法，高压氧等治疗，效果不佳，同时完善肌电图结果回报正常。

【入院诊断】分离（转换）性障碍。

【最终诊断】做作性障碍。

【护理评估】

（一）现在身体状况

主诉：四肢无力，不能自主运动 1 个月余。

自理程度：外在表现是部分自理，需要协助（无人时，房间监控显示生活可以自理）。

饮食：普食。

睡眠：睡眠规律，午休 1 ～ 2h/d，夜间 7 ～ 8h/d。

排泄：排便正常，1 ～ 2 次 / 日，尿量 1500 ～ 2000ml/d。

（二）既往身体状况

既往史：既往体健，否认肝炎、结核等慢性传染病史，否认心脏病、高血压等疾病，否认重大手术外伤史，否认食物、药物过敏史。

个人史：胞 3 行 2，出生于山东菏泽。否认化学毒物接触史，否认疫区接触史。病前性格内向、自卑，人际关系一般，无兴趣爱好。

家族史：父母两系三代无精神发育迟滞、人格异常、癫痫患者、酒精和药物滥用者、自杀者，无近亲婚配及其他遗传疾病史。

过敏史：无。

嗜好：无不良嗜好及否认其他精神活性物质滥用史。

（三）心理社会状况

精神状态：既往精神状态好，发病以来精神萎靡，接触被动，问话应答切题，偶有悲观厌世情绪。

对自身疾病的认识：认为疾病治不好，沮丧。

对学习、工作、生活等的心理应激反应：自诉因为身体生病，无法参加训练，耽误了单位的工作。

（四）身体评估及各类护理评估单

体温 36.4℃，脉搏 72 次 / 分，呼吸 18 次 / 分，血压 120/70mmHg。

患者神志清楚，发育正常，营养状态良好，被动体位，查体尚合作。全身皮肤无黄染，无瘢痕，浅表淋巴无肿大。五官端正，双侧瞳孔等大等圆，双侧鼻通气良好，外耳道无分泌物，咽部无充血，扁桃体无肿大，颈软，气管居中，甲状腺无肿大，胸廓对称无畸形，双侧呼吸运动对称，呼吸音清，叩诊呈清音，未闻及干、湿啰音，心界叩诊不大，心率 72 次 / 分，律齐，未闻及杂音，腹部平软，无压痛、反跳痛，肠鸣音正常，无移动性浊音，四肢关节无红肿，四肢肌力双上肢 3 ～ 4 级，双下肢 2 ～ 3 级，双下肢反射可未引出病理征。

（五）辅助检查

急查血气分析，全血细胞分析 +CRP，快速肾功能 8 项，快速肝功能 9 项，出、凝血 5 项，结果示未见明显异常。

2017–11–3 门诊 SAS：重度焦虑。

2017–11–3 门诊 SDS：重度抑郁。

2017–11–3 门诊 MINI：抑郁发作，创伤后应激障碍。

【治疗过程】

（1）前期治疗：对症治疗、心理疏导、暗示疗法。阿立哌唑片 10mg，1 次 / 晚；盐酸度洛西汀肠溶片 40mg，1 次 / 日；极化液治疗；心理治疗；社会功能康复训练等；按摩、针灸疗法，效果甚微。

（2）偶发事件：入院第 1 周周末，发现患者不请假外出，电话联系后患者主诉是去医院门口见朋友。另一方面，科室工作人员查证科室及院内道路录像显示，在科室时患者表现为无法直立行走，但当出了科室大门，则一路飞奔，无躯体运动障碍的表现。

（3）根据上述事件结合既往各类检查结果及前期治疗效果，诊断倾向于做作性障碍。

【护理】根据诊断，在入院初期患者表现更倾向于分离（转换）性障碍，但当一次偶发事件后，发现患者做伪证，故诊断更正为做作性障碍，对应的护理进行相应调整。

（一）分离（转换）性障碍患者的护理

分离（转换）性障碍大多起病急骤，发病前通常心理处于急剧变化的状态，如焦虑、恐惧等，病前性格内向、多思、多疑、敏感、心胸狭窄，故在护理此类患者时要更加细心，多观察，适当帮助，多暗示，多鼓励。

1. 护理目标　患者恢复正常行走能力；心理上能正确认识疾病。

2. 护理措施

（1）良好的医疗护理环境：无精神科三防（防逃跑、防自杀自伤、防冲动伤人毁物）患者，尽量安排开放病房，营造轻松、安静、舒适的病房环境。

（2）良好护患关系的建立：护士应主动、热心、积极地影响患者，使其获得最舒适和放松的身心状态，从而在相互交流中能取得患者的信任和合作。

（3）充分掌握患者的心理特点：患者需求是什么？痛苦、恐惧、焦虑的又是什么？让患者能放松地倾诉和适当合理地发泄（不主张暴力发泄），护理人员跟上恰当的安慰和必要的解释（当无法给予更专业的心理服务时，及时转介心理咨询师），患者诉说不适时多倾听，尽量不正面直接反驳，切忌冷嘲热讽。

（4）“老护士”的专业服务：暗示患者已经安排最好的工作人员为其服务，甚至必要时满足“抢救”的需要。工作人员有条不紊地工作，保持沉着冷静，让其安心，建立足够的安全感。各项诊疗操作集中进行，避免不必要的检查和过多询问病史，多观察，多暗示。

（5）必要时的“输液、打针”“针灸”“按摩”：根据医嘱，医护统一口径，暗示——这个治疗是目前用了“最好的药”“3 天就能见效”“由我们最权威的老主任给会诊后给出的治疗方案”等（针对不同患者给予不同的人性化交流手段）。

（6）不同时期的态度转换：护理初期，暖心获得信任便于开展工作；中期初见疗效，当患者懈怠时给予鼓励；后期患者病情好转，偶有反复，根据当时情景，必要时可严肃认真地指出问题所在，并耐心帮助一起解决。

（二）做作性障碍的护理

（1）在发现有做作性障碍时，需要与患者对质，态度应严肃认真，地点宜选在正式的办公地点。

（2）控制风险：在对质时医护应在一起，患者可以有陪护在场，以保证安全。

（3）在听患者陈述时发现其做伪证，如果患者表现为再次头晕、恶心或突然瘫痪的症状，可暂停对质，防止有自伤、自虐行为，进行必要的生命体征测量以防止发生意外。对质中忌讳有冷言冷语，威逼讽刺等言语。

（4）告知患者，其各项指标均正常，有不适时是否需要预约心理咨询师来解决他的问题。

（5）事后的心理支持：当患者被揭开谎言时，会呈现恼羞成怒、悲观、害怕等不同的心理变化，因此在心理冲击后给予正确的心理引导很重要。

1. 健康宣教

（1）患者能正视自身需求及问题，通过心理咨询师的帮助找到症结根源，学会自我成长、自我减压，更好地适应部队生活。

（2）树立合理信念，合理规划工作、生活、学习等，以应对面对现实生活时的无力感。

（3）当再次出现问题而无法解决时，学会主动求助。

2. 特殊注意事项　做作性障碍可能单次出现，也可能反复发作。

病例解析

一、关于做作性障碍

做作性障碍，又称为Munchausen综合征，是患者所表现出来的人为制造的似是而非的躯体症状，反复就医。这是一种特殊的欺骗伪装行为，患者制造或伪装患病或受伤，以获得患者身份和得到照顾（心理获益），而不是为了骗取现实获益。ICD-10将其归为人格障碍（F68.10）。

做作性障碍的患病率并不清楚，男性多见，从事医学有关职业的患者更为多见。患者的患病动机也不相同，一般在战场上出现的做作性障碍往往是为了逃避战场环境；还有的患者是为了寻求注意和关爱；另外一些患者则是为了表达对医生的愤怒和敌意；有的患者则是为了逃避警察的追寻。

二、做作性障碍的诊断标准

DSM-5关于做作性障碍的诊断标准：

A. 假装心理上或躯体上的体征或症状，或自我诱导损伤或疾病，与确定的欺骗有关。

B. 个体在他人面前表现出自己是有病的，受损害的，或是受伤害的。

C. 即使没有明显的外部犒赏，欺骗行为也是显而易见的。

D. 该行为不能用其他精神障碍来更好地解释，如妄想障碍或其他精神病性障碍。

三、做作性障碍的鉴别诊断

（1）诈病与做作性障碍：两者的区别是有无外部获益。诈病者希望外部获益，如金钱、休假、免责等，而做作性障碍者更多倾向于以患者身份得到照顾。

（2）转换性障碍与做作性障碍：转换性障碍没有明显的作伪，而做作性障碍患者为了博得关注，刻意在人多时表现出无法直立行走，无法正常吃饭，当一旦只剩下自己时，就立即表现为正常。

（3）躯体形式障碍与做作性障碍：做作性障碍常有一些躯体的体征，而躯体形式障碍患者没有躯体的体征。

四、关于做作性障碍的治疗

做作性障碍的治疗非常困难，在一般医院的病房中，患者常对医疗有很多的意见，这常使患者自动出院。心理治疗是必要的，但患者常不接受。而一旦患者接受了治疗安排，则应尽量让患者接受心理治疗。有研究表明，有些做作性障碍患者的病情可以有改善。

（984 医院　尚士渲）

参考文献

沈渔邨 . 精神病学［M］. 第 6 版 . 北京：人民卫生出版社，2015：542-543.

病例 30 复方甘草酸苷胶囊致躁狂患者低钾血症 1 例

李某，男，29 岁。未婚，因“言语夸大、兴奋话多，睡眠减少 4 天”于 2017 年 9 月 12 日入院。

【现病史】2017 年 9 月 8 日集体活动后，患者主动找到单位领导，要求给大家上党课，言语夸大，称“自己有能力，是要做大事的人，要去人民大会堂讲课”，称自己是毛主席、朱总司令、观音菩萨。情感高涨，兴奋话多，摆架子，像首长一样给其他人训话，有时大笑，说话时不停拍打自己及椅子扶手。睡眠减少，晚间写稿件到凌晨 4 点，白天精力旺盛，易激惹，因小事发火、训人。就诊时认为是来医院视察，跟医生讲“嗯，我看你们能把我的病看好吗？看不出来给你们整顿”，频繁上厕所，以“躁狂发作”收入院。

【既往史】既往体健，各系统回顾无特殊，无传染病病史，否认食物药物过敏史。

【个人史】行 1，母亲孕期体健，足月顺产，幼年体健，适龄上学，学习成绩一般，初中毕业。2006 年入伍，病前性格内向，人际关系可；不吸烟，偶少量饮酒，无其他不良嗜好，无疫区旅居史，无传染病接触史。

【家族史】父母及 1 妹体健，两系三代家族史阴性。

【体格检查】躯体及神经系统检查未见异常。

【精神检查】意识清楚，接触主动，注意力欠集中，检查尚合作。未查及明显感知觉障碍，语音高、语速快、语量多，言语夸大，认为自己是主席，有能力，要给全体讲课，到医院是来视察；未引出被害、被跟踪、被监视等妄想内容，无病理性赘述及象征性思维；计算力、记忆力、分析综合能力可，一般常识能了解；表情严肃，情感高涨，情绪有时不平稳，不顺着他说就发火，摆架子训人，情感反应与内心体验协调，与周围环境不协调；无抑郁、悲观、厌世情绪流露。有言语行为增多等精神运动性兴奋；对时间、空间定向力正常。否认有病，对疾病缺乏认识，无自知力。

【辅助检查】血尿粪常规、生化全项、甲状腺激素 7 项、出凝血 4 项、糖代谢 3 项、脑 CT、心电图均未见明显异常；乙肝表面抗原、丙肝抗体、抗 HIV、梅毒抗体均阴性。

【入院诊断】躁狂发作。

【治疗经过】入院后给予快速氟哌啶醇治疗控制兴奋躁动，后渐换用丙戊酸镁缓释片 0.5g/d、奥氮平片 20mg/d 口服稳定心境、抗躁狂治疗，精神症状基本缓解，无明显不适，4 周后复查生化全项提示：谷草转氨酶 55U/L，谷丙转氨酶 124U/L，余各项大致正常；考虑奥氮平片引起药源性肝损害，加用复方甘草酸苷胶囊保肝降酶对症治疗，4 天后患者出现视物模糊，头蒙不适，减低奥氮平片剂量至 15mg/d，6 天后患者诉双手发胀，焦虑不安，急查快速肾功能 8 项：血钾 3.5mmol/L，在正常范围。次日诉“没胃口、双下肢乏力，感觉器官都不运转了，入睡困难”，复查生化全项提示：血钾 2.79mmol/L。因复方甘草酸苷胶囊可引起低钾血症、水肿等不良反应，故停用该药，鼓励正常进食，加用氯化钾片 1.0g/d 口服，同时减低奥氮平片剂量至 10mg/d 控制精神症状，晚间加用苯二氮䓬类药物抗焦虑改善睡眠。患者仍有乏力、坐立不安等不适，渐停用奥氮平片，换用富马酸喹硫平片 0.3g/d 口服，停用复方甘草酸苷胶囊第 2 天血钾 3.70mmol/L，1 周后血钾 4.17mmol/L，不适感消失，精神症状控制较好，后多次复查血钾，均在正常范围；住院 3 个月出院。出院诊断：①躁狂发作；②药物性肝损害；③低钾血症。院外继续坚持服用精神科药物，每月复查，各项指标未见明显异常。

病例解析

一、关于抗精神病药物的肝脏损害

绝大多数抗精神病药物在肝脏代谢，而且精神病患者使用抗精神病药物的周期长、剂量大，有时由于共病的原因，联合用药常见，因此容易对肝脏产生不同程度的毒性作用。有学者研究发现，几乎所有的抗精神病药物均有导致肝功能损害的报道。抗精神病药物产生的肝脏损害一般出现在药物治疗的头 1 ～ 2 个月，常表现为一过性的无症状的转氨酶升高，少数患者可出现轻度的恶心、厌食等症状，实验室检查常有谷丙转氨酶（ALT）增高和谷草转氨酶（AST）增高。奥氮平是非典型抗精神病药物氯氮平的同系物，治疗精神疾病效果较好。近年来，随着奥氮平在临床上的广泛性使用，其对肝功能影响的报道明显增多。Mortimer 等对奥氮平进行了为期 6 个月的多中心、随机、双盲、对照的研究，结果发现 17% 的患者出现了肝功能的异常。Atasoy 等的研究表明，约有 18.8% 的患者出现肝功能异常。Liu 报道了 1 例 17 岁男性精神病患者在应用奥氮平后出现了肝炎、阻塞性黄疸及脾脏肿大，在停用奥氮平后上述症状消失。

二、关于复方甘草酸苷所致低钾血症

复方甘草酸苷主要成分为甘草酸苷、蛋氨酸和甘氨酸，具有抗炎、抗过敏、免疫调节、抑制肝细胞损伤、促进肝细胞再生作用。复方甘草酸苷引起的低钾血症可出现乏力、恶心、呕吐，甚至软瘫等症状。因精神科多种药物可引起转氨酶增高，故复方甘草酸苷在精神科多用来治疗药源性肝损害，起到保肝降酶的目的。该例患者在服用复方甘草酸苷胶囊后出

现水肿、低钾血症等严重不良反应，经停药，补钾后血钾恢复正常，不适感消失。

三、精神科患者药物不良反应的监测

精神科患者因对精神症状的高度关注，药物不良反应带来的不适感更易被忽视，治疗关键在于医生对药物不良反应的敏感度，及时分清患者的焦虑、不适感是精神症状未被控制还是药物引起的不良反应。在临床中对躯体不适明显的患者应及时复查，发现问题及时处理。在使用复方甘草酸苷前建议向监护人详细询问患者病史，服药初期勤监测，防止严重不良反应发生。

（984 医院　纪会芳）

参考文献

[1] Mortimer A，Martin S，Loo H，et al. A double blind randomized comparative trial of amisulpride versus olanzapine for 6 months in the treatment of schizophrenia［J］. *Int Clin Psychopharmacol*，2004，19（2）：63–69.

[2] Atasoy N，Tso S，Lam M，et al. Possible olanzapine induced hepatotoxicity in a young Chinese patient［J］. *Hong Kong Med J*，2009，15（5）394–396.

[3] 孔庆梅，司天梅，舒良 . 奥氮平对体重、肝功能、血糖、血胆固醇水平的影响［J］. 中国新药杂志，2003，12（10）：847–849.

[4] 姜霞 . 复方甘草酸苷致低钾血症 1 例［J］. 实用医药杂志，2011，28（11）：1051.

[5] 朱雯静，马红 . 复方甘草酸苷相关横纹肌溶解合并低钾血症［J］. 药物不良反应杂志，2014，16（5）：316–318.

[6] 张帆，王彦，陈菲，等 . 住院患者甘草酸苷制剂相关低钾血症主动监测系统的建立［J］. 药物不良反应杂志，2016，18（5）：347–351.

[7] 庄红艳，刘珊珊，郝红兵，等 . 我院 114 例严重的药品不良反应分析［J］. 中国药房，2016，27（35）：4933–4936.

病例 31 精神分裂症还是抑郁症，抑或是分裂情感性精神病

伍某，男，24 岁。汉族，未婚，高中文化。主因“孤僻，行动迟缓，耳闻人语，疑人害己 11 年”而入院。

【现病史】2005 年（初二，13 岁）患者上课时频繁提问，被同学排斥。动作迟缓，怕吵闹。做事小心谨慎，不愿与同学交往。2006 年父母离婚，患者孤僻加重，不愿意参加集体活动，不与人交流。注意力不集中，学习成绩明显下降。2007 年病情加重，因不与周围人打招呼而自责，认为不与周围同学打招呼会伤害对方。情绪低落，对母亲说他缺少朋友。小心翼翼怕做错事情。2008 年 8 月就诊中科院心理研究所，行心理治疗，无明显变化。2009 年父亲来家中与母亲发生争执，动手打母亲，患者制止并与父亲发生肢体冲突。110 警察制止。母亲及警察斥责其不该向父亲动手。至此患者出现在校不与人交流，反复整理试卷和报纸，觉得将试卷和报纸对齐才是对的。2010 年 5 月初出现浑身发抖，不能坚持上课，就诊北京某医院，行头颅 CT、MMPI、抑郁、焦虑量表测查均未见异常，诊断不明确，建议进一步排查，未行任何治疗。5 月中旬对母亲说“不想活了”，之后就开始大声哭，从此不爱说话，觉得周围人都在议论他。2010 年 8 月就诊北京某中医门诊治疗，效果不明显。2010 年 10 月父亲建议患者行按摩放松，患者拒绝，对母亲说：“我要离开你，我不想活了。”隔日父亲带按摩师来家时，患者拿刀威胁母亲说：“你要是开门我就不活了”，用刀划伤脖子，被母亲制止。认为家里的房子不安全，周围人要害他，担心母亲的安全，要求母亲辞掉工作，然后搬家。有时觉得母亲也要害他。在安定医院住院治疗，诊断为未分化型精神分裂症，给予奥氮平 25mg/d，草酸艾司西酞普兰 10mg/d 治疗，好转出院。出院后自觉症状缓解不明显，停药。2012 年随父亲去曼谷，病前反复，在当地精神病院住院治疗，具体不详。2012 年 9 月出现耳边有声音，有个女孩和他自己的声音，也有别的议论他的声音，内容多是不好的，也有命令他的。自言自语，几个月不出门，个人卫生自理差。2013 年 2 月就诊北京某医院，诊断为精神分裂症，予以芮达 6mg/d，善思达 150mg/ 月治疗。后因患者行为激越，加用再普乐，最大剂量 20mg/d，住院 2 个月余好转出院。出院后不规律服药。孤僻、常独来独往，做事固执己见，日常生活懒散。2014 年 5 月症状加重，夜间睡眠差。整夜收听收音机节目，声音调到最大，却不收听节目。走路时犹豫不决：前后左右来回踱步。常和家人对着干，重复对方说的话。不规律进食，多喝碳酸饮料。自笑。2014 年 6 月再次在安定医院住院治疗，诊断为精神分裂症，给予氨磺必利片 800mg/d，利培酮 3mg/d。出院后间断服药，简单日

常生活自理可。幻听仍存在，尚不影响日常生活。2015 年 6 月幻听随时随地出现，有时命令患者做事，有时干扰他的情绪和行为，间断就诊北京某医院门诊，就诊时听到医生录入病历时有键盘的声音，同时就能听到有人说话，命令他不要说话。给予芮达治疗，最大剂量 12mg/d，联合安律凡 10mg/d，服药后幻听没有明显改善。2015 年 9 月认为服药有副作用，幻听一直没有消失，自行停药。与父亲见面后出现不起床，不洗脸，不刷牙，吃饭须督促。注意力不集中，不与家人交流。担心东西落下，反复寻找确认。收听有噪声的频道。2015 年 11 月不听劝阻从单位跑回家之后，躺在床上不语不动，个人卫生差。2015 年 11 月 5 日在我院住院治疗。

【个人史】病前性格外向。父亲脾气暴躁，有暴力倾向，曾多次在患者面前打母亲。

【既往史】无躯体疾病和其他疾病史。

【精神检查】意识清楚，患者躺在床上，双眼紧闭，无眼神接触。被置于不舒服姿势时能调整，无蜡样屈曲、空气枕头或违拗表现。无伤人毁物、攻击行为。无自发言语或说话意图，数问不答，思维内容无法了解。患者紧闭双眼，眼球会有活动，紧闭双眼。被动睁开双眼时有违拗、眼球向上翻；对检查者或置于眼前的移动物体不注视、无瞬目或躲避；对周围环境中事物的变迁或他人的谈笑不能引起其注意；令其张口、伸舌、握拳、举手均不能配合，对时间、地点、人物和自我的处境辨认均不配合。

【入院诊断】精神分裂症。

【入院后治疗】入院后给予快速氟哌啶醇治疗，予以盐酸齐拉西酮胶囊，最大剂量 160mg/d，能下床进行简单活动，但是个人卫生差，不能完全自理，需督促。紧张害怕，有效交流少。2015 年 1 月 11 日为患者更换舒必利，最大剂量至 1.2g/d，患者能和周围病友进行简单交流，日常生活能自理，认为周围人从身边走过是有意义的，是故意的。常在病区大叫，称是因为害怕。耳边有时有声音，但是听不清楚说什么。后因家属要求为其更换氨磺必利片，症状缓解出院。

【出院后门诊治疗情况】出院后患者能进行日常生活，但依旧觉得周围人的动作及言语对其有特殊意义，常因恐惧大喊。在母亲公司能做些简单工作，效率欠佳。2017 年底联系患者母亲，称在回龙观医院就诊，予以调整药物为：盐酸舍曲林 100mg/d，阿立哌唑片 10mg/d，精神症状完全缓解，幻听消失。每日为母亲做早饭，并能在母亲公司财务做些基本工作。

病例解析

患者既往多次诊断精神分裂症，存在被害妄想、争论性幻听及命令性幻听，意志行为缺乏，木僵等症状，支持精神分裂症诊断。予以抗精神病药物足剂量足疗程治疗效果不理想，社会功能恢复欠佳。是诊断有误吗？患者调整小剂量抗精神病药物和加用抗抑郁药物治疗后，原来残留的精神症状完全消失，社会功能恢复，能参加工作。日常生活能自理，并能照顾母亲。因此患者是否伴有抑郁症，或是伴有精神病性症状的抑郁障碍？还是诊断为分裂情感性精神障碍？

1. *关于伴有精神分裂症症状的抑郁障碍*　Kraepelin 和 Lewis 曾经关注到了一些患者是典型的抑郁症患者，存在着被动体验、被害妄想、物理影响妄想和幻听，尤其是偏执性和幻想中的抑郁经常一起出现，有时甚至出现第三人称的幻觉，这些往往构成了精神分裂症的一级症状。由于其在典型的抑郁症中出现，这就给诊断带来了困难。有学者将其称之为不协调性的精神病性抑郁症，Kendler 等研究表明，这类疾病划入抑郁症更为恰当，而不应该将其看成精神分裂症的一个亚型。在这里一定要注意到这是典型的抑郁症合并精神病性症状，在这个亚群中，抑郁症的症状始终贯穿于疾病的始终，而精神病性症状即使是精神分裂症的症状也应当是占次要地位的。

2. *关于精神分裂症后抑郁*　这是指精神分裂症痊愈后或是在精神分裂症残留期所发生的抑郁，这种抑郁有一部分是精神分裂症的症状之一，还有一部分则是由于患者恢复了自知力，出于对疾病的考虑和未来的担心，面临各种社会压力而出现的情绪低落，如工作问题（失业和下岗），经济问题（收入低下，或经济来源丧失，或由于治病带来经济上的困难），婚姻问题（离婚，或夫妻关系不和睦），升学压力（学习困难和失学）。有学者报道，精神分裂症后抑郁的患者并不少见，其发生率为 20% ～ 70%。Miles 估计每 10 例精神分裂症患者中就有 1 例是以自杀而结束自己的生命的。

3. *关于精神分裂症与抑郁症共病*　抑郁可以发生在精神分裂症的各个阶段，心境恶劣常出现在精神分裂症的前驱期，这些患者在精神病性症状充分暴露之前就有抑郁症状，患者表现为情绪不佳、精力减退、活动减少、失眠、食欲减退和躯体不适等，有的患者甚至出现焦虑和激越，但此时患者的抑郁症状不属于精神分裂症后抑郁。Knights 等发现抑郁症状常在精神分裂症患者的急性期出现，约有 65% 的患者在急性期伴有抑郁症状。在急性期患者的精神病性症状已充分地显露清楚，抑郁症状也比较明显，患者常表现为失眠、注意力不集中、思考能力下降，可出现罪恶妄想，通常患者的抑郁症状随着病情的缓解而缓解。抑郁也可以发生在精神分裂症的慢性阶段，在一项横断面的研究中，发现慢性精神分裂症患者有 15% ～ 25% 存在抑郁情绪。还有的患者则是在精神分裂症痊愈后出现了抑郁症，这些抑郁症往往是患者在自知力恢复后对自己患精神分裂症的心理反应，亦或应激反应。有学者认为有些患者出现抑郁症状，尤其是急性期精神分裂症患者出现的抑郁症状是神经系统的代偿反应。我们还要注意到，有些患者使用抗精神病药物可导致抑郁情绪，Rifkin 等发现抗精神病药物除了可引起帕金森综合征外，还可引起抑郁症状。Lesey 发现抗精神病药物之所以导致抑郁症状的出现，是由于抗精神病药物有长期的残余效应，正是这种效应导致患者出现了抑郁症状。Galdi 认为这是遗传性药源性抑郁，这些患者常有着共同的特点，即都合并有帕金森综合征。

4. 关于分裂情感性精神障碍　是指患者既有精神分裂症症状，又有躁狂和抑郁的表现。或两类症状分别出现在患者不同的发病时期。这类患者常起病于青少年，多数起病较急，发病时可有不同的诱因，间歇发作，缓解良好，病前没有明显的个性缺陷，能较好地适应社会环境，部分患者有明显的家族遗传史。分裂情感性精神障碍一直是学者们争论的焦点，对于这类疾病，许多学者的争论集中在以下方面，认为这个疾病是：①不典型的精神分裂症；②情感性精神障碍的一个亚型；③介于两者之间的中间状态；④独立的疾病单元。现在大多数学者认为在精神分裂症和情感性精神障碍之间存在着一个宽度不小的过渡地带，处于这个地带的患者兼有精神分裂症和情感性精神障碍的症状，这两种症状同时存在，又同样突出，而且长久存在。国外将分裂情感性精神障碍分为两个类型：①分裂躁狂型：患者既有典型的精神分裂症症状，如思维、情感与周围环境不协调，原发性妄想，幻听等，又有典型的躁狂症状，如兴奋话多、情感高涨、容易激惹、精神运动性兴奋等。②分裂抑郁型：患者既有精神分裂症的特征性症状，又有抑郁症的典型症状，如情绪低落、精神运动性迟滞、自我评价过低、自杀意念和自杀行为等。临床上可见分裂情感症状同时出现，或多次反复发作时交替出现情感障碍和精神分裂症症状。分裂情感性精神障碍的预后不及情感性精神障碍，但好于精神分裂症。

（984 医院　师秀芳　王晓慧）

参考文献

[1] Kendler KS. Mood incongruent psychotic affective illness：a historical and empirical review [J]. 1991，48：362-369.

[2] Knights A，Hirsch SR. Revealed depression and drug treatment for schizophrenia [J]. *Archives General Psychiatry*，1981，38：806-811.

[3] Rifkin A，Quitkin K，Klein DF. Akinesia：a poorly recognised drug induced extrapyramidal behavioral disorder [J]. *Arch Gen Psychiatry*，1975，32：672-674.

病例 32　精神分裂症的无奈

康某，男，27 岁。初中文化，未婚，无业。主因“敏感、多疑，耳闻人语 12 年”入院。

【现病史】2004 年 11 月无明显诱因急性起病，觉得周围同学议论他，说他不好、好色，因此不敢看女生。注意力不能集中，学习成绩明显下降。常生病，反复说周围同学都骂他，情绪低落。2004 年 12 月行心理治疗，予以维思通治疗，剂量不详。服药后患者症状无明显缓解。2005 年年初开始不愿出门，不与人交往，开学第 1 天上一节课就离开。晚上回家，母亲追问原因，称：“同学们都骂我，说我色。”同年 3 月更换心理医生，予以盐酸帕罗西汀治疗，剂量不详。部分症状改善，但出现幻听：凭空听到有人说“杀了康某”（后因此改名）。2005 年 5 月参加成长训练营，封闭训练 6 天，觉得像个大傻子，很没面子。回家之后开始怀疑自己的身世，认为自己不是父母亲生的。觉得父母要害他，外面也不安全，不敢出门。怕光、怕声音。在家时拉窗帘、关窗户。拔掉电话线。称：大街小巷都有人说他很色，于是就坚信自己很色，见到异性就紧张，控制不住地看异性隐私部位。街上的陌生人用气愤的眼光看他，并在背后议论他。对面楼里有声音说“看我干什么？”。目前也在隔壁的房间里说：“杀了康某。”2005 年 5 月底就诊北京某医院门诊，诊断不详，予以奥氮平片 25mg/d 治疗，服药后症状缓解：能自行出门，但仍不愿上学。2005 年 6 月留信离家出走，被家人找到劝回。但认为家人在背后议论他，说他不好。家人将奥氮平减至 10mg/d。2008 年症状加重，不敢上街，不敢坐公交车，害怕到人多的地方，反复身上不舒服，行各项专科检查未见异常。2008 年 7 月在北京某医院住院治疗，诊断为精神分裂症，给予奥氮平 20mg/d，住院 21 天出院，出院后日常生活自理好。2010 年 3 月患者自行外走 3 天 2 夜。之后自行回家，到家时蓬头垢面，对母亲说吞了 7 枚硬币，母亲予以吃炒韭菜后排出。发现患者脖子及手腕均有外伤，称不想活了，用瓦片割伤手腕和脖子。称自己骑自行车到了通县，遇到一条河，想寻死，就往河里走，后在岸上晾干衣服，自行回家。予以奥氮平、棕榈哌泊噻嗪注射液治疗。2011 年 11 月早饭后外走，下午 2 时被找回，予以调整治疗，更换氟伏沙明、思诺思治疗。服药后能间断上班。2014 年 6 月幻听加重，睡眠差，大喊大叫，情绪不稳定。用拳头砸墙。就诊于安定医院，诊断为精神分裂症，予以奥氮平 10mg/d，氟伏沙明 150mg/d，盐酸舍曲林分散片 100mg/d，症状缓解不明显。8 月份家用帕利派酮缓释片 3mg/d，效果欠佳。2014 年 10 月换用氨磺必利，0.8g/d，幻听仍存在，认为别人不相信他，觉得心脏上边一块，下边一块，人在中间。

觉得脑子扩散了，控制不住想幻听的内容。晚上有人给他使劲，让他不能睡觉。2015 年 11 月底反复说自己与社会脱节了，记忆力下降，间断服药。生活不规律，白天睡觉，晚上玩电脑。不定时会凭空听到声音，内容多与他有关，且不吃母亲做的饭，饭里有异物，不能吃。家里房顶有人，是他的同学。厨房和门厅都被人占领了。有人控制他的思想，脑子都空了。身体里的内脏被撕裂，在流血，感觉很痛苦。2015 年 12 月 17 日为进一步治疗来我院就诊。

【既往史】既往体健，无其他疾病史和传染病史。

【个人史】病前性格内向，追求完美，人际关系不好。

【家族史】两系三代无精神疾病史。

【精神检查】意识清楚，年貌相符，衣着适时，欠整洁。注意力不集中，精神检查欠合作。一般接触，问话能答，多不切题。问患者为何住院？患者称“我最近在考虑肉体的意识和外来的意识是如何协调的？”继续追问患者有什么需要帮助的？称：“我的耳蜗耳压高，导致听力下降，压在上面。不喜欢听的就听不到，喜欢听的音乐、特殊的声音就可以听到。”“我的左眼角神经细胞被切断了，现在双眼斜视，有时是斗鸡眼”。认为院外有人说他“色”，有人要害他。觉得浑身都很难受，觉得内脏在撕裂、流血。肚子里有时有个小女孩。表情平淡，没有变化。情感反应欠协调，定向力完整。不认为有精神疾病，无自知力。

【入院诊断】精神分裂症。

【入院检查】

脑 CT：透明隔囊肿。肝肾功能大致正常。

心电图：窦性心律，大致正常心电图。

SCL-90：总分 196 分，重度恐怖、偏执精神病性；轻度躯体化、人际关系敏感、抑郁、焦虑、敌对。

【入院后治疗】予以无抽搐电休克治疗，同时将氨磺必利加量至 1.2g/d，无抽搐电休克治疗时，患者偶有心率偏慢，最慢 50 次 / 分，治疗时须予以阿托品每次 1.0g。12 月 30 日上午请心肾内科会诊，急查心电图结果：心率 62 次 / 分，QT/QTC 为 412/418，排除躯体疾病。精神症状明显缓解，能进行简单的交流。但对病情没有认识，称“没有打算住院，来了就来了”。情感反应欠鲜明。

12 月 30 日（入院后 13 天）晚饭后患者主诉胃部不舒服，泛酸、恶心，呕吐 1 次，予以对症处理。21：45 主诉头痛、浑身乏力。急查心电图结果：窦性心动过缓，心率 48 次 / 分，QT/QTC 为 478/427。目前氨磺必利 1.2g/d，石杉碱甲 1.0g/d。当时考虑是石杉碱甲所致，故停石杉碱甲。患者心率一直无明显改善，行无抽搐电休克治疗时监测心率仍偏慢，考虑为氨磺必利所致，2018 年 1 月 5 日减量至 1.1g/d，1 月 7 日减至 1.0g/d，1 月 11 日复查心电图，结果：心率 48 次 / 分，QT/QTC 为 458/409。1 月 12 日减至 0.9g/d，并为患者监测心率。1 月 19 日始患者心率恢复在正常范围之内，氨磺必利 0.8g/d，出现情绪不稳定，要求出院回家，称：“那个小女孩已经离开他的身体，现在正想办法收拾他”。紧张不安。1 月 23 日脑子后面出现声音，是不熟悉的声音。脑子里一片空白，表示需要大量的运动来带走身体里的毒素，称：再继续住院会控制不住自己。大脑已被掏空。再次将氨磺必利加量至 1.2g/d，并检测心率，同时辅以快速氟哌啶醇治疗，症状缓解。2018 年 2 月 2 日患者监测心率多在 45 ～ 55 次 / 分，患者母亲来院称其院外心率也不快，应该是家族性的。暂未减量，继续监测心率。2018 年 2 月 9 日患者午休起床后主诉“胸闷、头痛”，眼前像打了马赛克，摔倒。测脉搏 50 次 / 分，呼吸 20 次 / 分。请神经内科会诊建议复查脑 CT，结果大致同前。2 月 12 日再次出现浑身没有力气，认为病房空气太浑浊，情绪低落。2 月 15 日考虑患者心率一直偏低，为患者更换药物安律凡片，氨磺必利片逐渐减量至停。患者整日缩在墙角，紧张、害怕，害怕周围人靠近，喃喃自语，个人卫生差，进食量少。后更换盐酸齐拉西酮片。效果不佳。再次予以更换氯氮平片，加量至 400mg/d，丙戊酸钠缓释片 1.0g/d，紧张、幻听都消失，日常生活自理可，夜间睡眠可。

病例解析

一、该患者疾病的特点

（1）精神分裂症非常难治。既往患者院外在北医六院及安定医院就诊，诊断为精神分裂症，服用利培酮、奥氮平、棕榈哌泊塞嗪注射液、氟伏沙明、盐酸舍曲林等药物治疗，部分症状缓解，但效果不理想，并多次复发，社会功能受损，至病情迁延。

（2）患者对药物较敏感，氨磺必利药物剂量低至 0.8g/d 时，精神症状复发。加至 1.2g/d 时，药物不良反应不能耐受。减量再加量依旧有心率减慢的不良反应。更换阿立哌唑片、盐酸齐拉西酮，足剂量效果欠佳。只能选用氯氮平片治疗。

（3）该病例调整药物期间因考虑患者住院时间较长，加之患者不能耐受药物不良反应，未尝试联合使用抗精神病药物。如果氨磺必利 0.8g/d，联合其他抗精神病药物，是否能规避药物不良反应？是否能治疗患者的精神疾病？

二、关于难治性精神分裂症

难治性精神分裂症往往是指在临床上治疗效果不好，精神症状持续存在一类精神分裂症。这些患者对药物治疗的应答率低；或对药物不能耐受；或是较为严重的精神分裂症；或是一些精神分裂症的特殊类型；或是共病心境障碍或人格障碍导致疾病的难治。

慢性精神分裂症是相对于急性精神分裂症而言的。不少学者把精神分裂症的病期定为2年，也有的学者认为应当定为5～10年。一些学者把这些慢性精神疾病分为三种状态：

（1）渐隐发病的慢性精神分裂症：此种类型实际上相当于精神分裂症的单纯型，其起病于青少年，确切的起病时间往往连家人也不清楚，持续进行，表现为日渐懒散，孤僻及活动减少，对原来的业余爱好也没有什么兴趣可言，学习成绩或工作能力下降，完不成任务，迟到、早退，不遵守纪律。情感活动也越来越平淡，与亲人疏远，不交谈、不来往，逐渐呈衰退状态，治疗效果差，不能痊愈。

（2）迁延持续的慢性精神分裂症：该类型相当于精神分裂症的残留型，患者有个别的幻觉妄想，个别的阴性症状，持续存在，始终不见消退。但患者尚能适应日常工作和社会生活。幻觉和妄想有时被患者掩饰下来，以免被发现而被送入精神病院治疗。一旦患者在生活中遇到问题，幻觉妄想表现就非常鲜明，有时只是把其暂时搁置一边，或与现实环境混杂在一起。此种类型的患者一般情况下治疗效果差。

（3）慢性衰退状态：这些患者以精神衰退为主要表现，有些患者在急性期后进入此期。患者主要表现为动力缺乏、情感平淡、思维贫乏、意志活动减退、社会退缩、孤僻、懒散、无自知力等阴性症状。患者的社会功能完全缺失，丧失了生活的动力，终日无所事事，脸面呆板，语音单调，不顾礼仪，不参加社会交往，形成一种特殊的“痴呆”状态。

有学者认为精神分裂症的预后与疾病严重程度相关，将精神分裂症分为轻度、中度和重度。

（1）轻度精神分裂症：一般预后良好，尤其是在第一次发病后可有一个很好的结局。英国的一项研究，是对一个相对富裕的乡村进行了一项历时5年精神分裂症的队列研究，研究对象使用精神现状检查（PSE），发现16%的患者仅有一次发作，而没有残留症状。Watt在研究中发现：20%～30%的患者呈发作性病程，轻度精神分裂症患者在两次发作的间期其症状轻微。也就是说，一些预后较好的精神分裂症患者，通常在每年中也有几次短暂的轻微精神症状。

（2）中度精神分裂症：这些患者往往在两次精神疾病发作的间期有较为明确的功能损害，常影响他们的生活，如表现为行为孤僻、怪异，工作和学习能力受损，缺乏主动性。但是他们还能坚持工作及学习，只是他们的能力较病前有减退。有的患者常在发作的间期对于一些生活事件非常敏感，这常是他们疾病复发的诱因。有的患者还遗留有某些残留的症状，如幻觉和妄想。一些患者可以认识到幻觉和妄想的存在是疾病的一部分，其听到的声音与正常人说话不一样；另外一些患者往往对这类症状没有自知力，有时表现为对这些症状的纠缠。部分患者在其发病的初期就达到中等程度严重的病情，并在以后的时间里逐步走向衰退。一般来讲，精神分裂症两次以上发作的缓解率低于第一次发作；有

20% ～ 25% 症状可以部分缓解，仅有较轻的持续性功能缺陷。

（3）严重精神分裂症：严重的精神分裂症患者占 5% ～ 10%，患者的精神症状和行为障碍持续存在，严重影响患者生活的各个方面，社会功能严重衰退，丧失劳动能力。很多的患者表现为精神分裂症的阴性症状，如情感淡漠、思维迟缓、意志活动减退。患者的职业能力丧失，社会行为异常，不能进行正常的社会交往，不能保持生活作息规律和基本的卫生习惯。

三、关于精神分裂症与其他疾病的共病

近 20 年来共病的概念在精神科出现，这是由于一些患者在诊断和治疗的过程中诊断不清楚，所有的症状都不典型，另外其治疗效果也不好。

精神分裂症往往与以下疾病共病：

1. *与抑郁症共病*　在临床上一些抑郁症患者常伴有精神分裂症症状，因此常造成误诊。其实精神分裂症伴发的抑郁症状常以精神分裂症症状为首发，且以分裂症的症状为主。而伴有精神病性症状的抑郁症患者，其幻觉妄想往往反映着患者的无价值感和自罪感，以及躯体的衰弱感。他们常由于无望感和对自己不良境遇的自责，往往拒绝治疗，这就更容易跟精神分裂症相混淆。而且这些患者往往由于疾病的加重表现为逐步地退缩，严重者可发展为木僵状态。但这类患者的妄想不是很荒谬，是与精神分裂症的不同点，经过抗抑郁治疗，上述症状可明显改善。

2. *与人格障碍共病*　这类患者在其病前就有明显的人格缺陷，如与人格格不入，人际关系差，孤僻，懒散等。这些人格上的缺陷使得精神分裂症治疗较为困难，而且预后很差。这些患者很多是合并分裂样人格障碍，或偏执型人格障碍，或分裂型人格障碍。其治疗效果差，预后不佳。

四、关于抗精神病药物的心脏副作用

抗精神病药物主要引起心脏的 3 个副作用：

1. *心率增快*　抗精神病药物可提高患者的基础心率。有学者认为其临床意义不大，但往往给患者带来不适，降低治疗的依从性。因此需要在治疗过程中观察患者的心率，尤其是有不适症状的患者，可以使用 β 受体阻滞剂减慢心率。

2. *心肌传导的影响*　常见是 Q–T 间期延长，尤其是传统的抗精神病药物，Q–T 间期延长更加明显，如氯丙嗪和甲硫哒嗪。这样的副作用与药物的剂量是相关的，如果使用高剂量的甲硫哒嗪则可能有 70% 的患者出现 Q–T 间期。这也是甲硫哒嗪在一些国家被禁止使用的原因。有研究表明，校正的 Q–T 间期，如 Q–Tc 间期（是通过校正心率来获得），是评价 Q–T 间期是否延长的最好指标，一般认为 520 毫秒是一个绝对的禁忌值。也就是说，

当 Q-Tc 间期超过 520 毫秒时，患者是危险的，很容易出现尖端室性扭转性心律，这样的心律很容易造成患者的心脏骤停。如果患者合并其他的病理状况，如电解质紊乱、身体劳累、情绪过于激动，以及合并心脏疾病，更容易引起 Q-T 间期的延长。新型的抗精神病药物维思通、奥氮平也可以引起 Q-T 间期的延长。所以在抗精神病药物使用前应进行心电图检查，缓慢加用药物的剂量，定期监测心电图。传统的抗精神病药物应当每月监测 1 次，新型抗精神病药物应当每 3 个月监测 1 次。如果 Q-T 间期延长伴有心率加快，可应用 β 受体阻滞剂减慢心率。从而达到缩短 Q-T 间期的目的。如果患者心率慢且合并 Q-T 间期的延长，则应当减少药物的剂量，或换用其他药物。

3. 心肌缺血　在心电图上的表现是 ST-T 改变，即 ST 段下降，T 波低平等。如果缺血严重或某些患者可应用扩血管药物进行改善。

五、关于联合抗精神病药物的使用

服用两种以上的抗精神病药物被称为联合抗精神病药物治疗，常用于难治性精神分裂症的治疗。难治性精神分裂症意味着患者的病情严重，即使经过足够的抗精神病药物治疗后，仍然存在着丰富的阳性症状和阴性症状，或认知功能损害。新型抗精神病药物出现前，在临床上联合使用抗精神病药物的较多见，这是由于一些阴性症状的患者治疗效果差，所以医生不断地探讨合并用药，试图获得良好的疗效。因此合并用药常用于难治性精神分裂症患者。随着新型抗精神病药物的出现，对精神分裂症患者阴性症状和认知症状有很好的疗效，因此使用两种以上抗精神病药物的情况逐渐减少，合并用药常用于以下情况：

（1）单用一种药物疗效不好，同类型的药物联合应用时疗效可能相加，而副作用因为每种药物的剂量不大可能减少。

（2）各种抗精神病药物作用机制不同，对于同一种病不同作用机制的药物疗效可能互为补充。

（3）药物不同的靶症状各有特殊的作用机制，合并用药可以兼顾全面，以解除患者的全部精神症状。

合并用药不仅有治疗上的优势，还有一些缺陷，如有药物的相互作用，可以使药物的疗效增强或减弱，有时可使药物的副作用增加，因此在使用时要注意密切观察药物的副作用。

（984 医院　师秀芳　王晓慧）

参考文献

[1] Watt DC, Katz K, Shepherd M. The natural of schizophrenia: a 5-year prospective follow-up of a representative sample of schizophrenics by means of a standardized clinical and social assessment [J]. *Psychological Medicine*, 1983, 13: 663-670.

[2] George Stein, Greg Wilkinson , Adult Psychiatry. Blackwell Science Asia Pty Ltd 2001, 381.

[3] 王晓慧，孙家华. 现代精神医学 [M]. 北京：人民军医出版社，2002：1100.

病例 33 以疲劳、情绪低落为首发症状的重症肌无力

桑某，女，52 岁，已婚，汉族。主因“情绪低落、心烦，全身不适 1 年 5 个月，加重 1 个月”于 2014 年 5 月 9 日入院。病前性格外向，兴趣广泛，爱好歌舞。

【现病史】患者 2013 年 2 月曾因眼部不适被诊断为“干燥综合征”，医生建议其服用激素，但因担心激素副作用未服用。患者反复到北京大医院就诊，为此压力较大，顾虑较多，心情郁闷，不愿意吃饭，有时感觉喘气费劲，后背疼痛，走路无力。夜间睡眠差，心烦，坐卧不安，来回在屋里走动，晨起多次抱怨“睡不好，真是太烦人了”。不愿出门，对周围的事物不感兴趣，不愿看电视，原来爱好跳舞唱歌，现在也没有心情了。感觉肛门裂开了，脊柱及颈部也不得劲，具体感觉无法描述，自觉觉得症状丢人，担心病治不好，情绪低落，食欲缺乏。出现过多次悲观失望念头，认为活着很痛苦。2014 年 4 月初家人带其到北京军区总医院心理科就诊，诊断为：“抑郁症”，给予米氮平片 30mg/ 晚、盐酸文拉法辛缓释片 75mg 口服 1 次 / 早，坚持服药 1 个月余，无明显效果，自觉脊柱及颈部不适加重，对周围事物仍无兴趣，生活变懒。睡眠差，服用药物后每夜能睡约 5 小时，第二天仍觉疲惫。为求进一步治疗，来我院，门诊以“抑郁症”收入我科。患者发病以来，小便正常，大便干燥。

【既往史】患者 2013 年春出现体重减轻，双眼视物成双，自觉眼睛干涩，眼球转动受限，到北大医院就诊，诊断为：“干燥综合征”。2013 年 10 月到北京协和医院就诊，诊断为：①干燥综合征；②肌无力？建议服用糖皮质激素 8 片 / 日，患者因考虑到激素的副作用一直未服用。

【个人史】出生原籍，足月顺产。幼时发育正常，适龄上学，成绩优秀，大学文化，工作能力可。2013 年退休。平素性格：爱生闷气。人际关系可，无不良嗜好，未到过自然疫区和地方病流行区。

【婚姻史】已婚，夫妻感情和睦，丈夫体健。

【月经史及生育史】月经规律，2013 年绝经。生育 1 胎。

【家族史】父亲猝死，母亲胆囊癌去世。同胞 4 人，行 3，子女体健。家族中无类似病史，无癫痫病史及其他遗传病史。

【入院查体】体温 36.7℃，脉搏 98 次 / 分，呼吸 20 次 / 分，血压 126/80mmHg，发育正常，营养良好，神志清楚，自动体位。全身皮肤无黄染、无瘢痕，浅表淋巴结未扪及。五

官端正，两侧瞳孔等大等圆，两侧鼻通气良好。咽无充血，扁桃体无肿大。颈软，胸廓对称无畸形，双侧呼吸运动对称。双肺呼吸音清。心率 98 次 / 分，律齐，无杂音。腹软，无压痛。肝脾肋下未及。肠鸣音正常，四肢肌力正常，肌张力正常。神经系统检查未见阳性体征。

【精神检查】意识清楚，接触一般，衣着整洁，年貌相当，体态略肥胖。主动言语少，问答切题。注意力集中，语调、语音正常。未查及幻听、幻视及感知综合障碍。言语清晰，思维有条理，能诉说自己的不适，“感觉肛门裂开了，脊柱及颈部也不舒服。因被诊断为干燥综合征，要求服用激素，因此心情不佳，睡不好。有时感觉活着很痛苦”。表情焦虑，情绪低落，担心自己的病治不好，要求医生给她好好看看病。情感反应与其内心体验相协调。智能未见异常。时间、地点、人物定向力好。有求治愿望，自知力完整。

【入院诊断】抑郁发作。

【住院治疗情况】住院后给予完善各项化验检查及辅助检查，血、尿、粪常规，乙肝五项、梅毒、艾滋病、丙肝抗体检测，生化全项、糖代谢三项、甲功能七项、心电图、X 线胸片、脑部 CT，以及腹部、心脏、甲状腺超声均未见明显异常。治疗给予抗抑郁药：盐酸米安色林片 15mg 口服，1 次 / 晚，甲磺酸瑞波西汀片 4mg，1 次 / 早；抗焦虑药物：枸橼酸坦度螺酮片 10mg 口服，3 次 / 日。5 月 12 日，盐酸米安色林加量为 30mg 口服，1 次 / 晚，其他药物不变。2014 年 5 月 13 日早晨 6：00 患者未起床，自诉感觉无力，值班医生查看患者，并给予测生命体征均未见明显异常，未给予处理。7：58 分，护士查房时发现患者大汗、呼之不应，急测血压 60/30mmHg。医生立即给予查体：听诊心率 30 次 / 分，律齐，心音弱，心脏各瓣膜区未闻及杂音，呼吸音听不到。立即给予急救措施：气管插管、心肺复苏，同时给予强心、升压、补液、扩容等治疗，心肺复苏 2 个循环后患者心跳恢复，立即将患者转 ICU，给予无创呼吸机辅助呼吸。经抢救后患者恢复窦性心律，生命体征平稳。期间请神经内科会诊，诊断为：重症肌无力危象，给予新斯的明注射 3 次后改口服抗胆碱酯酶药：溴比斯的明 60mg 口服，3 次 / 日。并给予甲泼尼龙冲击治疗。15：00 患者恢复意识，对问答有反应，因气管插管不能言语，但可通过摇头及点头或书写表达自己的想法。后请外院神经内科会诊，确诊为重症肌无力，并指示患者生命体征平稳后拨管，并转外院继续治疗重症肌无力。

【出院诊断】①抑郁发作；②重症肌无力。

病例解析

重症肌无力 (myasthenia gravis，MG) 是主要累及神经肌肉接头突触后膜上乙酰胆碱受体的自身免疫性疾病，主要表现为骨骼肌易疲劳、无力。MG患者较为紧张，容易出现心悸、气促，加上患者的骨骼肌易疲劳、无力症状，很容易被精神科专科医生诊断为抑郁症的躯体化症状和易疲劳，且患者的悲观情绪有较明显的晨重暮轻的特点，和患者肌无力的症状波动相符，在患者未被神经内科医生确诊为MG时，因而很易被诊断为功能性精神疾病：焦虑症、抑郁症，而忽略原发的躯体疾病。此患者被诊断为抑郁症的原因除上述原因外，分析还与以下因素有关：①患者既往曾经在北京著名的两家大医院专科诊断为干燥综合征，未明确诊断为肌无力，患者也未曾遵医嘱服药，未发生过严重的肌无力现象。此次住院未引起精神专科医生的重视。②未深入分析患者的既往治疗情况。虽然患者入住我院前曾在外院心理专科就诊，曾服用抗抑郁药1个月余，未见明显效果，但因服药时间较短，故未分析其疗效差的原因，单纯地认为是疗程过短，尚未充分体现药物疗效。

重症肌无力患者在多种因素作用下，如感染、疲劳紧张、不合理治疗等情况下会发生肌无力危象，患者肌无力突然加重，特别是呼吸肌(包括膈肌、肋间肌)以及咽喉肌的严重无力，导致呼吸困难，喉头与气管分泌物增多而无法排出，治疗不及时可危及患者生命。此患者入院后突然出现呼吸肌无力危象，导致呼吸心跳停止，考虑与患者入院前便出现的夜眠差，思想压力大，紧张疲劳有关。很多抗抑郁药及抗精神病药能阻断M胆碱受体，而肌无力患者如果应用此类药物，特别是三环类抗抑郁药，可能加重肌无力症状，严重者可出现肌无力危象，导致严重的后果。此患者入院前服用盐酸文拉法辛缓释片和米氮平片。经查证此两种药物体外动物实验对胆碱能无作用。入院后给予盐酸米安色林片。盐酸米安色林的活性成分属于哌嗪–氮䓬化合物。由于其化学结构中没有三环类抗抑郁药的基本侧链，这一侧链被认为是与三环类抗抑郁药的抗胆碱能作用有关。因此，盐酸米安色林理论上没有抗胆碱能的不良反应。所以，患者出现重症肌无力与应用抗抑郁药物无关。

【启发】精神疾病的诊断一定要遵循“阶梯诊断”的原则，首先要考虑是否器质性精神障碍，包括脑器质性精神障碍及躯体疾病所致的精神障碍。除外器质性精神障碍，才能考虑功能性精神障碍。这对精神科医生提出了更高的要求，掌握或熟悉各种神经内科疾病及其他内外科疾病。同时在实践中不断验证诊断，因为疾病是一个不断演变、发展的过程，某些症状可能在初期尚未充分表现出来，而有些症状可能迅速消失，由于客观技术条件所限，也可能由于临床医生的太过专业性、主观性及片面性，使得初步诊断可能不够完善，需要在临床实践中不断补充或更正。对于治疗方案的制定，正确的诊断是治疗基础，既往诊疗情况有参考意义，治疗效果不佳的一定要认真分析原因。

（984医院　张尚荣　胡万晖）

参考文献

[1] 吴菲菲，吴涛，蒋建明，等. 重症肌无力多次危象的诱因和预后 [J]. 临床神经病学杂志，2010，23（5）：335-336.

[2] 张晓兰，刘敏，杨祖文. 72 例重症肌无力死亡原因分析 [J]. 山东医药，2007，47（26）：77-78.

[3] Juel VC. Myasthenia gravis:management of myasthenic crisis and perioperative care [J]. *Semin Neurol*, 2004，24：75.